クルズス 麻 酔 科

小川　節郎　編

星 和 書 店

Seiwa Shoten Publishers

2-5 Kamitakaido 1-Chome
Suginamiku Tokyo 168-0074, Japan

はじめに

手術を受けることが決まった場合、最も心配に思うことのひとつに麻酔があげられるでしょう。新聞紙上に麻酔事故の記事が頻繁に掲載される今日の状況も、麻酔への不安を掻き立てます。麻酔がちゃんとかかるのだろうか、麻酔が切れて激痛を感じるのではないだろうか、麻酔から確実に醒めるのだろうか、麻酔の副作用が出るのではないだろうか、など心配事は多いことでしょう。最近の麻酔事故調査では、麻酔が原因で死亡する率は十万人に一人です。しかし、心配はありません。きちんと管理された麻酔は非常に安全なのです。この本をお読みになれば、いかに麻酔科医師が慎重に、そして緻密に皆様の全身管理を行っているかがおわかりになると思います。

麻酔の方法は、どのような手術でも一つだけと思っていませんか。麻酔にはいくつもの方法があり、手術の方法、手術部位、患者さんの全身状態、年齢などを考慮して、その患者さんに最適な方法がとられます。また、手術中に起こる可能性のある事態に対しては、事前にその準備をすることも麻酔科の重要な役目です。大量の出血が予想される場合には輸血の準備もします。他人の血液を輸血したくない患者さんには、事前にご自身の血液を貯蔵しておく自己血輸血も行います。喘息持ちの患者さんには気管支拡張薬や、気管支を拡張させる機能をもつ器具などを用意します。ですから、患者さんと麻酔科医師の接点は手術中だけではなく、術前から始まっているわけです。

麻酔科医師は手術の前日から数日前に患者さんを訪問します。そして麻酔科としての診察を行い、身体の状態をしっかりと把握するのです。服用している薬も余すところなくチェックします。常用している薬物と相互作用をもつ麻酔薬もありますので、麻酔科医師には服用している薬をすべてお知らせください。

手術が終わっても麻酔科医師の仕事は終わりません。術後疼痛管理という重要な仕事が残されています。過去には、麻酔から醒めたとたん痛みを感じることがありました。その痛みは筋肉を緊張させて、余分な酸素を使ってしまったり、呼吸運動がうまくいかなくなったり、血流が障害されたり、手術後の身体に不利に働くことがわかっています。またさらに、術後の痛みは交感神経を興奮させて、心臓の拍動数を増加させたり、血圧を上昇させたり、手足の血管を収縮させて血流障害を起こしたりします。

最近では、術後疼痛は身体の免疫機能を低下させることもわかってきました。そのため、術後に痛みを放っておくと、肺炎などの感染症にかかりやすくなります。

そこで麻酔科医師の登場です。麻酔科医師は術後の疼痛をも管理します。さまざまな方法があります。術後、皮膚の切開部位にのみ麻酔を持続させることもできます。脳は覚醒しているので、意識はきちんと正常になっても、手術部位の痛みはない状態となります。このような方法を持続硬膜外鎮痛といいますので、本文でご確認ください。

麻酔科医師の仕事は手術場のみでしょうか。麻酔科にはあと二つの大きな活躍の場があります。ひとつは痛みの診療科である「ペインクリニック」、もうひとつは重症患者さんの全身を管理する「集中治療」です。

ペインクリニックは現在、その規模に相違はあるものの全国の医学部附属病院に開設されています。大きな病院では開設されていることが多くなりました。また、個人で開業する医師も徐々に増えています。ペインクリニックでは、痛みに苦しむ患者さんの治療を行います。激しい発作性の顔面痛である特発性三叉神経痛などは、一回の注射（神経ブロックといいます）でぴたっと止まります。慢性の腰痛、頭痛なども得意とするところです。がんの疼痛にも積極的に対処しています。麻薬の安全な使用法にも精通しています。詳しくは第Ⅵ章「ペインクリニックと緩和医療」をお読みください。そして、治りにくい痛みにお悩みでしたら、ぜひともペインクリニックをお訪ねください。

交通事故で大出血、脳出血で意識不明、大やけどで瀕死の重傷、喘息発作で呼吸困難、心筋梗塞でショック状態、このような場合に集中治療室が活躍します。麻酔科医師は、全身麻酔という全身管理の知識と技術をもって、この集中治療を担っているのです。

本書をお読みになって、麻酔科の仕事をご理解いただければ幸いです。

二〇〇五年八月

日本大学医学部麻酔科　小川　節郎

◆目　次

第Ⅱ章　いろいろな麻酔……19

第Ⅶ章　集中治療 …… 315

第Ⅰ章　麻酔とは

一　麻酔の歴史

麻酔とはどのような状態を指すのかを正確に説明することは容易ではありませんが、全身麻酔の四要素は、鎮痛、意識消失、有害反射の抑制、筋弛緩です。特に鎮痛は必須の要素で、そのほかはあるに越したことはないもので、時に筋弛緩は除かれることもあります。

麻酔の歴史は十九世紀にさかのぼります。歴史的背景として、この十九世紀には、科学の発達とともに、疼痛の甘受という誤った宗教観の変化と苦痛を理解する人道主義がありました。つまり、ヒューマニズムの成熟という歴史的背景の上で、麻酔という疼痛除去が発達し、社会に受け入れられてきたのです。麻酔は人道主義の上に成り立っている究極の緩和医療であると考えてよいでしょう。

1　西　欧

近代麻酔の歴史は、一八四六年、アメリカの歯科医モートン（Morton, W.T.G.）の抜歯術に対するエーテルによる全身麻酔より始まるとされています。しかし、翌年、イギリスの産婦人科医シンプソン（Simpson, J.Y.）によるクロロホルム麻酔が発表され、その麻酔効果発現の迅速さが注目され急速に普及していきましたが、やがて心停止の多発と肝毒性のため徐々に消えていくこととなりました。一七七二年、プリーストリー（Priestley, J.）により発見された亜酸化窒素に麻酔作用がありました。「笑気」と命名したのはデイビー（Davy, H.）ですが、抜歯術における全身麻酔に用いたのは一八四四年の歯科医ウェルズ（Wells, H.）とされています。実際の臨床応用は一八六二年のコルトン（Colton, G.Q.）による歯科領域といわれています。GOE（亜酸化窒素―酸素―エーテル麻酔）が提唱されたのは、一八七一年、クローバー（Clover, J.）によります。ほぼ同時期に経口気管チューブも欧米で考案されています。局所麻酔薬の歴史は、一八八四年、フロイト（Freud, S.）とケラー（Koller, C.）により発表されたコカインに始まり、一九〇四年、コカインより毒性が低いプロカインがアインホルン（Einhorn, A.）により発見され、脊髄くも膜下麻酔や硬膜外麻酔の研究が進んでいくこととなります。

一方、近代麻酔科学の発達に多大の貢献をしている筋弛緩薬の臨床導入は、一九四二年、グリフィス（Griffith, H.R.）によるサイクロプロパン麻酔中の全身麻酔におけるクラーレの併用です。筋弛緩効果発現が迅速な脱分極性筋弛緩薬スキサメトニウム（サクシニルコリン）が一九四九年、ボーブ（Bovet, D.）により臨床導入され、気管挿管が容易となり、開胸手術などの発展に大きく寄与していきました。

また、吸入麻酔薬では、一九五一年、サックリング（Suckling, C.W.）により合成されたハロタンが一九五七年から臨床応用され、その使いやすさと迅速な覚醒が好まれ、一時代を築き、その後のハロゲン化麻酔薬の端緒となりました。その後、メトキシフルラン（腎毒性のため使用されなくなった）、サイクロプロパン（爆発、引火性のため使用されなくなった）、そして、エンフルランを経て、現在使用されているイソフルラン、セボフルランとなってきています。

2 日本

世界に先駆け、華岡青洲がマンダラゲ（朝鮮アサガオ）と附子を主成分とする経口全身麻酔薬（麻沸散または通仙散）を用いて全身麻酔下に乳房手術を行ったのは、江戸時代の一八〇四年のことです。一八五五年、杉田成卿がエーテル麻酔にての手術を記述していますが、一八六一年、伊東玄朴によるクロロホルム麻酔下の下肢切断術の適応以降、クロロホルム麻酔が普及しました。これは、当時の日本がクロロホルム麻酔をドイツで学んでいたことによるようです。しかし、やがてクロロホルムの心毒性が徐々に問題となっていきました。近代の麻酔科学が日本で開花していくのは、第二次世界大戦が終了した一九五〇年以降となりました。その後は欧米との情報交換が盛んとなり、ハロゲン化吸入麻酔薬や脊髄くも膜下麻酔・硬膜外麻酔の導入となっていきました。一九六〇年代までは結核に対する開胸手術も自発呼吸下で行われ、患者選択や手術時間に大きな制限がありました。しかし、一九七〇年代以降、気管挿管による人工呼吸管理や硬膜外麻酔などの技術が進歩してからは、現在の麻酔法に近い患者管理が可能となってきました。

これらの麻酔関連技術の進歩は、救急・集中治療の領域にも大きな影響を与えました。一九七〇年代以降の終末呼気陽圧（positive end-expiratory pressure: PEEP）の適応を含めた人工呼吸管理技術の進歩は、肺炎や胸部外傷による呼吸不全の治療に画期的な役割を果たすこととなりました。

現在では、手術中の麻酔管理に加えて、疼痛を含めた患者の良好な術後経過改善という、質の向上を目指した麻酔計画が行われています。つまり、侵害刺激を硬膜外麻酔などの局所麻酔や麻薬性鎮痛薬の投与により遮断し、軽い全身麻酔で意識を調節する、いわゆるバランス麻酔が主流となり、速やかな覚醒と術後鎮痛が得られるようになりました。さらに、高齢化社会と社会環境の欧米化や高度な長時間手術の増加に伴い問題となってきている周手術期の偶発症・合併症（肺血栓塞栓症など）に対する予防対策などが重要になってきています。

二　麻酔科医になるには

医学部を卒業後、二年間の卒後臨床研修期間の中に、麻酔救急領域が必修分野としてあげられています。これは、臨床麻酔における基本的な臨床手技（マスクによる人工呼吸、気管挿管、動・静

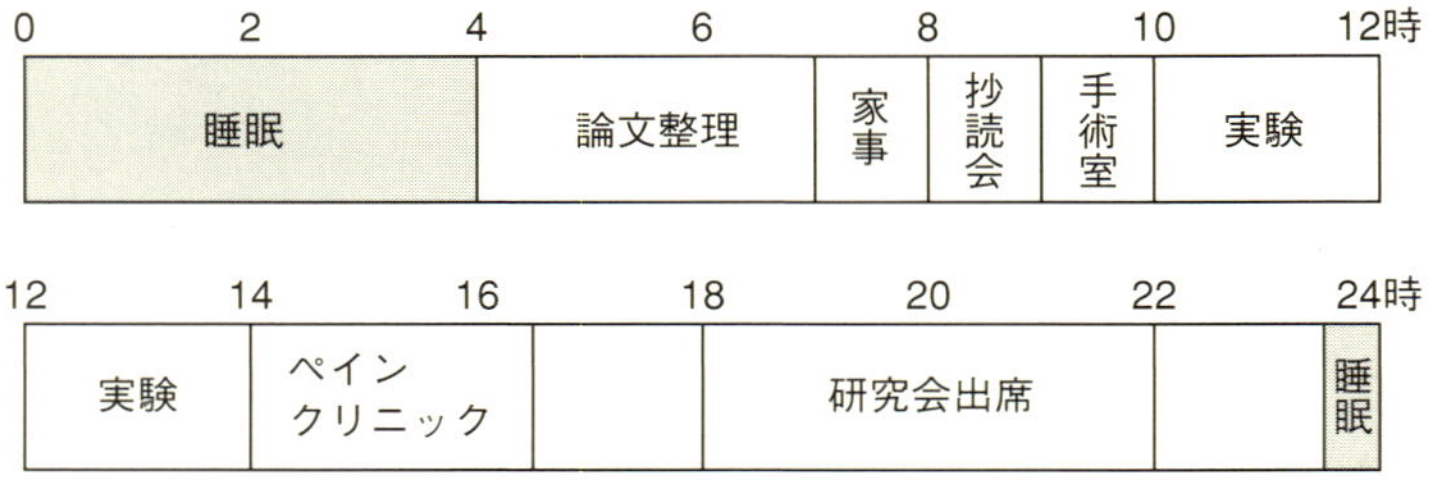
0
2
4
6
8
10
12時
睡眠
論文整理
家事
抄読会
手術室
実験
12
14
16
18
20
22
24時
実験
ペイン
クリニック
研究会出席
睡眠

図 1-1　女性麻酔科医の金曜日の日程の一例

脈確保など）が、将来どのような専門分野に進もうとも、医師として習得すべき必須の要素であるからです。麻酔科医が日常行っている麻酔は、患者の痛みや意識を取り去り、反射を抑制し、筋弛緩をもたらします。このような状態は、自発呼吸もなく、時に心臓手術では心臓も一時停止させることになるので、麻酔中は人が死に近い状態にあることになるのです。この状態の患者の呼吸、循環、代謝を臨機応変に管理し、患者の生命を維持するのが、麻酔科医の役割です。つまり、麻酔と蘇生は表裏一体のものであり、医師としてプライマリーケアを実践していくために身につけておく必要のある最低限要求される医療技術が、麻酔の中にあることによるのです。

　知識と人間性に溢れていようと、医師として気管挿管などの心肺蘇生に関する麻酔基本手技が習得されていなければ、優しい医師とはいえません。麻酔科医は手術などの侵襲から知識と技術と優しさで患者を守る究極の緩和医療医であるといっても過言ではありません。呼吸・循環管理、救急医療・集中治療、そして緩和医療に興味のある医師は、麻酔科医に適しているといえるでしょう。

一方、麻酔科医は、手術における麻酔管理という時間契約的側面があるので、勤務体系において勤務時間を選択する契約関係で働くことが可能であり、女性医師、特に子育て中の医師も充分にその能力を発揮することが可能な職種です。医師間でその立場を相互理解することも必要ですが、粘り強さと優しさを兼ね備えた女性医師は、麻酔科医として働いていくことが選択肢として有力です。参考に、卒後十年目の女性麻酔科医の一日を例示します（図1-1）。

三　麻酔科医の一日

麻酔科医の仕事は、およそ臨床麻酔、救急・集中治療、疼痛管理・緩和医療の三分野に分けられます。

1　臨床麻酔

臨床麻酔は、最も重要で基本的な分野です。臨床麻酔に関する業務は、手術の前から始まります。

(1) 手術前診察と麻酔説明・前投薬

手術患者に対する術前医療面接、診療記録や検査結果を通しての適切な術前評価と麻酔計画は安全な麻酔の基本であり、術前の丁寧な麻酔の説明は患者の不安を取り除くのに有用です。麻酔科医の術前訪問は、手術の前日に行われることが多いです。しかし、重症な患者や合併症をもつ患者では、不足する検査の追加や専門医の診察の必要性などから時間を要するので、外科系主治医との日頃からの情報交換が必要です。特に、気管支喘息発作、虚血性心疾患の急性期、発熱を伴う上気道炎、重症不整脈など手術を延期することが望ましい場合には、社会的・経済的背景を考慮しつつ、患者・家族および主治医と協議する必要があるからです。既往歴、合併症および予定されている手術などから患者の重症度やリスクを評価し、麻酔方針を立て、患者および家族に麻酔方法および可能性のある合併症・偶発症を説明し同意を得る必要があります。手術当日の経口摂取制限と麻酔前投薬の内容と、その必要性も、同時に説明しておかなければなりません。術前経口摂取は麻酔開始時の嘔吐による誤嚥性肺炎防止に重要であり、術前鎮静薬の投与は手術室という極めて非日常的な場所に対する抗不安作用のために必要なのです。

(2) 麻酔準備

麻酔科医の朝は早い。手術当日は、麻酔科専門医を含めた複数の麻酔科医が集まってカンファランスを開催し、担当する患者の術前合併症や問題点を整理し、麻酔計画の適切性を評価するからです。カンファランスで最も安全で患者に有益な麻酔方法を含めた麻酔計画が決まると、どのような麻酔であっても、まず日本麻酔科学会で決められている麻酔器の始業点検を手術室にて行う必要があります。この際、麻酔器ばかりでなく、静脈脈路を準備し、経皮的動脈血酸素飽和度（SpO_2）・呼気二酸化炭素分圧（$PETCO_2$）などの呼吸器系測定モニター、心電図・観血および非観血動脈圧測定、肺動脈・中心静脈圧測定および経食道エコー、筋弛緩モニター、さらに脳波のパワースペクトル分析から麻酔深度を予測するＢＩＳモニターの必要性や作動状態をチェックしておきます。この万全な麻酔前準備が、手術患者の種々の変化に対しての対応を可能にするのです。

(3)　手術室における麻酔

準備が整ったところで、手術患者を担当看護師とともに、患者取り違えのないようにしっかり名前を確認して、手術室に搬入します。血圧計や心電図などの準備したモニターを装着し、末梢静脈路を確保し、必要に応じて局所麻酔（硬膜外麻酔や脊髄くも膜下麻酔など）を行い、全身麻酔に移行します。その後、導尿カテーテルや中心静脈路など患者にとって侵襲的な処置を愛護的に行うことになります。麻酔科医は、全身麻酔下にある、意識のない患者の立場に立ち、眼球や末梢神経などが圧迫され障害を受けないように常に気を配ることが大切な役割です。

手術が開始されると、麻酔科医は一時も手術患者から離れることなく、患者の意識や疼痛の管理はもちろんですが、呼吸・循環に加えて血糖などを含めた代謝などの管理も行います。また、当然、手術の内容を理解し、その進行に合わせた輸液・輸血の準備、適否の決断、体温の管理、尿量チェックなど、患者の状態を生理的な状態に可能な限り近づける役割が要求されます。特に輸血の開始についての判断は、麻酔科医に委ねられています。また、心臓・大血管、脳神経外科などの特徴ある手術では、それぞれに要求される必要な麻酔の知識が異なります。手術の終了が近づくにつれ、全身麻酔の深度を浅くし、筋弛緩効果の程度を調節する必要があります。

また、麻酔覚醒後の疼痛対策として、麻薬性鎮痛薬の投与や持続硬膜外麻酔の開始などを考慮します。気管チューブを抜去し、意識・呼吸・循環が安定していることを麻酔科医が確認後、病態に応じて集中治療室や外科系病室へ移動することになるのです。

(4)　術後管理

麻酔科医は集中治療室はもちろん、外科系病室にても、術後に病室を訪問し、術後鎮痛の対策のみならず、麻酔を含めた周手術期における合併症・偶発症の有無について診察を行います。必要に応じて外科系主治医と相談しながら、適切な鎮痛対策を立てることが主要な仕事です。このとき、術後鎮痛によく用いられる持続硬膜外麻酔では、局所麻酔薬の濃度を調節することにより、運動神経に影響が少なく知覚神経を主に遮断することが可能であり、近年、汎用されています。つまり、歩行や深呼吸は可能であるが痛くない、という状態が可能となるのです。また、少量の麻薬性鎮痛薬の併用も鎮痛の質を向上させるのに有効です。

2　救急・集中治療

救急・集中治療は緊急搬入や状態の急変がある分野なので、緊張した勤務となります。したがって、交代勤務体制とならざるを得ないのです。救急医療において、初期治療での麻酔科医の役割は大きいといえます。臨床麻酔に用いられる気道確保法である気管挿管や静脈路確保などの基本手技は、救急救命処置における初期治療の不可欠な臨床手技です。救急医療において、麻酔科医による呼吸・循環管理がなされていなければ、診断のための諸検査やその後の手術治療に移行することができません。救急救命処置や手術がなされた重篤な患者は、集中治療室にて継続治療がなされます。集中治療室における治療は、麻酔中にも使用される人工呼吸器にての呼吸管理と血圧などの循環管理に加えて、輸液による栄養管理、感染対策などであり、麻酔科医による日常臨床麻酔の延長線上の医療がなされることとなります。

つまり、救急・集中治療の領域における呼吸・循環・代謝などの基本的な生命を支えるのに重要な治療は、麻酔科医の臨床における知識や技術が発揮されるのに適した分野であるといえます。

3　緩和医療、ペインクリニック

麻酔に必要な知識と技術は、緩和医療、ペインクリニックに広く応用されています。疼痛を含めて適当な解決法がみあたらない疾患が多く、温かい人間味ある対応が要求されます。日々、意識のない手術中の患者を疼痛などのいろいろな侵襲や不安・恐怖から守ることを陰から支えている麻酔科医の日常診療の考え方や態度は、緩和医療における精神的医療に通じるものです。特に、癌性疼痛に対する鎮痛薬は麻酔中にも多用されることから、呼吸抑制などの薬剤のもつ副作用を麻酔科医は熟知しており、また呼吸に対する対応も可能であることから、充分な鎮痛効果を得るまで使用することができます。麻酔中の鎮痛に用いられる持続硬膜外麻酔も、各種の疼痛管理に極めて有用な武器となっています。

一方、臨床麻酔に用いられている局所麻酔の知識や自律神経系反射の調節は、疼痛が主訴となる疾患（末梢循環不全、凍傷、幻視痛、帯状疱疹後神経痛、三叉神経痛など）ばかりでなく、疼痛をもたない疾患（顔面神経麻痺、突発性難聴、多汗症など）に対する治療にも適応されています。

四　麻酔科の研究

麻酔科の研究は、呼吸、循環、代謝、中枢神経など、その分野は多岐に及びます。研究方法も、臨床研究を基本としつつも、遺伝子学、薬理学、生理学、生化学および解剖学まで、ほとんどの医学的範囲の研究が行われているのが麻酔科領域の特徴です。なかでも、呼吸・循環系に加えて、麻酔発現の機序、記憶などの中枢神経系における局所麻酔や筋弛緩薬に関連する研究など、麻酔科独特の研究がみられます。

最近では、脳死に関する研究、麻酔の安全性に関する研究、心肺蘇生に関する研究など、社会の趨勢に伴う研究も注目を浴びています。今後は、麻酔の質のさらなる向上に加えて、麻薬や筋弛緩薬などの調節性に関する研究など、麻酔科領域における独特な分野も主要なテーマとなってくると思われます。

五　麻酔専門医になるには

麻酔専門医には、厚生労働省が認可する麻酔科標榜医と、社団法人日本麻酔科学会が認定する麻酔科認定医、麻酔科専門医、麻酔科指導医があります。

1　麻酔科標榜医

厚生労働省が認可する国家資格であり、この資格がなければ病院に麻酔科という看板を出すことができません。

麻酔科標榜医になるためには、表1-1の三つのうちのどれかの基準を満たし申請することが条件となります。基準1は、医師免許取得後二年間以上、麻酔科指導病院にて麻酔業務を行うことで

表1-1　麻酔科標榜医の申請資格

基準1
医師免許を得たあと、麻酔に関する適当な指導者のいる病院で、当該指導者のもとに2年以上もっぱら麻酔の業務に関する修練を経た者。

基準2
医師免許を得たあと、2年以上麻酔の業務に従事し、かつ、ガス麻酔器を使用して、300例以上の麻酔の経験を有する者。

基準3
基準1および2に該当しない者であって、基準1および2に掲げる者と同等以上の麻酔に関する学力および能力を有する者（海外の施設において基準1と同等以上の修練を経た者または基準2と同等以上の経験を有した者を対象とする）

満たされます。基準2は、麻酔に専従しなくても、吸入麻酔薬を用いた全身麻酔による手術患者管理を三百例以上経験することが必要で、その記録を病院長が確認し、それらの症例が麻酔科標榜医の指導のもとでなされることが望まれます。基準3は、外国での麻酔経験を考慮しようとするものです。

二〇〇〇年現在、約一万五千人が麻酔科標榜医の資格を取得しています。

2　麻酔科認定医、麻酔科専門医、麻酔科指導医

社団法人日本麻酔科学会が認定している資格であり、医学界においての専門医制度の草分けです（表1-2）。

麻酔科認定医は、日本麻酔科学会の正会員で麻酔科標榜医であれば取得可能です。麻酔科専門医は、麻酔科関連業務に五年以上就業し、所定の学会発表や学術論文による研究業績を有する麻酔科医が申請可能で、学力試験、口答試験および実技試験を通過して許可されます。麻酔科指導医は、十年以上の麻酔関

表1-2　社団法人日本麻酔科学会の認定制度の概略

麻酔科認定医

麻酔科標榜医に準じ、2年以上の麻酔関連領域専従で許可される。

麻酔科専門医

麻酔関連領域に5年以上専従し、試験を受けて許可される。

麻酔科指導医

麻酔科専門医がさらに5年以上麻酔関連領域に従事し、臨床、教育の活動基準を満たす者が、審査後、許可される。

連領域に従事し、診療実績、学術集会への参加実績および麻酔関連領域での指導実績を有する者が審査を経て許可されます。

二〇〇四年末現在、五三三七人が麻酔科専門医の資格を取得しています。

六　麻酔科の未来

麻酔科医の仕事は、周手術期の患者の身体ばかりでなく精神的ケアを基本とします。このために重要なことは、患者ばかりに目を向けるのではなく、他科の医師や看護師などのパラメディカルの人たちから信頼を得るということです。実際、麻酔科の仕事は、医療の中央部門として各科、各部門を横断的に関わる仕事であり、麻酔科がしっかりしていないと病院運営に支障をきたすことになります。

これからの医療に求められていることは、高度で質の高いことはもちろんですが、より大事な点として、患者のニーズに充分に応えることです。麻酔科医の日常の仕事は、常に高度な知識と技術が求められる究極の緩和医療と考えられます。麻酔科医の仕事は、手術室における臨床麻酔から発展し、救急救命医療、集中治療と広がりました。これからは、患者の満足度を上げるための周術期管理や術後疼痛治療へと主眼が移ってくるでしょう。これは同時に、癌性疼痛などの疼痛治療や緩和医療および無痛分娩などへと麻酔科医の関与が広がっていくことを示しています。

また、病院の中央部門で仕事をしてきた経験や実績は、病院管理、運営に極めて重要なものであり、現在では多くの大学病院などにおける管理、運営に麻酔科医が主動的な役割を果たしています。医学、医療の制度や社会環境が変化してきています。麻酔科医は、患者の生命に直結する医療技術、知識を習得する過程で、医療において最も大切な優しい緩和ケアの心を身につけていくことになるのです。

旭川医科大学麻酔蘇生科　岩崎　寛

第Ⅱ章　いろいろな麻酔

手術で用いられる麻酔方法は、局所麻酔法と全身麻酔法に分類されます。全身麻酔法は、吸入麻酔薬や静脈麻酔薬を用いて意識消失と全身の鎮痛を得る方法です。一方、局所麻酔法は、意識を保ったままで痛覚伝導を可逆的に遮断し、身体の一部（手術部位）の無痛を得る区域麻酔法です。現在、ほとんどの症例で、局所麻酔法は全身麻酔法および鎮静法を併用して麻酔管理が行われています。

一　伝達麻酔

局所麻酔法は薬物の投与部位すなわちどこで痛覚伝導を遮断するかによって分類されますが、必ずしも明確な分類は規定されていません。皮膚などの末梢組織に与えられた痛み刺激は末梢知覚神経から脊髄神経に伝達され、さらに大脳へと伝達され、痛みが認知されます（図2-1）。痛みの伝達を遮断する方法として、

① 皮膚・粘膜の表面に薬物を作用させ知覚神経を麻痺させる（表面麻酔）。

② 薬物を皮内・皮下に投与して知覚神経を麻痺させる（浸潤麻酔）。

③　末梢知覚神経が末梢組織から脊柱菅内に入る間で神経を麻痺させる。

④　脊柱管内で神経伝達を遮断する（硬膜外麻酔、脊髄くも膜下麻酔）。

⑤　大脳レベルで痛覚伝達を遮断する。

があります。⑤の大脳レベルでの遮断は全身麻酔となるので、局所麻酔法には①〜④の方法があります。

表面麻酔、浸潤麻酔は、外来手術、抜歯、眼科手術などの小手術や全身麻酔に併用して用いられます。伝達麻酔とは②〜④

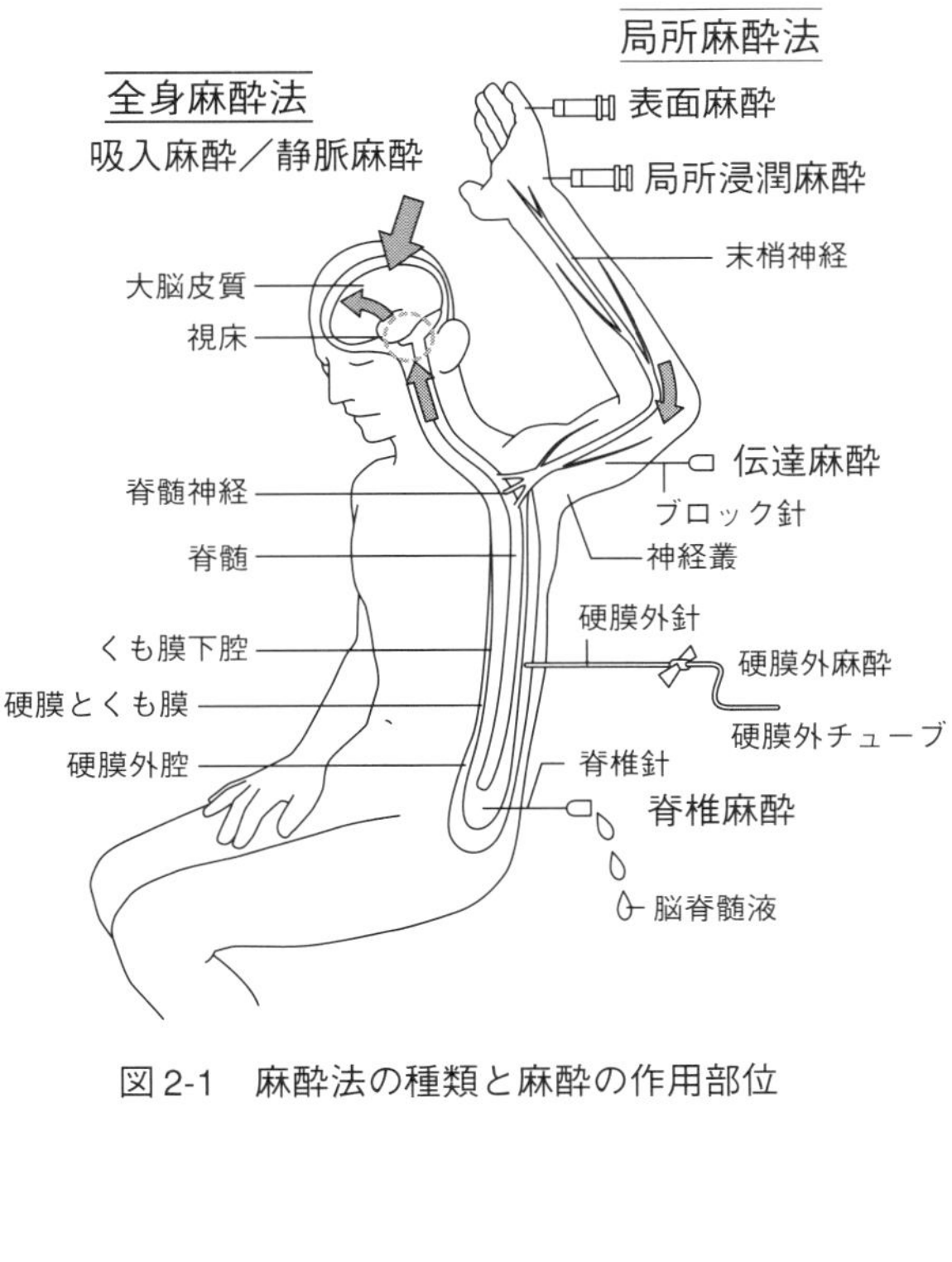

図 2-1　麻酔法の種類と麻酔の作用部位

の方法の総称ですが、特に③の方法を表すことが多いようです。

本章では、③の末梢知覚神経が末梢組織から脊柱菅内に入る間で神経を麻痺させる麻酔法を伝達麻酔と規定して概説します。

1　手術における伝達麻酔の特徴

伝達麻酔は全身麻酔に比べ、

① 意識が保たれる。
② 全身に及ぼす影響が少ない。
③ 術後鎮痛にも有効である。
④ 操作・器具が簡単である。

などが利点としてあげられます。

さらに全身麻酔に併用することにより、吸入麻酔薬や静脈麻酔薬の使用量を減少させることができます。意識が保たれることによって、麻酔科医は手術中のモニターとして心電図、血圧、経皮的酸素飽和度など機器を用いた患者観察だけでなく、患者の訴えから患者の状態を評価することができます。例えば、不自然な手術体位により術後神経障害を生じることがまれにありますが、これも意識が保たれていれば、術中に患者の訴えから防ぐことが可能です。全身麻酔に使用する薬物は吸入投与または静脈内投与するので、手術部位に関係なく全身性に作用し、さらに痛みや意識をなくすだけではなく呼吸・循環・内分泌系などに影響を与えます。

一方、伝達麻酔では、薬物の過剰投与や患者に薬物アレルギーがなければ全身性の影響はほとんどありません。また、使用する薬物により長時間の麻酔効果が得られ、術中はもとより術後の疼痛緩和も可能です。

欠点として、利点でもある意識が保持されることがあげられます。多くの患者は恐怖感などから、術中記憶がないことを希望します。現在は、軽い全身麻酔法併用や鎮静薬によって術中意識を消失させることがほとんどです。

また、出血傾向のある患者では、伝達麻酔は禁忌と考えられます。これは伝達麻酔施行時には常に血管損傷が起きる可能性があるからです。通常は止血されるのであまり問題となりませんが、止血・凝固系に異常のある患者では、血腫形成による神経損傷の危険性があります。

2　手術に用いられる伝達麻酔

(1)　腕神経叢ブロック

硬膜外麻酔、脊髄くも膜下麻酔とならんで利用率の高い麻酔法であり、一側の上肢の手術が適応となります。上肢の知覚、運動は第5、6、7、8頸髄経および第1胸髄髄神経により支配されており、これらの神経は椎間孔を出たあとに腕神経叢を形成し、腋か動・静脈を囲むようにして末梢に向かいます（図2-2）。

腕神経叢ブロックには、施行部位により、斜角筋間法、鎖骨上か法、鎖骨下法および腋か法があります。鎖骨上法や鎖骨下法では気胸のおそれがあるため、斜角筋間法と腋か法が通常用いられます（図2-3）。斜角筋間法の特徴として、第4頸髄神経もブロックされ肩部も無痛域となるので、肩部の手術にも応用できます。しかしながら、斜角筋間法施行部位にはさまざまな神経が走行しており、横隔膜神経麻痺による横隔膜挙上、反回神経麻痺による嗄声、交感神経節遮断によるホルネル徴候（縮瞳、眼球陥凹、眼瞼下垂）が発生することがあります。局所麻酔薬作用は可逆

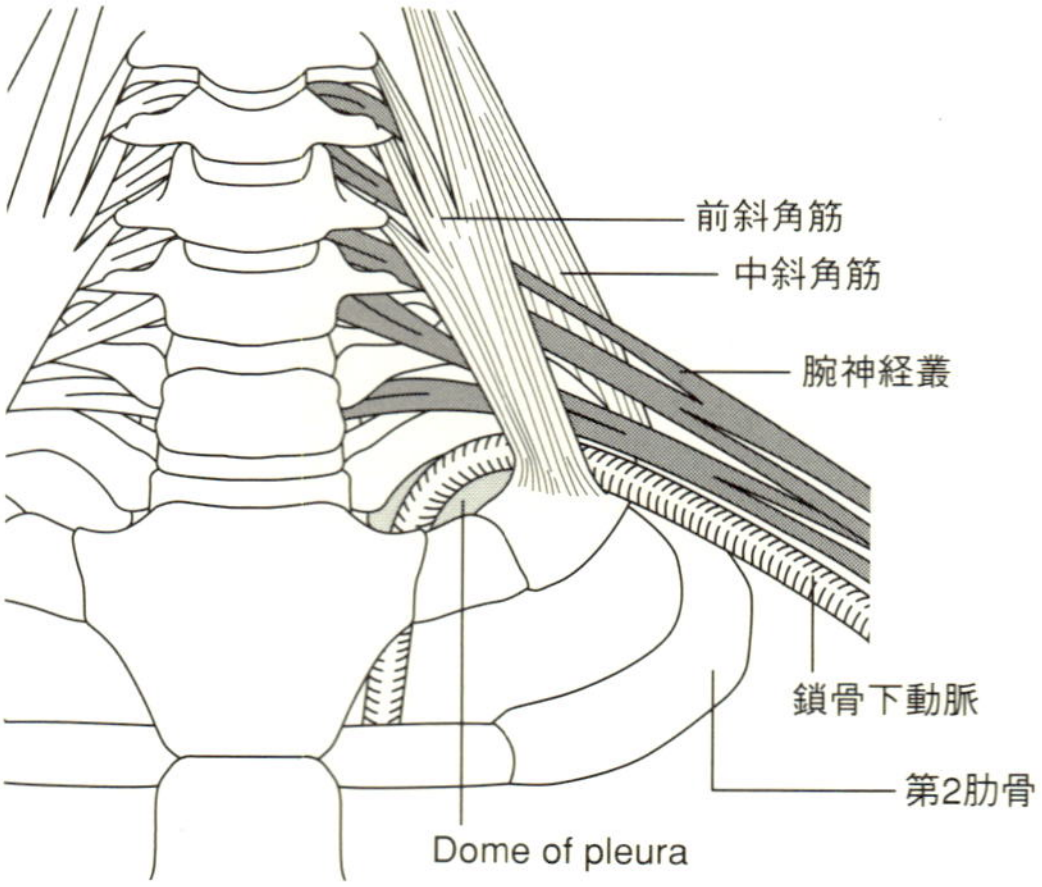

図2-2　腕神経叢周囲の解剖

的なので、これらの症状は局所麻酔薬作用消退とともに回復します。呼吸機能の低下している患者での横隔膜神経麻痺には注意が必要です。一方、腋か法では、横隔膜神経、反回神経および交感神経節の遮断を起こすことはありません。しかし、斜角筋間法に比べ、末梢でブロックするため、筋皮神経領域（手首燈骨側領域）の麻酔が得られないことがあります。

局所麻酔薬として、成人でエピネフリン添加一・五％キシロカイン三〇～四〇㎖投与して、二～三時間の麻酔効果が得られます。知覚神経だけでなく運動神経もブロックされるため、運動機能も一時的になくなります。ロピバカインを使用することにより、麻酔効果は十二時間ほど持続します。したがって、術

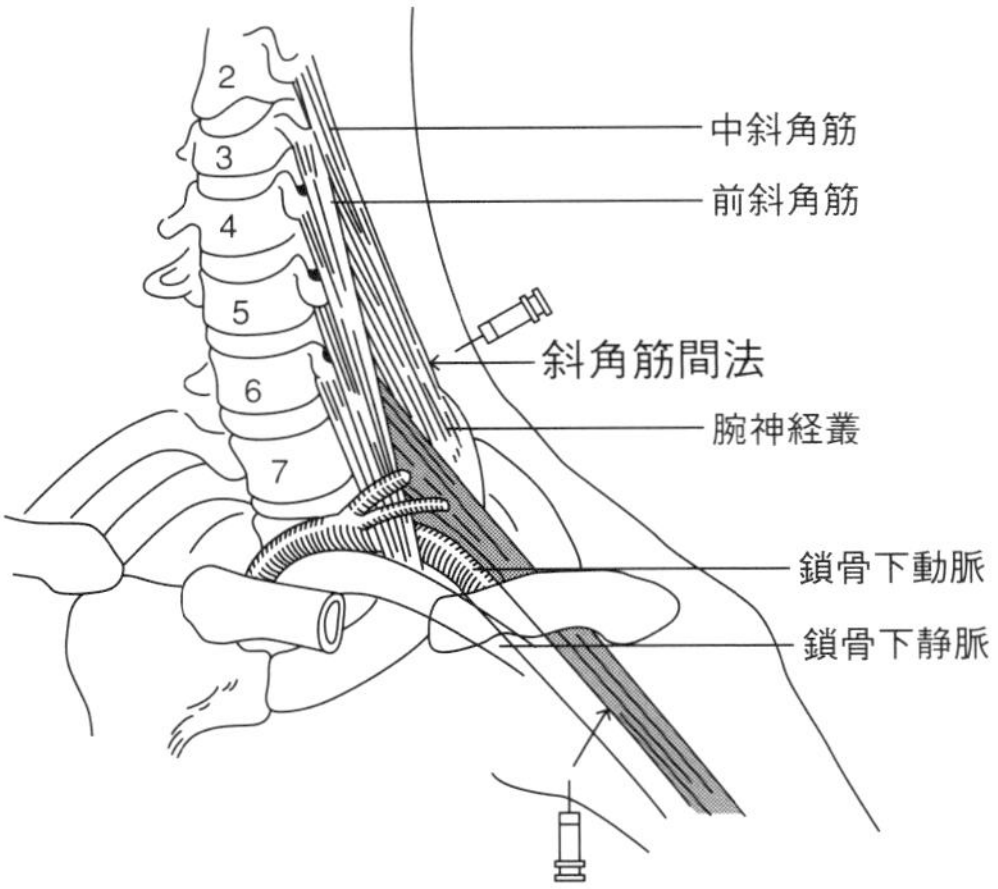

図 2-3　腕神経叢ブロック―斜角筋間法と腋か法

後疼痛管理を考えた場合には、ロピバカインやブピバカインのような長時間作用性の局所麻酔薬が使用されます。

(2)　肋間神経ブロック

開胸術に対しては、硬膜外麻酔法が一般的に選択されます。しかし、何らかの理由で硬膜外麻酔が行えない場合には、肋間神経ブロックがよい適応となります。また、胃ろう・腸ろう増設、腹腔ドレナージ、単純な腹壁手術などの上腹部手術も適応となりますが、肋間神経ブロック単独での手術は難しく、全身麻酔と併用して行われます。肋間神経は肋骨下縁を肋間動・静脈とともに併走しています。肋間神経ブロックは血中濃度が上昇しやすい局所麻酔法の一つであり、局所麻酔薬中毒発生に注意が必要です。気胸にも注意が必要です。

(3)　大腰筋筋溝ブロック

一側の股関節、大腿および下肢の手術が適応となります。大腰筋筋溝ブロックは大腰筋筋溝を走る第1～5腰髄神経の一部をブロックします（図2-4）。大腰筋筋溝ブロックにより大腿前面、内側、外側は無痛が得られますが、下腿外側は麻酔されません。大腰筋筋溝ブロック単独では麻酔は充分ではなく、通常、全身麻酔法と併用して行われます。下肢の手術は硬膜外麻酔や脊髄くも膜下麻酔で行われることが多いのですが、高齢者や全身状態不良患者では、循環動態の変動が危惧されます。一方、大腰筋筋溝ブロックは一側肢のブロックであるため、循環系に大きな影響を与えません。したがって、全身状態不良症例や硬膜外麻酔や脊髄くも膜下麻酔が難しい症例にはよい適応となります。

二　脊髄くも膜下麻酔（脊椎麻酔）

脊椎麻酔は、棘突起と棘突起の間から細い針を刺し、くも膜下腔に局所麻酔薬を投与することにより、主にくも膜下腔を走行する神経線維の伝達を遮断し神経支配領域の麻酔を得る方法です。数分節にわたる知覚神経と運動神経が遮断されるため、下半身の無痛と不動化が得られます。

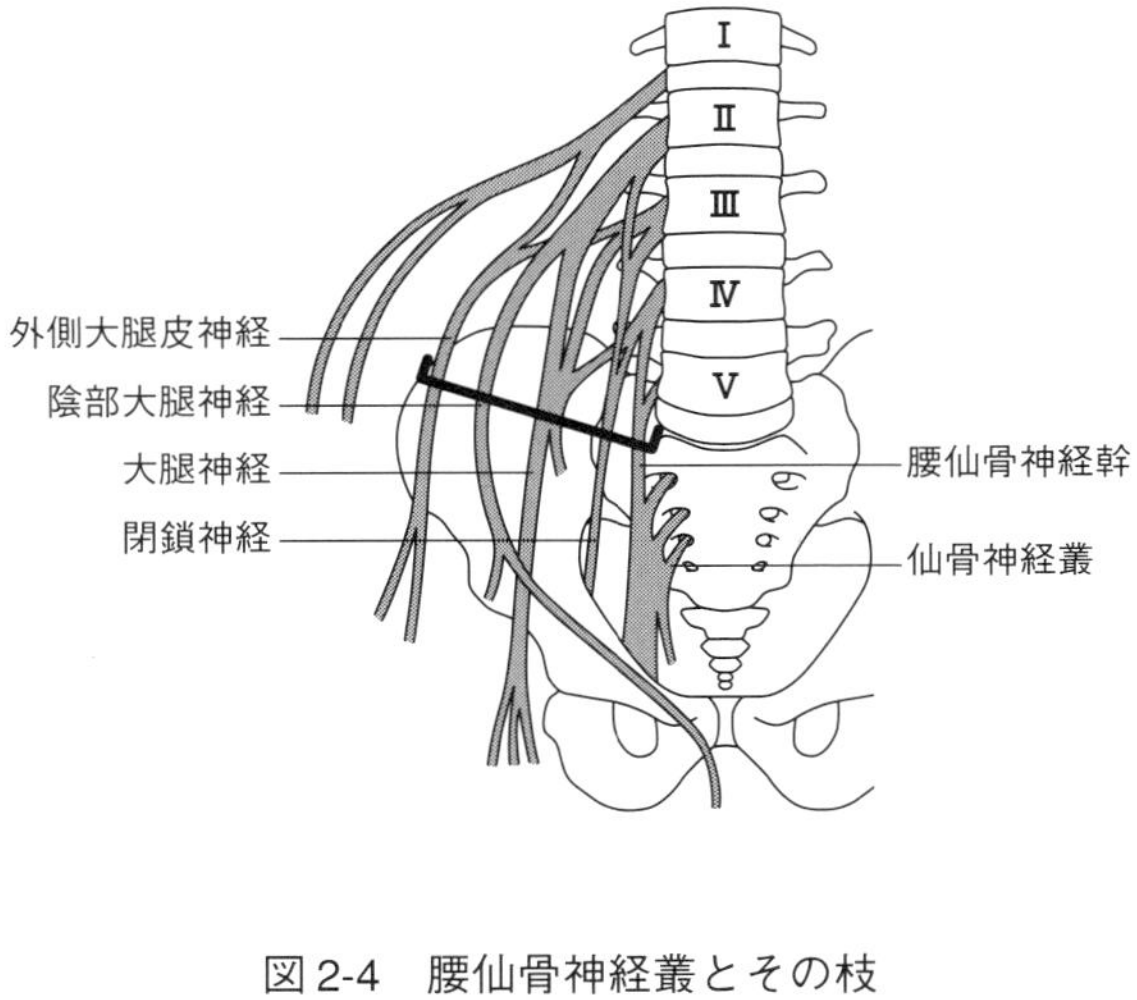

図2-4　腰仙骨神経叢とその枝

1　解　剖

脊髄は脊柱管内で硬膜およびくも膜に包まれ、脊髄とくも膜の間はくも膜下腔と呼ばれ脳脊髄液で満たされています。また、皮膚から脊髄に進んでいくと、皮膚→皮下組織→棘上靭帯→棘間靭帯→黄色靭帯→硬膜→くも膜となります（図2-5、2-6）。黄色靭帯と硬膜との間には結合織が疎となった狭い間隙が存在し、硬膜外腔と呼ばれます。脊髄は延髄の延長であり、脊髄の下端は成人では第1〜2腰椎レベルにあり、脊髄下端は馬尾神経に移行します。そこで脊髄を穿刺しないように、脊椎麻酔は第2腰椎レベル以下、すなわち第2／3腰椎間、第3／4腰椎間、第4／5腰椎間および第5腰椎-仙骨間で行われます。そのため、脊椎麻酔は腰椎麻酔とも呼ばれます。脊髄神経は三十一対、すなわち頸神経八対、胸神経十二対、腰神経五対、仙骨神経五対および尾骨神経一対で構成されます。それぞれの脊髄神経は前根と後根からなり、これらが一緒となって椎間孔を通り、脊柱管から外に出て支配領域に枝をのばします。また胸髄と上部腰髄では交感神経も一緒になって、脊柱管から外に出て交感神経節を形成します。

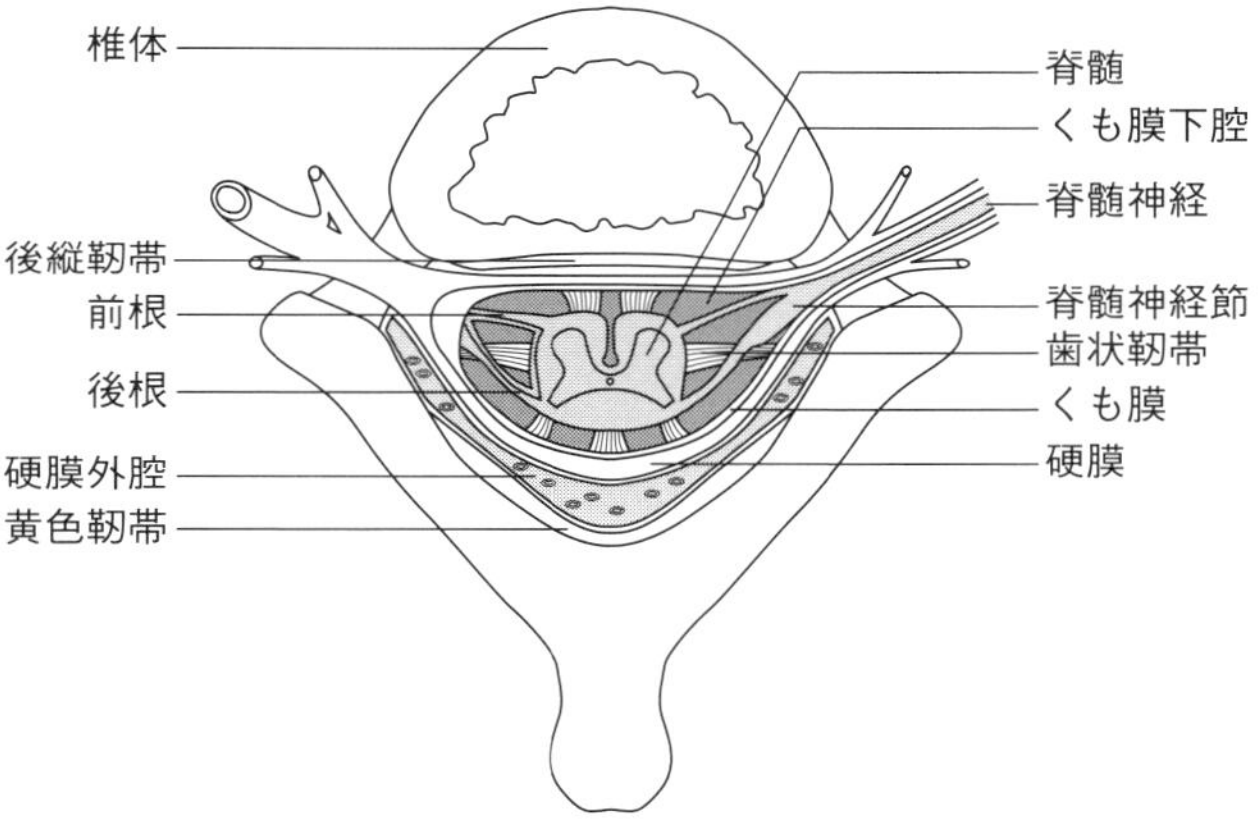

図 2-5　脊髄周辺の縦断図

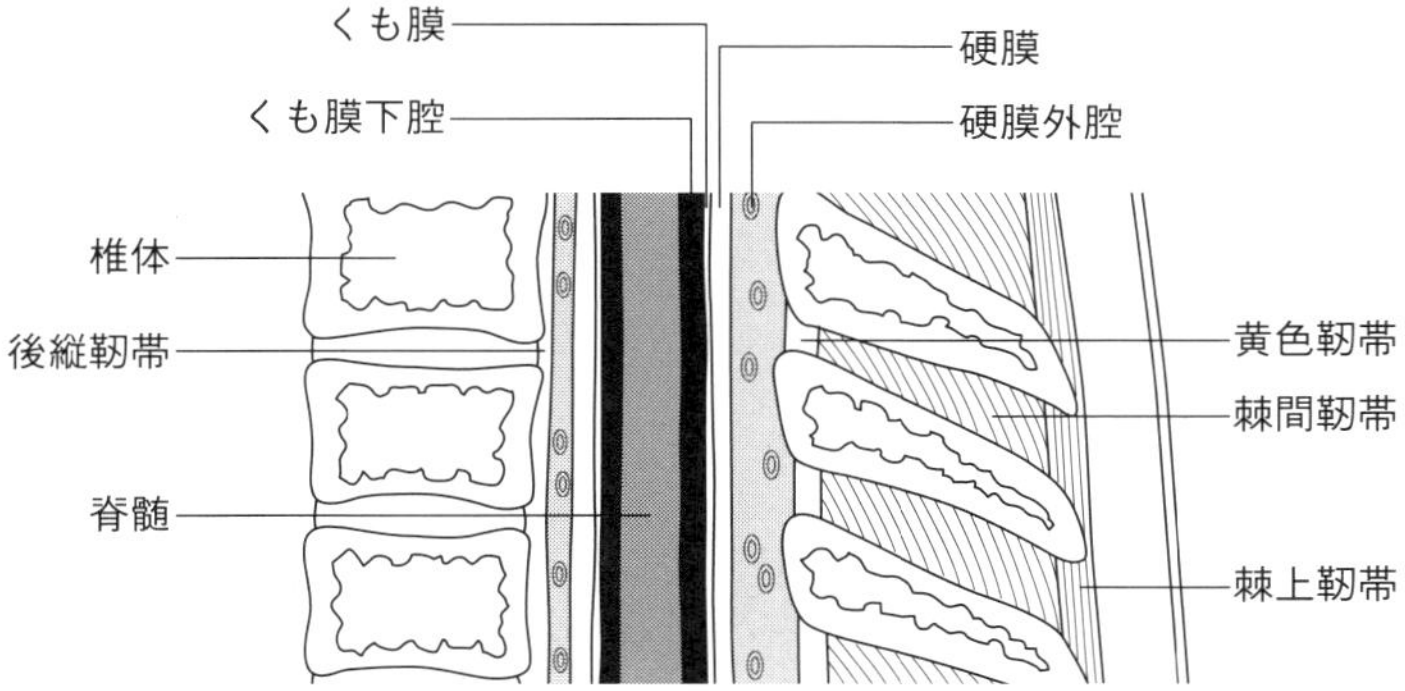

図 2-6　脊髄周辺の横断図

2　脊椎麻酔の方法とその特徴

脊椎麻酔の施行部位が第2腰椎レベル以下に限られることから、下腹部手術および下肢手術が適応となります。局所麻酔薬を大量に投与すれば上半身および上肢の麻酔を得ることは可能ですが、脊椎麻酔では交感神経も強力に遮断され、胸部まで麻酔域が及ぶと交感神経ブロックが広範囲におよび心臓交換神経もブロックされるため徐脈・低血圧を引き起こすこと、また呼吸筋への運動神経を遮断し呼吸筋麻痺を引き起こすことから、上半身および上肢の麻酔には通常用いられません。また、ショック状態の患者、出血傾向のある患者、手技に非協力的な患者、穿刺部位の近くの脊髄や脊椎に悪性腫瘍の転移があるとき、および全身性の感染（敗血症）では禁忌と考えられます。また、手術麻酔としてくも膜下腔に薬物投与用のカテーテルを挿入・留置することは、感染のおそれなどから一般的でなく、ほとんどの場合、局所麻酔薬の一回投与が行われるためその麻酔持続時間はせいぜい三〜四時間なので、それ以上の長時間手術には用いられません。

脊椎麻酔施行時には、患者を側臥位とし、目的の棘間が開くよう充分に前屈位をとります。会陰部の手術など肛門周囲のみの麻酔が必要な場合には、座位をとることもあります。棘間より脊椎麻酔針を刺入し、髄液の逆流によって針先がくも膜下腔にあることを確認し、局所麻酔薬（テトラカイン、キシロカイン、ブピバカインなど）を一〜三mℓ投与し、仰臥位に戻ります。局所麻酔薬投与数分で腰下肢の温かみと知覚鈍磨が出現します。これは交感神経遮断による血流の増加と知覚神経が遮断されることによります。続いて運動神経が遮断され、下肢を動かすことが不能となります。投与された局所麻酔薬は髄液を拡散し、麻酔域は徐々に広がり、二十〜三十分間で安定します。

一般に局所麻酔薬による神経遮断作用についてはいろいろな要因が関与していますが、その中の一つに神経線維の太さとその髄鞘の長さがあげられます。すなわち、交感神経や知覚神経など比較的細い神経線維に比べ太い神経線維である運動神経の遮断には、より高濃度の局所麻酔薬が必要となります。したがって、はじめに交感神経、知覚神経が遮断され、続いて運動神経が遮断されるわけです。逆に運動神経から遮断効果は回復します。また、同じ太さの線維では、局所麻酔薬に浸される髄鞘数が多い線維ほど遮断されやすくなります。脊椎麻酔の効果が胸部に及んだ場合では、局所麻酔薬に浸される髄鞘数は胸部では太い運動線維で二〜三髄鞘、尾仙部では十髄鞘以上であるた

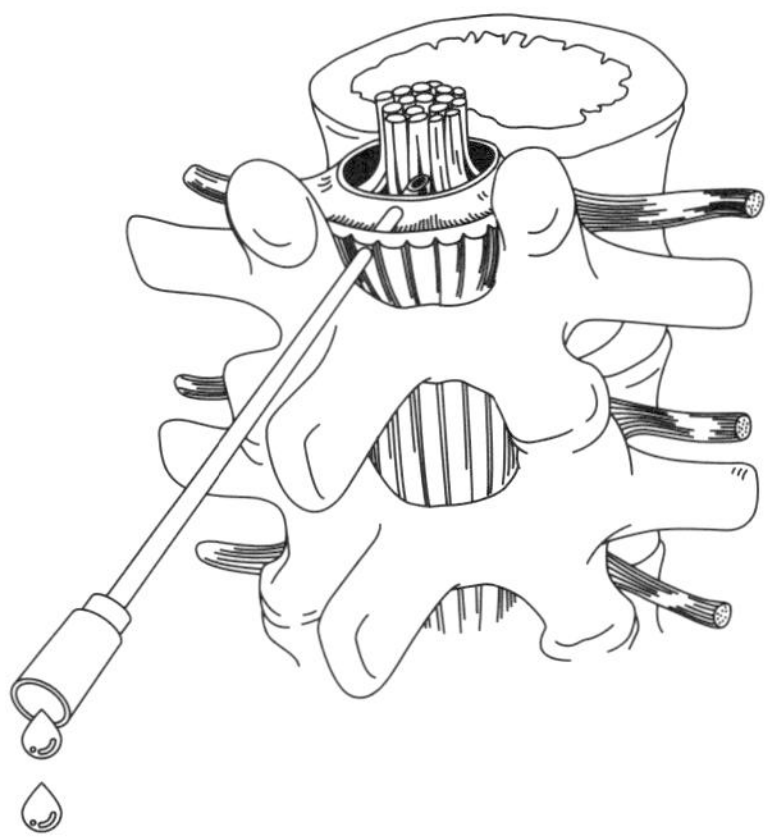

図 2-7　脊髄くも膜下麻酔（脊椎麻酔）

め、尾側にいくほど局所麻酔薬の影響を受けやすくなります。したがって穿刺部位が第2腰椎レベル以下に限られる腰椎麻酔では局所麻酔の投与量および穿刺棘間部位により頭側方向の麻酔域は調節することが可能ですが、尾側方向への麻酔域の調節は難しくなります。しかし、髄液に対して高比重および低比重液を使用し、側臥位を保持することにより、片側下肢のみ麻酔を得ることは可能です。

脊椎麻酔の利点として、

① 手技が簡単であり、短時間に確実に効果が得られる。
② 自発呼吸を温存したまま手術部位の充分な筋弛緩が得られる。
③ 意識が保たれる（膝関節鏡手術などでは手術モニターをみて、術者から説明を受けながら手術を受けることができる）。
④ 術後疼痛に応用できる。

などがあげられます。特に局所麻酔薬にフェンタニルやモルヒネといったオピオイドを少量添加することにより、術後長時間の鎮痛を得ることが可能です。

逆に欠点としては、

① 手術部位が下腹部および下肢に制限される。
② 交感神経ブロックに伴う血圧低下を起こしやすい。

③　交感神経遮断により迷走神経反射を起こしやすい。
④　麻酔領域の調節性に欠ける。
などがあげられます。

3　脊椎麻酔後頭痛

脊椎麻酔の代表的な合併症に術後の頭痛があり、脊椎麻酔後頭痛と呼ばれます。術後、ベッド上安静臥位では頭痛はありませんが、起床時に坐位や立位をとったときに頭痛を訴え、また臥位になると軽減します。特に、若い女性に好発します。脊椎麻酔針をくも膜に刺入したときに形成された穴を通して髄液が漏出し、その結果、低髄圧となり、頭痛を発症すると考えられています。

治療は、安静と水分補給（経口または点滴）と鎮痛薬（非ステロイド性消炎鎮痛薬）を投与します。症状が強く持続する場合には、脊椎麻酔を施行した棘間またはその近くの棘間から硬膜外腔に無菌的に患者自己血一〇〜一五㎖注入すると、頭痛は直ちに、または数時間で消失します（自己血パッチ療法）。硬膜外腔に投与された血液がくも膜下腔を圧迫して髄液圧を上昇させること、さらに血餅が穴をふさぎ髄液の流出を防ぐことから、頭痛が改善すると考えられます。

三　硬膜外麻酔

硬膜外麻酔は、棘突起と棘突起の間から細い針を刺し、黄色靭帯と硬膜からなる狭い間隙である硬膜外腔に局所麻酔薬を投与し神経伝達を遮断し、神経支配領域の麻酔を得る方法です。局所麻酔薬として、キシロカイン、ブピバカイン、ロピバカインなどが使用されます。

1　硬膜外麻酔の方法とその特徴

脊椎麻酔と比べると、硬膜・くも膜の内側に薬物を投与するか、外側に投与するか、の違いです。しかし、その結果、両者はずいぶんと性質の異なる麻酔となります。硬膜外腔は、上端は大後頭孔から始まり、下端は仙骨裂孔を覆う仙尾靭帯に終わります。硬膜は成人では第2仙椎の高さに終わっています。したがって、硬膜外麻酔は腰椎麻酔とは異なり、大後頭孔から仙骨裂孔にいたる棘間で施行可能となります。したがって、穿刺部位により、頸部硬膜外麻酔、胸部硬膜外麻酔、腰部硬膜外麻酔および仙骨硬膜外麻酔と呼ばれます。また、硬膜外腔に投与された局所麻酔薬は投与量に応じて硬膜外腔を頭・尾側方向に広げるため、投与量により麻酔域の調節が可能であり、例えば胸部を中心にした無痛域を得るといった分節麻酔が可能です。したがって、頸部から下の身体各部の手術の麻酔として用いることができます。また、硬膜外腔に薬物投与用のカテーテルを留置することにより、長時間手術にも使用されます。一方、脊椎麻酔と同様にショック状態の患者、出血傾向のある患者、手技に非協力的な患者、穿刺部位の近くの脊髄や脊椎に悪性腫瘍の転移があるとき、および全身性の感染（敗血症）では、禁忌と考えられます。

硬膜外麻酔は脊椎麻酔と同様に、患者を側臥位とし、目的の棘間が開くよう充分に前屈位をとります。棘間より硬膜外麻酔針を刺入します。手術麻酔ではカテーテルを挿入・留置するため、一八から一九ゲージの硬膜外針を使用します。脊椎麻酔に比べ針が太いために、充分な浸潤麻酔が必要です。硬膜外針を徐々に進め、先端を硬膜外腔に留置します。硬膜外腔を確認する方法として、水滴法と抵抗消失法が用いられます。これらの方法は、針の先端が硬膜外腔に到達した瞬間、硬膜外腔が陰圧を形成することを利用した方法です。硬

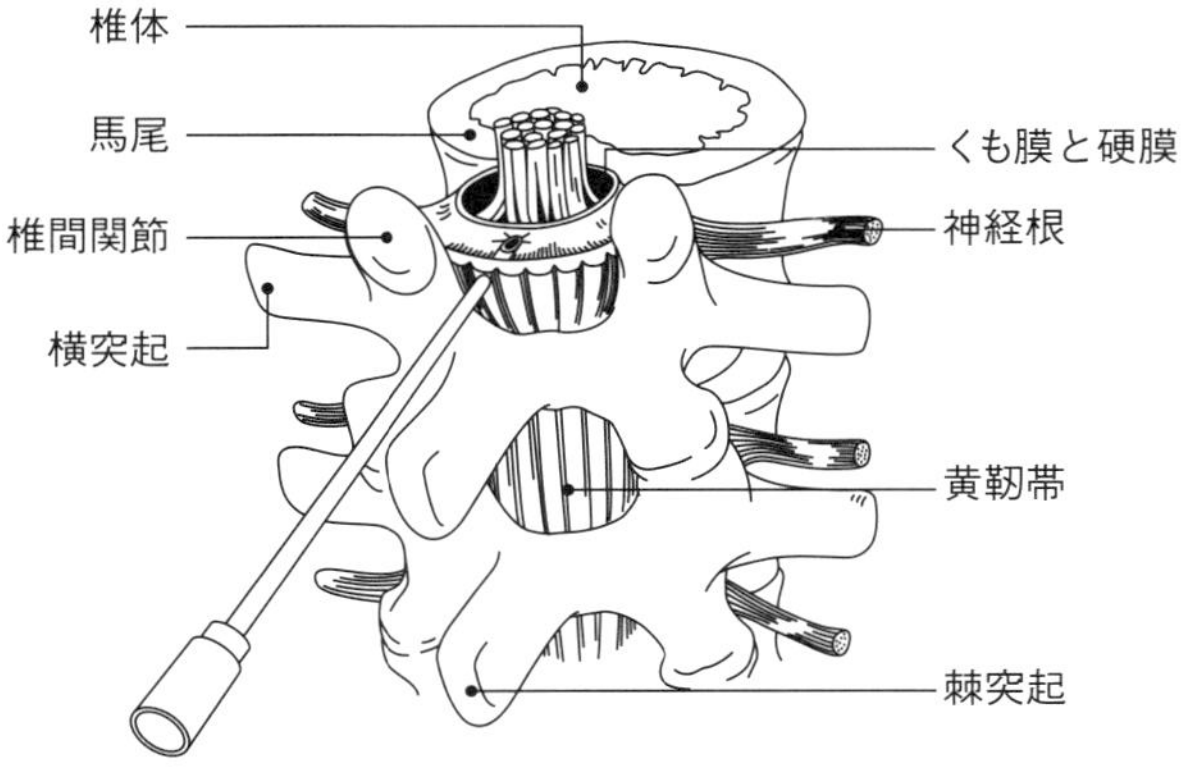

図 2-8　硬膜外麻酔

膜外腔が陰圧を形成する理由として、胸腔内圧の伝播、穿刺針によるテント現象、自然な組織圧など、いろいろな説があります。水滴法では、棘間靭帯まで針刺入後、内筒を抜いて水滴を付け針を進めると、先端が硬膜外腔に到達した瞬間、水滴は針の中に吸い込まれます。また、抵抗消失法では棘間靭帯まで針刺入後、内筒を抜いて空気や生理食塩水を入れた注射筒を接続し加圧しながら針を進めると、先端が硬膜外腔に到達した瞬間、急に注射筒を加圧する抵抗がなくなります。硬膜外腔確認後、髄液の逆流や血液の逆流がないことを確認し、カテーテルを挿入・留置します。

局所麻酔薬による神経線維の遮断作用は同様ですが、硬膜・くも膜を介して神経線維に作用するため、脊椎麻酔に比べ作用発現時間も遅く、その遮断作用も減弱します。

2　術後鎮痛法としての硬膜外麻酔

硬膜外麻酔の最大の利点は、カテーテルを留置することにより手術麻酔から引き続いて術後鎮痛に使用できる点です。カテーテル留置に伴う最大の問題点は感染ですが、感染に注意すれば長期間にわたって留置することができます。術後の疼痛は生体にとって強烈な侵害刺激であり、疼痛によるストレス反応は患者の身体・精神状態に大きな影響を及ぼします。疼痛が充分に除去されない場合には疼痛は呼吸・循環・内分泌系などに悪影響を及ぼし、特に上腹部および胸部の手術では、咳・深呼吸時の疼痛が充分に緩和されなければ重篤な呼吸器系合併症を引き起こす可能性があります。さらに疼痛は不安・恐怖・孤独感といった情動反応も助長し、その結果、術後のＱＯＬは著しく低下します。したがって、術後痛は充分に除去されなければなりません。術後痛緩和に硬膜外ブロックは大きな威力を発揮します。鎮痛薬の静脈内投与や経口投与などの全身投与に比べて、硬膜外鎮痛法の利点は、少量の鎮痛薬で全身性の副作用を少なくし、優れた鎮痛が得られる点です。また、鎮痛薬の全身投与では、コントロールの難しい体動時や咳嗽時の疼痛にも有効です。

薬物としては、主に局所麻酔薬とオピオイドが用いられます。局所麻酔薬単独で充分な鎮痛を得ようとすると、運動神経遮断、血圧低下などの副作用が、オピオイド単独では不充分な体動時痛緩和、呼吸抑制などの副作用が生じることがあります。しかしながら局所麻酔薬とオピオイドを適量併用投与することにより、単独での副作用を減じて優れた鎮痛作用を期待することができます。したがって、局所麻酔薬とオピオイドの併用投与が広く行われています。

また、近年、ディスポーザブルの持続注入器が広く普及し、鎮痛薬を二十四時間持続投与することにより安定した鎮痛を得ることができ、術後のＡＤＬ（日常生活動作）向上および早期離床に有効です。

札幌医科大学医学部麻酔科　川股　知之
並木　昭義

四　全身麻酔

ここまで述べた局所麻酔の主な目的は、手術の痛みの除去（鎮痛）です。一方、全身麻酔は、鎮痛に加えて手術中の患者の意識消失（催眠）も目的にしています。

一般的な全身麻酔の流れは、以下の三段階です。

①導入―麻酔薬を投与して、意識を消失させること。
②維持―麻酔薬を持続投与して、意識消失、無痛、筋弛緩など手術のできる状態を継続すること。
③覚醒―麻酔薬投与を中止して、患者を目覚めさせること。

1　麻酔器

（1）麻酔器の構造

麻酔器は全身麻酔に必須の機器で、①麻酔に必要なガスの供給と、②呼吸補助、の二つの機能をもっています。最近の麻酔器は安全機構が多く複雑な構造にみえますが、基本的には単純な機器です。ここでは麻酔器を、①ガス供給部、②気化器、③呼吸回路、④人工呼吸器の四つのパーツに分けて解説します（図2-9）。

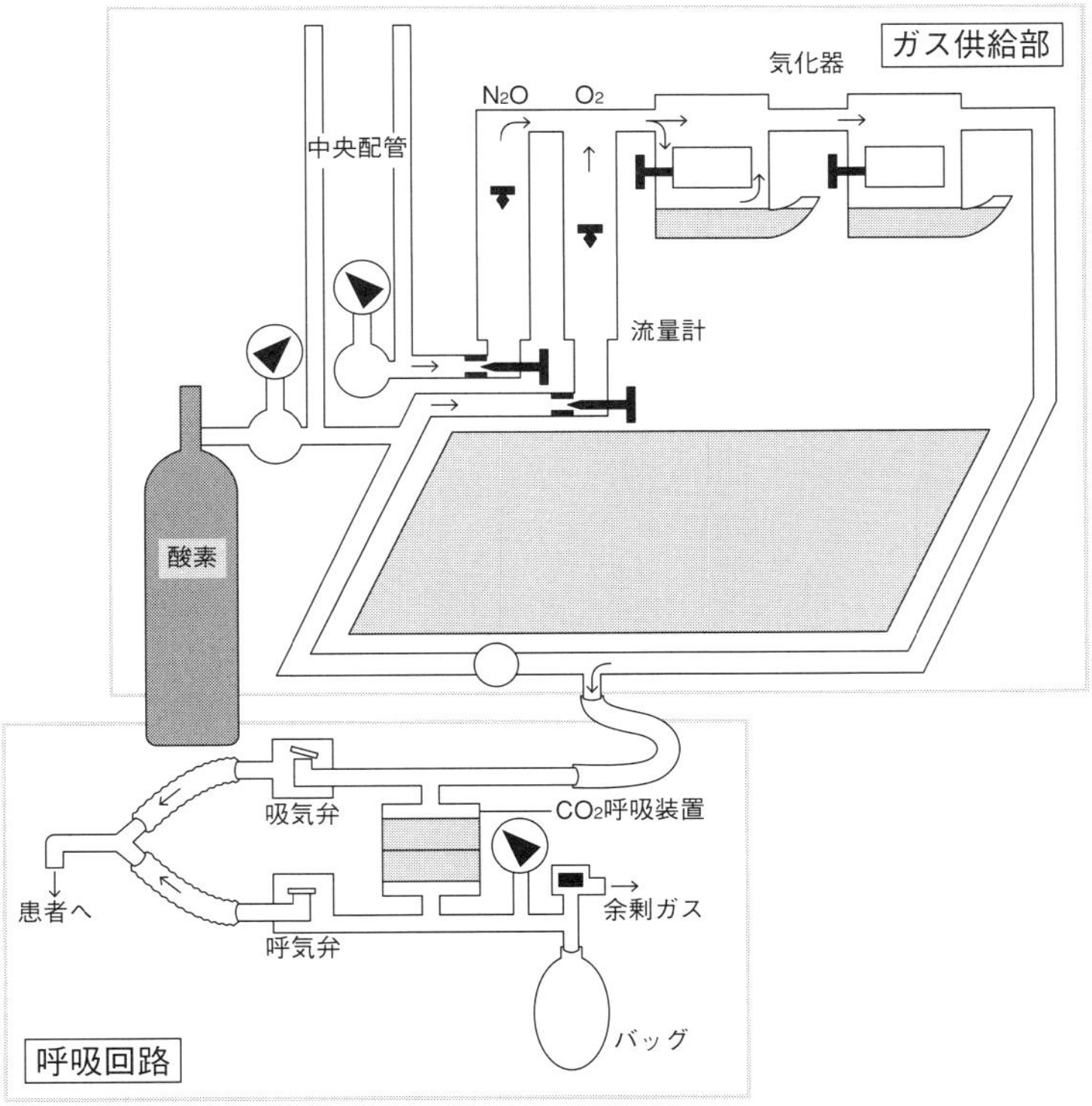

図 2-9　麻酔器の構造

①　ガス供給部―麻酔に必要なガス（酸素、亜酸化窒素、圧縮空気）を中央配管システムやボンベから取り込んで圧力を調整し、流量計で各ガスの流量を決定し、その混合気を呼吸回路に供給する麻酔器の本体です。酸素の供給不全は患者の生命に関わるので、多くの安全機構が設けられています。

②　気化器―液体の吸入麻酔薬（揮発性吸入麻酔薬）を気体にする装置です。任意の濃度の麻酔薬を正確に回路に供給します。麻酔器本体の流量計の下流に取り付けます。

③　呼吸回路―ガス供給部で調節された麻酔ガスを患者の肺に送り込む部分です。吸気側と呼気側に一方向弁を付けて、ガスの流れを一定にしています。呼吸回路は麻酔薬の節約や内部の湿度保持ができるように循環式になっていて、呼気の一部が再呼吸されるため二酸化炭素の吸収装置が組み込まれています。余ったガスは、排泄装置により大気中に捨てられます。回路の途中に取り付けられたバッグには呼気がためられ、麻酔科医が手で加圧して麻酔ガスの投与や呼吸補助ができるようになっています。バッグ換気は、その感触で気道や肺の状態が推測できるので、大切な麻酔の手技です。

④　人工呼吸器―バッグ換気中の麻酔科医は手が拘束され、ほかの行為ができません。そのため、ほとんどの麻酔器は人工呼吸器が装備されており、換気を代行できるようになっています。

(2) 低酸素に対する麻酔器の安全機構

時折マスコミで報道される不幸な麻酔事故は、多くが患者に酸素が充分に供給されなかったことが原因です。このような事故を防ぐために、麻酔器には多くの安全機構が備わっています。日本麻酔科学会からは「麻酔器の始業点検指針」(www.anesth.or.jp)が出されており、我々は安全に対して最大の注意を払っています。

① ピンインデックス方式(図2-10)—中央配管からのガスの出口と、麻酔器のホース接続部のピンの位置が、ガスごとに異なっていて、接続の取り違いを防止しています。

② ホースのカラーコード(図2-10)—麻酔器のガス供給ホースは、酸素は緑、亜

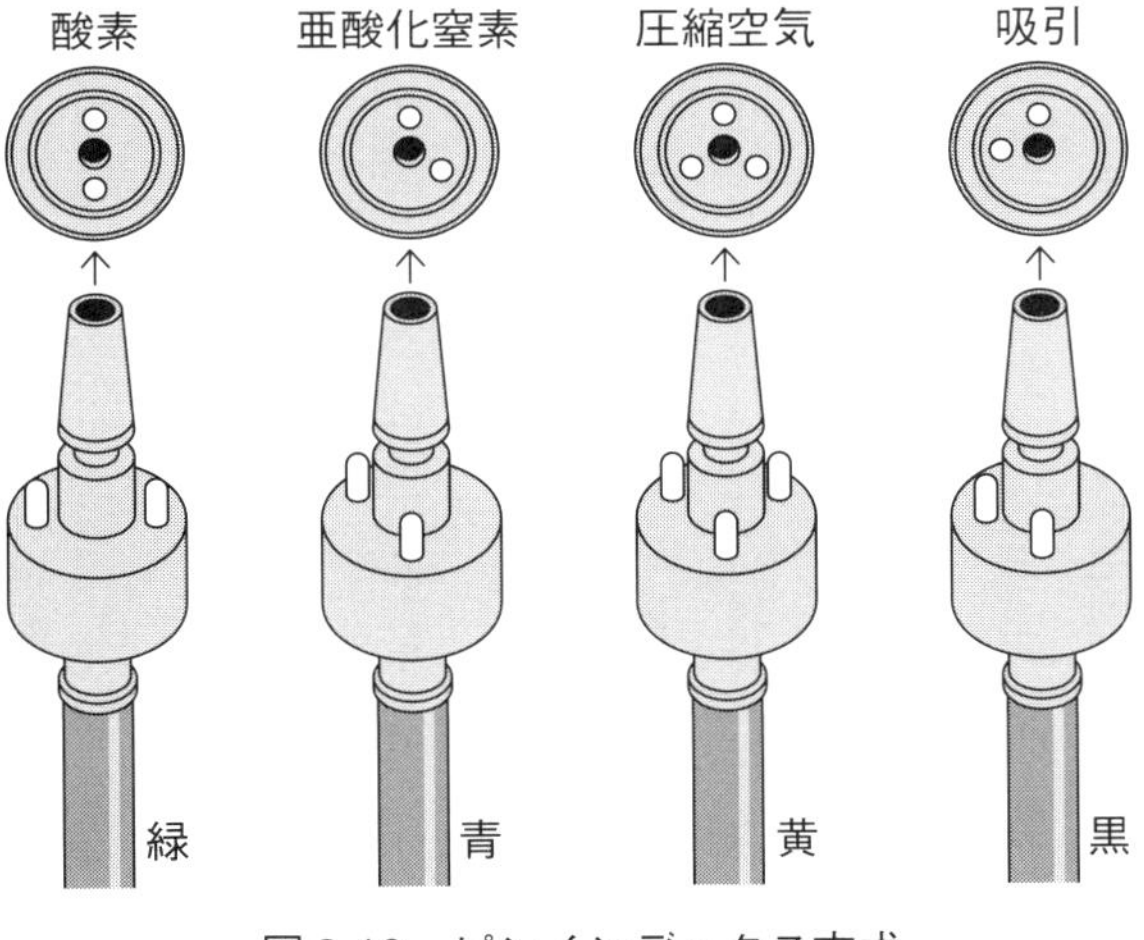

図2-10　ピンインデックス方式

酸化窒素は青、圧縮空気は黄とコードされていて、色による識別ができます。

③ガス遮断安全装置―酸素の供給圧が低下すると、自動的に亜酸化窒素の供給を止めます。

④酸素供給圧警報装置―酸素の供給圧が低下すると、警報を発します。

⑤流量調整ノブの形状―ノブの輪郭はＪＩＳによるタッチコードで決められていて、触っただけで区別できます。

⑥流量計の配置―流量計の間でガスの流れが遮断されても酸素の供給が継続するように、酸素流量計は最下流に配置されています。

⑦純亜酸化窒素防止機構―酸素濃度が二五％以下にならないように、流量計が設計されています。

⑧酸素濃度計―吸気の酸素濃度を持続的に測定し、一定値以下になると警報を発します。

2　気道確保

気道とは、鼻や口から肺までの呼吸時に空気の通る道のことです。人は意識が低下すると、下顎を支えている筋肉がゆるみ、舌の付け根が重力で下方に落ち込

表2-1　気道確保の方法

1. 用手的方法
   1）頭部後屈＋顎先挙上
   2）下顎挙上
2. エアウェイ
   1）経口エアウェイ
   2）経鼻エアウェイ
   3）ラリンジアルマスク
3. 気管挿管
   1）経口挿管
   2）経鼻挿管
4. 気管切開

み、気道を閉塞します（舌根沈下。図2-11左）。舌根沈下を解除し気道を開通させる処置が気道確保です。全身麻酔を行うと舌根沈下が必発なので、麻酔科医は気道確保のエキスパートでなければなりません。気道確保法には、用手的方法と道具を使った方法があります（表2-1）。

（1）用手的気道確保

心肺蘇生の一次救命救急処置の気道確保法です。マスク麻酔でも必要な手技です。

a　頭部後屈＋顎先挙上（図2-11右）

片手を額にあて頭を後ろに傾け、もう一方の手の人差し指と中指で顎先をもち上げて、舌根を引き上げます。心肺蘇生法のABCのA（airway気道）で、医療従事者以外の一般の方も習得すべき技術です。

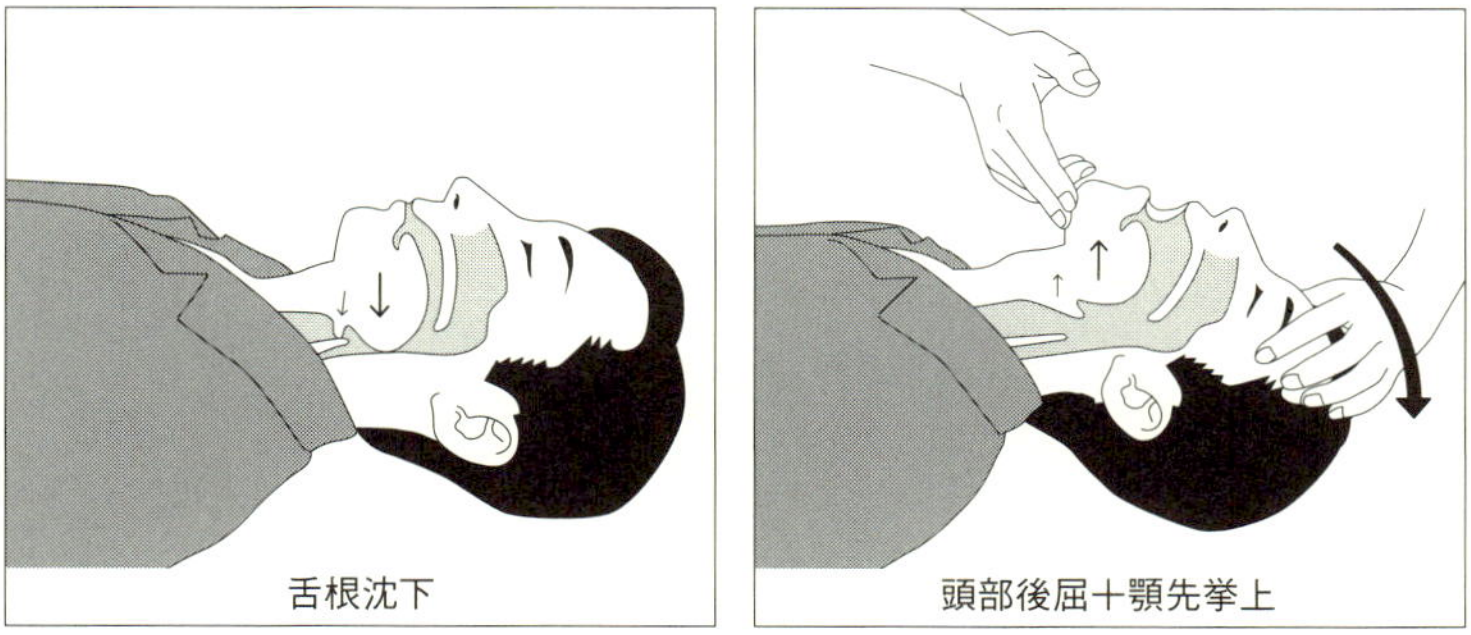

図2-11　舌根沈下と用手的気道確保

b　下顎挙上

最も有効な用手的気道確保の方法で、医療従事者に対してその習得が求められています。両手の親指を口角の下顎部にあて残りの指を下顎におき、下の歯列が上の歯列より前になるように下顎を上前方に押し出します（いわゆる受け口）。頭部後屈が必要ないので、頸椎の損傷が疑われる場合でも施行できます。

(2)　道具を用いる気道確保

全身麻酔や二次救命救急処置では、気道確保に道具が使われます。

a　バッグ・マスク換気（図2-12）

患者の口と鼻をマスクで覆い、これに呼吸回路を接続して回路のバッグで肺を加圧して換気を行う方法で、気管挿管の前段階や短時間の全身麻酔時に行われます。マスクを左手でもち、小指を下顎角に、中指と薬指を下顎のまわりにおいて下顎を挙上し、示指と親指でマスクを顔に密着させます。このとき

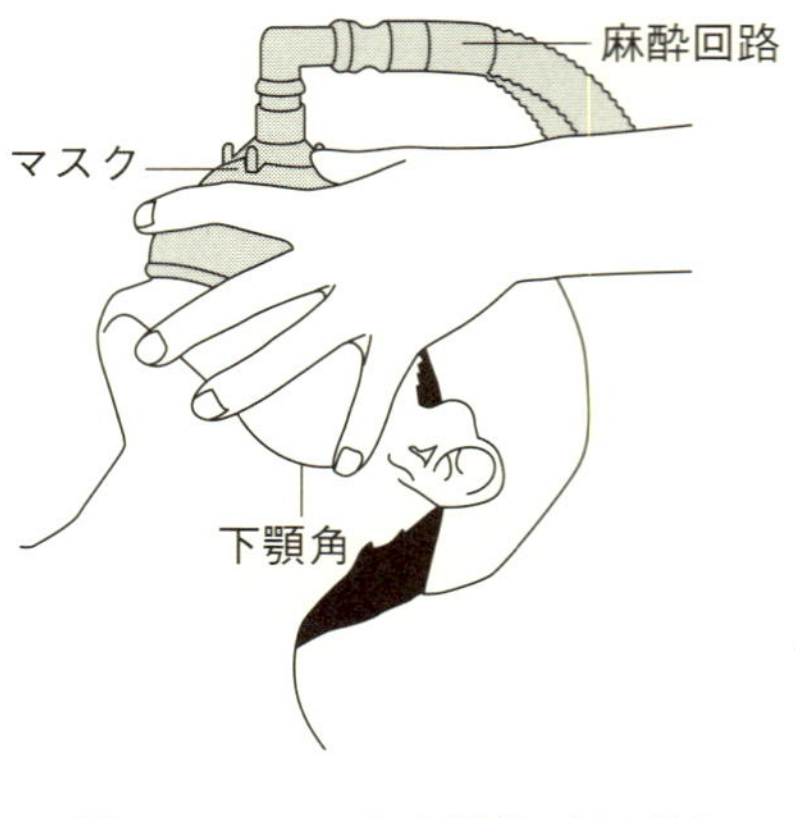

図2-12　マスクの保持（EC法）

の手の形から、ＥＣ法と呼ばれます。右手はバッグの加圧に使うので、麻酔科医は左手だけで下顎挙上ができるようにトレーニングします。特に小指による下顎の前方への押し出しがポイントで、医療手技の中で小指がこれほど活躍する場面はほかにないと思います。気管挿管より難しいこともあります。マスク換気中に胃内容が逆流すると、気道が閉塞し窒息する危険性があります。また胃液は強い酸なので、気管や肺に入ると重篤な呼吸不全を発症します（誤嚥性肺炎）。したがって、麻酔前は胃内容の有無に大変注意を払います。予定手術では必ず術前の一定時間を絶飲食とし、絶飲食がなされていない（full stomach）臨時手術では、マスク換気を避けた麻酔法を選択します。

b　気管挿管

最も確実な気道確保の手段で、麻酔手技の基本中の基本です。全身麻酔はもとより、心肺蘇生や救急集中治療の人工呼吸管理にも必須の手技です。喉頭鏡で気管の入り口

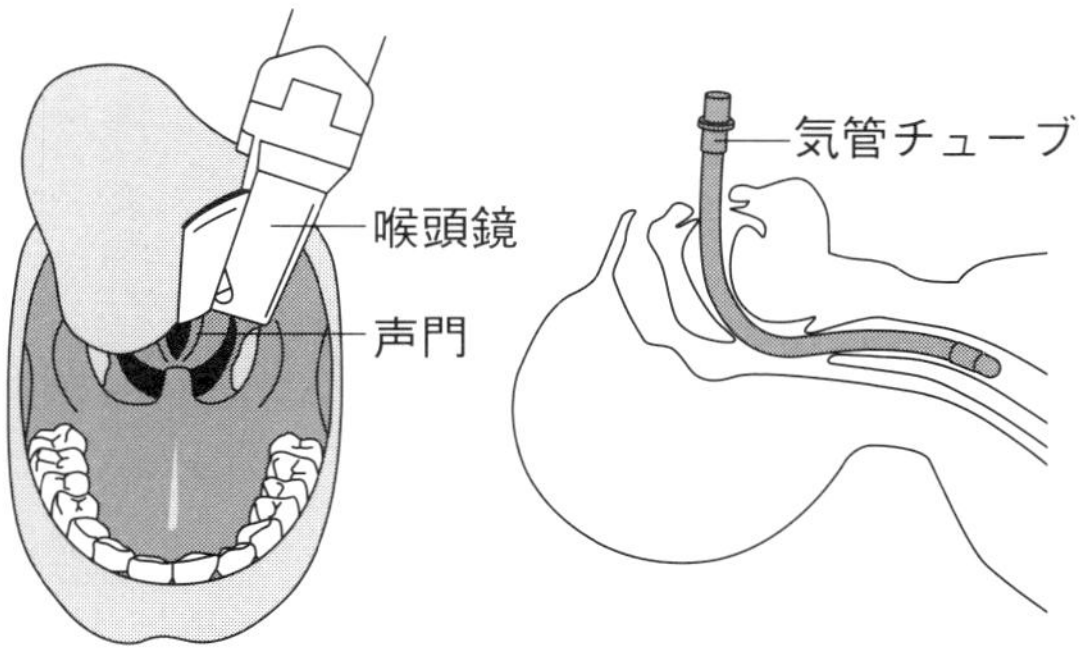

図 2-13　喉頭展開と気管挿管

（声門）を直視して（喉頭展開。図2-13左）、口または鼻から気管まで塩化ビニール製の管（気管チューブ）を挿入します（図2-13右）。気管チューブを介して、酸素や麻酔ガスを患者の肺に送り込みます。気管挿管の難易度は気道の状態によりさまざまで、時に遭遇する挿管困難は麻酔科医が最も恐れる事態です。そのため日々気管挿管技術の向上に努め、多くの挿管困難対策法を習得しています。

c　ラリンジアルマスク（図2-14）

口と鼻ではなく、声門をマスクで覆う気道確保の道具です。咽頭の奥に管が付いたマスクを盲目的に挿入します。手術中にマスク保持の必要がないので、麻酔科医の手が自由になり、ほかの行為ができることが利点です。最近は、挿管しないことのメリットから適応が急速に拡大しています。病院外での心肺蘇生時の気道確保の手段として、救急救命士の使用も認められています。気道と食道を完全に分離できないので、絶飲食がされていないときには使用できません。

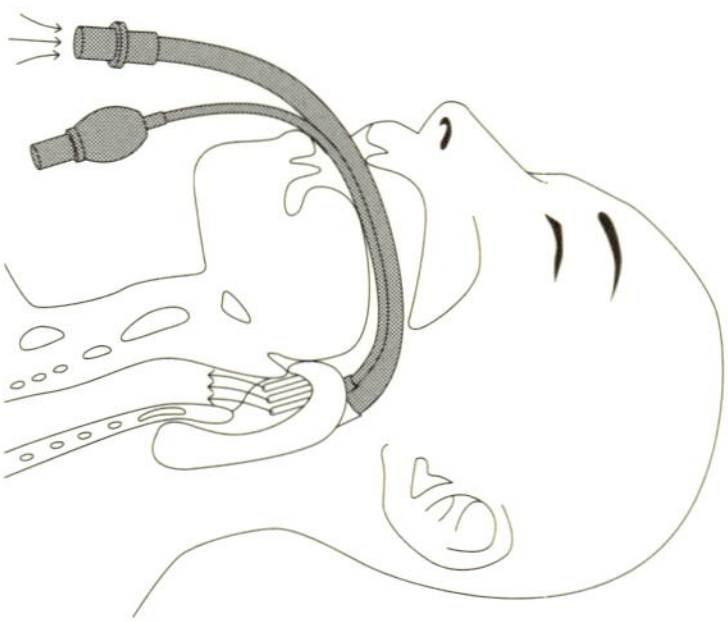

図2-14　ラリンジアルマスク

3　吸入麻酔

(1)　吸入麻酔薬の種類

吸入麻酔とは、ガス状の麻酔薬を気道を介して患者に投与する麻酔法です。吸入された麻酔薬は肺から吸収され、血液に溶解して中枢神経系（大脳、脊髄）に運ばれ、鎮痛作用や催眠作用を発揮します。体内に分布した吸入麻酔薬は、ほとんどがそのままの形で再び肺に運ばれて呼気中に排泄されます。現在日本で主に使われている吸入麻酔薬は、①亜酸化窒素、②セボフルラン、③イソフルランの三つです。

a　亜酸化窒素（N_2O）

無色のガスで、吸入すると顔の筋肉がゆるみ笑っているようにみえるので、「笑気」と呼ばれています。精神が解放され陽気な気分になり、本当に笑うこともあります。筆者も学生実習で笑気を吸入したときに、大笑いした経験があります。亜酸化窒素のみでは意識や痛みを完全に取り除くことができないため、通常はほかの麻酔薬を併用します。亜酸化窒素は覚醒が速く呼吸循環抑制がないので、汎用されてきました。しかし、大気中に排泄された亜酸化窒素は、窒素酸化物としてオゾン層を破壊するため、その使用が見直されつつあります（オゾン層破壊の原因の約一・五％が亜酸化窒素）[1]。

b　セボフルラン

常温では液体なので気化して使うため、揮発性吸入麻酔薬と呼ばれます。揮発性吸入麻酔薬の中で最も導入と覚醒が速く、使いやすい麻酔薬です。刺激臭が少ないので、意識のある患者にマスクで吸入させることもできます。注射が苦手な小児の麻酔に最適です。鎮痛作用がやや弱いのが欠点です。

c　イソフルラン

これも揮発性吸入麻酔薬です。体内での代謝率が〇・二％と低く、毒性がほとんどありません（セボフルランは約二％）。しかし気道への刺激が強く、マスクで吸入すると咳や息ごらえをして気道確保が困難になります。また、高濃度で使用すると、気道粘膜を刺激して頻脈や高血圧を起こします[2]。

（2）　吸入麻酔薬の濃度の調節

常に注意しなければならない揮発性吸入麻酔薬の副作用は、呼吸と循環の抑制です。麻酔薬の濃度上昇に伴い、呼吸が弱くなり、血圧が低下し、最後は呼吸停止、心停止になります。麻酔を深くしようとしてやみくもに濃度を上昇させると血圧が高度に低下し、逆に濃度が低すぎると手術中に患者が目覚めてしまいます。適切な麻酔薬のさじ加減で、麻酔効果と呼吸循環抑制をバランスよく調節するのが麻酔科医の技量です。この技量は、手術室以外の救急集中治療の領域でも生かされています。

(3) 揮発性麻酔薬による導入と維持

吸入麻酔薬のみで麻酔を導入すると、患者が途中で興奮状態となり（興奮期）、入眠に時間がかかります。したがって成人の全身麻酔では、静脈麻酔薬で導入して、意識消失後に吸入麻酔薬を投与するのが一般的です。しかし、セボフルランは効果発現が速く気道刺激性が低いため、導入薬として用いることができます。セボフルラン単独で導入と維持を行う麻酔法をＶＩＭＡ（Volatile Induction and Maintenance of Anesthesia）[(3)]といいます。あらかじめ麻酔回路内に高濃度のセボフルランを充填しておき、患者にマスクを密着し深呼吸させると数呼吸で意識が消失します。静脈確保が困難な場合に有用な方法です。

4　静脈麻酔

(1)　静脈麻酔薬の種類

静脈麻酔とは、静脈内に投与する麻酔薬を用いて全身麻酔を行う方法です。吸入麻酔薬と異なり直接静脈内に投与するので、作用の発現が速く、投与後すぐに患者は眠ります。

代表的な静脈麻酔薬を表2-2に示します。

a　プロポフォール

水に溶けにくいため、脂肪（ダイズ油、グリセリン、卵黄レシチン）に溶解されていて、牛乳のような外観です。代謝が速く体内に蓄積しないので覚醒が速やかで、麻酔の導入と維持の両方に使用できます。ただし鎮痛作用がなく、ほかの鎮痛法（局所麻酔、麻薬投与など）を併用しなければ麻酔が維持できません。プロポフォール

表2-2　静脈麻酔薬の比較

	プロポフォール	チアミラル	ケタミン	ミダゾラム
半減期	1～3時間	10～12時間	2～3時間	1～4時間
溶解	脂溶性	水溶性	水溶性	水溶性
血圧	低下	低下	上昇	軽度低下
呼吸	抑制	抑制	維持	抑制
鎮痛作用	なし	なし	体性痛に有効	なし
麻酔維持への使用	可	不可	可	可
覚醒	速い	速い	中等度	中等度
副作用	血管痛	喘息、組織障害	不快な夢、唾液分泌	中枢性筋弛緩作用
その他	白い液体	脳保護作用	解離性麻酔薬	フルマゼニルで拮抗健忘作用

麻酔からの覚醒は快適なことが多く、よく患者は「ああ、よく寝た！」といって目覚めます。注入時の血管痛が欠点でしたが、最近血管痛が軽減される製剤が開発されました。

b　チアミラル、チオペンタール

超短時間作用型バルビツレートに属する静脈麻酔薬で、プロポフォールが出現するまでは麻酔導入薬の主役でした。超短時間型に分類されるのは、静注後に脳内に留まっている時間が短いためで、一回投与では数分で覚醒します。しかし、脳内から排出したあとは筋肉や脂肪などに蓄積し、十時間以上かけて代謝されます。持続的に大量投与すると覚醒が遅延するので、麻酔維持には使用できません。これがプロポフォールとの大きな違いです。気管支収縮作用があるため、喘息患者に使いにくいこともしばしば問題となります。鎮痛作用はありません。

c　ケタミン

ほかの麻酔薬が中枢神経系全体を抑制するのに対して、ケタミンは大脳皮質を抑制するが大脳辺縁系を賦活し、脳の機能を分離するので、解離性麻酔薬と呼ばれます。患者は投与後に呼びかけに応じても、周囲から隔絶されたような独特の顔つきをします。体性痛に対して強い鎮痛作用を示し、体表面の手術の麻酔に有用です。最大の長所は循環抑制がないことで、ショック時の麻酔や鎮静に使用します。欠点は不快な夢をみることで、これがケタミンが普及しない理由です。ベンゾジアゼピン系鎮静薬を併用することで予防できます。

d　ミダゾラム

短時間作用性のベンゾジアゼピン系の鎮静薬で、鎮静作用のほかに抗不安作用や健忘作用がありますｏ鎮痛作用はありません。フルマゼニルという拮抗薬があるので、覚醒遅延の心配が少なく便利です。

e　麻薬

現在日本で麻酔に使われている麻薬は、短時間作用性のフェンタニルです。モルヒネの約五十倍の鎮痛効果をもつ強力な麻薬性鎮痛薬で、循環抑制が少なく、心疾患を有する患者の麻酔に有用です。中枢性呼吸抑制が、最も注意すべき副作用です。

(2)　全静脈麻酔

その名のとおり、吸入麻酔薬を使わずに静脈麻酔薬のみで行う麻酔法（Total Intravenous Anesthesia：TIVA）で、鎮静薬と鎮痛薬を組み合わせます。鎮静薬としてプロポフォール、鎮痛薬としてフェンタニルを使用することが多く、筋弛緩が必要な手術ではベクロニウムを投与します。麻酔器が必要ないので、災害地や戦場など病院外での全身麻酔が可能です。大気汚染の心配もありません。麻酔深度の評価（患者が本当に眠っているのか）が難しく、ちょっととっつきにくい麻酔法でしたが、最近簡単に使用できる脳波分析装置が開発され、眠りの深さの判定ができるようになり、ＴＩＶＡも行いやすくなりました。

5　バランス麻酔

全身麻酔の要素は、意識消失、鎮痛、筋弛緩、反射の抑制です。麻酔の黎明期は、一つの麻酔薬でこの条件をすべて満たそうとする努力がなされましたが、これには限界があります。なぜなら、麻酔薬の効果が各要素に対して等しく発揮されないからです。例えばセボフルランは、一％以下の低濃度で意識消失を達成しますが、筋弛緩を得るには高濃度が必要で、血圧低下や覚醒遅延を招くことになります。

現在は、複数の麻酔薬で麻酔の諸要素を効率よく達成する、バランス麻酔が主流になっています。バランス麻酔での麻酔薬や麻酔法の組み合わせは、患者の状態、手術の種類、麻酔科医の得手不得手などにより種々のものが選択されます。ここでは、代表的な組み合わせを紹介します。

①　静脈麻酔薬の組み合わせ―先に述べた全静脈麻酔がこれにあたります。鎮静薬にプロポフォ

ールやミダゾラムが、鎮痛薬にフェンタニルやケタミンが使われます。

②　吸入麻酔薬＋静脈麻酔薬─吸入麻酔薬だけでは鎮痛効果が不充分なときに、鎮痛作用が強い静脈麻酔薬（主にフェンタニル）を併用します。

③　局所麻酔法＋全身麻酔薬─鎮痛を局所麻酔で、催眠を全身麻酔で行う方法です。開胸術や開腹術での硬膜外麻酔と全身麻酔の組み合わせは、筆者の施設では古くからのスタンダードです。全身麻酔薬としては、低濃度の吸入麻酔薬やプロポフォールが選択されます。

④　ニューロレプト麻酔（Neuroleptanesthesia：NLA）─ドロペリドール、フェンタニル、亜酸化窒素で行う麻酔法です。ミダゾラムやプロポフォールなど短時間作用性の麻酔薬の出現で、施行頻度は減少しました。ドロペリドールは、強力な制吐薬です。

6　モニタリング

ほとんどの麻酔薬、麻酔法は、呼吸と循環を抑制します。さらに手術中は、臓器の操作や出血などにより、呼吸循環状態が時々刻々変化します。意識のある患者は身体の変化を症状として訴えますが、全身麻酔中はそれができません。したがって、麻酔科医は何らかの手段で眠っている患者から情報を引き出し、安全を確保しなければなりません。モニタリングとは、患者情報を持続的に監視して、危険を事前に察知する手段です。

表2-3　麻酔中のモニタリング

1．呼吸
　1）酸素濃度計：吸入酸素濃度
　2）パルスオキシメータ：動脈血酸素飽和度
　3）カプノメータ：呼気二酸化炭素分圧
　4）気道内圧計
　5）動脈血ガス分析：動脈血酸素分圧，二酸化炭素分圧，pH

2．循環
　1）心電図：心拍数，不整脈，心筋虚血
　2）血圧（非観血的，観血的）
　3）中心静脈圧
　4）肺動脈カテーテル：肺動脈圧，肺動脈楔入圧，心拍出量
　5）経食道心エコー：心収縮力，左室容積，心臓の解剖異常

3．中枢神経
　A．虚血のモニタリング
　1）誘発電位（体性，聴力，運動）
　2）脳圧測定
　3）近赤外線スペクトロスコピー：脳局所組織酸素飽和度
　4）内頸静脈酸素飽和度
　5）経頭蓋ドプラー法：脳血流
　B．麻酔深度のモニタリング
　1）Bispectral Index（BISモニター）
　2）聴性誘発電位

4．体温

5．筋弛緩

臨床医の五感は重要なモニタリング法ですが、客観性がありません。これを補うため、臨床では種々のモニター機器が駆使されています。日本麻酔科学会は、一九九三年に「安全な麻酔のためのモニター指針」を提唱しています（www.anesth.or.jp）。麻酔器の安全機構とモニタリング法の進歩が麻酔の安全性を格段に向上させたのは疑いありません。

現在使われているモニター機器を表2-3に示します。

(1) 呼吸のモニター

① パルスオキシメーター―指先に装着したセンサーで、動脈血中のヘモグロビン酸素飽和度を連続的に測定します。肺の酸素化の状態が非侵襲的に評価できます。麻酔事故で最も多い低酸素血症を早期発見できる非常に有用なモニターです。

② カプノメーター―挿管チューブの先端に装着したセンサーで、呼気の二酸化炭素分圧を持続的に測定します。肺の換気の状態が非侵襲的に評価できます。気道閉塞や麻酔回路のはずれの早期発見に大変有用です。

(2) 循環のモニター

① 心電図―すべての麻酔で、心電図はモニタリングされます。心拍数、不整脈、心筋虚血が監

視できます。

②　血圧—循環の目的は組織への酸素の運搬であり、血圧を適正に保つことで酸素供給が維持されるので、血圧測定は循環モニターの基本です。通常の手術では、オシロメトリック法を利用した自動血圧計を使用します。開心術、開胸術などの大手術や、重篤な合併症を有する患者の手術では、動脈内にカテーテルを留置して血圧を連続測定します（観血的血圧測定）。

③　中心静脈圧（ＣＶＰ）—心機能や肺循環が正常なら、ＣＶＰは循環血液量を反映します。出血などにより循環血液量が大きく変動する手術では、中心静脈カテーテルを留置してＣＶＰをモニタリングします。

④　肺動脈カテーテル—中心静脈圧、肺動脈圧、肺動脈楔入圧、心拍出量、混合静脈圧酸素飽和度など、多くの循環系の情報が得られます。しかしその留置は侵襲的で、予後を改善するという証拠はまだ報告されていないので、適応は慎重に判断しなければなりません。

⑤　経食道心エコー—食道内に超音波の発信器を挿入して、心臓の解剖学的情報と機能情報を連続的にモニタリングします。画像情報なので圧測定に比べ直接的で、より正確に心臓の動きや大きさ（循環血液量）を評価できます。心臓血管手術の麻酔では、経食道心エコーは必須のモニターです。

(3) 中枢神経のモニター(4)

麻酔時の中枢神経系モニターの目的は、脳神経障害（虚血）の検出と麻酔深度の判定の二つです。

a 脳虚血のモニタリング

① 近赤外線スペクトロスコピー―前頭部に装着したセンサーから近赤外線を脳内に侵入させ、脳組織酸素飽和度を非侵襲的に連続測定します。

② 内頸静脈酸素飽和度―内頸静脈にオキシメータを備えたカテーテルを留置して、先端の血液の酸素飽和度を測定します。脳の酸素消費量と血流のバランスが把握できます。

③ 経頭蓋ドプラー法―外部より頭蓋内へ超音波を侵入させ、脳血管血流速度を非侵襲的に測定します。

b 麻酔深度のモニタリング(5)

① Bispectral Index（BIS）―脳波の周波数・振幅・位相を分析して、単一の指標で眠りの深さを表示します。ＢＩＳ値は揮発性吸入麻酔薬やプロポフォールによる催眠深度をよく反映します。

② 聴性誘発電位―音を聞いたときに発生する電位を頭皮上から検出するもので、電位が小さく

加算に時間がかかり、麻酔時のモニターには不向きでした。最近少ない加算で催眠深度を数値としてオンラインで表示するモニターが海外で商品化され、日本でも発売予定です。

（4）体温モニター

術中の低体温は、末梢循環不全、心筋虚血、覚醒遅延、覚醒時の不快感、感染増加などの悪影響を起こします。また、心臓血管手術では体温測定が必須です。術中の体温測定部位は、食道温、直腸温、膀胱温、鼓膜温、深部温、血液温などがあります。

（5）筋弛緩モニター

筋弛緩薬の作用遷延は、術後の重大な合併症を招くおそれがあります。神経を刺激して筋肉の収縮力を測定することで、客観的に筋弛緩薬の効果を判定できます。

■文献

（1）後藤隆久、森田茂穂『亜酸化窒素は必要か』「臨床麻酔」二一、四二〇—四二六、一九九七。

（2）林　路子、中山雅康、中林賢一、山本修司、一瀬廣道、並木昭義『高濃度イソフルラン吸入時のＢＩＳの変化』「臨床麻酔」二五、九五九―九六二、二〇〇一。
（3）上農喜朗「ＶＩＭＡの理論と実際」『Anet』七、二一―二九、二〇〇三。
（4）中山雅康『臨床モニター機器の知識と使い方』真興交易(株)医書出版部、東京、二〇〇三。
（5）中山雅康、並木昭義「意識のモニタリング」『Anesthesia 21 Century』五、三八―四三、二〇〇三。

札幌医科大学医学部麻酔科　中山　雅康
並木　昭義

第Ⅲ章　主な疾患別の麻酔法

一　脳神経外科の麻酔

脳神経外科とは、どのような科なのでしょうか。英語では、neurosurgery（neurological surgery）と呼ばれ、そのまま日本語に訳すと「神経外科」となります。神経は、脳だけでなく、そこから続く脊髄（脳と脊髄を中枢神経といいます）や、さらに枝分かれし全身に隈なく行きわたる細かい神経（末梢神経）から構成されています。したがって、脳神経外科とは、中枢神経と末梢神経およびそれらに関連した疾患を専門に扱う科ということになります。ただし、現在日本では、脊髄および末梢神経の疾患は整形外科で扱うことが多いので、ここでは主に、脳（および頭部）疾患の麻酔について話を進めていきたいと思います。

1　脳神経外科で扱う主な疾患と麻酔

脳神経外科で扱う主な疾患は、くも膜下出血、脳出血などの脳血管障害、脳腫瘍、頭部外傷、水頭症などが代表的ですが、そのほかに奇形、脳膿瘍、疼痛、顔面痙攣、脊髄疾患などがあります。次に、このような疾患に対して手術が必要になったとき、どのような麻酔法が選択されるのかについて述べます。鎮痛という観点から考えると、実は脳自体には痛みを感じるセンサー（痛覚受容器）がないので、局所麻酔で手術を行うことは可能なのです。しかし、長時間同じ姿勢で動かずにいなければならないこと（不動化）や精神的苦痛があること、また、開頭手術（頭蓋骨を比較的大きく開ける手術）の場合には呼吸の調節が必要になることが多いので、一般的には気管挿管による全身麻酔が選択されます。短時間の手術や手術中に治療効果をみるため患者の意識を残しておくような特殊な手術の場合には、局所麻酔が選択されます。

2　脳の解剖と生理

脳神経外科の麻酔を理解する上でとても重要な脳の解剖と生理について説明します（図3-1）。脳は頭蓋骨で囲まれた限られた空間（頭蓋内腔）の中にあり、脳脊髄液という液体の中に浮かんでいます。頭蓋内腔の体積はほぼ一八〇〇㎖と考えられ、その約八〇％を脳実質が、一〇％を血液が、残りの一〇％弱を脳脊髄液が占めています。生理的な状況下では、これらの三つの要素が互いに均衡を保ち、頭蓋内腔の圧（頭蓋内圧）をほぼ一定に保っています。脳に続く脊髄は、脊柱管という骨の空間に囲まれ、脳脊髄液の中に浮かんでいます。

脳は代謝（活動性）の高い臓器であるため、多くのエネルギーを必要とします。脳のエネルギー源はブドウ糖で、効率よくエネルギーを産生するには多くの酸素が必要です。脳重量は約一四〇〇ｇで体重の約二％程度ですが、酸素消費量は全身の約二〇％を占めています。脳への酸素の供給は血液からなされ、脳血流量（脳への血流量）は約七〇〇㎖／分で、心臓から拍出される血液量の約一五％を占めています。脳の血液循環が完全に止まってしまうと、約十秒ほどで酸素が消費され、数分で不可逆的変化を起こします。これらのことから、脳は酸素を常に血液から供給される必要があり、低酸素に弱い臓器であることがわかります。これとは対称的に、例えば下肢は虚血（血液が組織に足りない状態）に強く、約六十〜九十分間血流を止めても不可逆的変化を起こしません。そのため、出血を少なくし、手術操作をしやすくする目的で、下肢の付け根のところを強く縛りながら手術することもあります（ターニケット法）。

脳血流量はさまざまな因子により調節されています。脳の活動が上昇すると、代謝が亢進し酸素需要が高まり脳血流量が増加します。逆に、脳の活動が低下すると、脳血流量は低下します。これを代謝性因子といいます。呼吸によっても脳血流は調節されています。換気量が多くなれば、血液

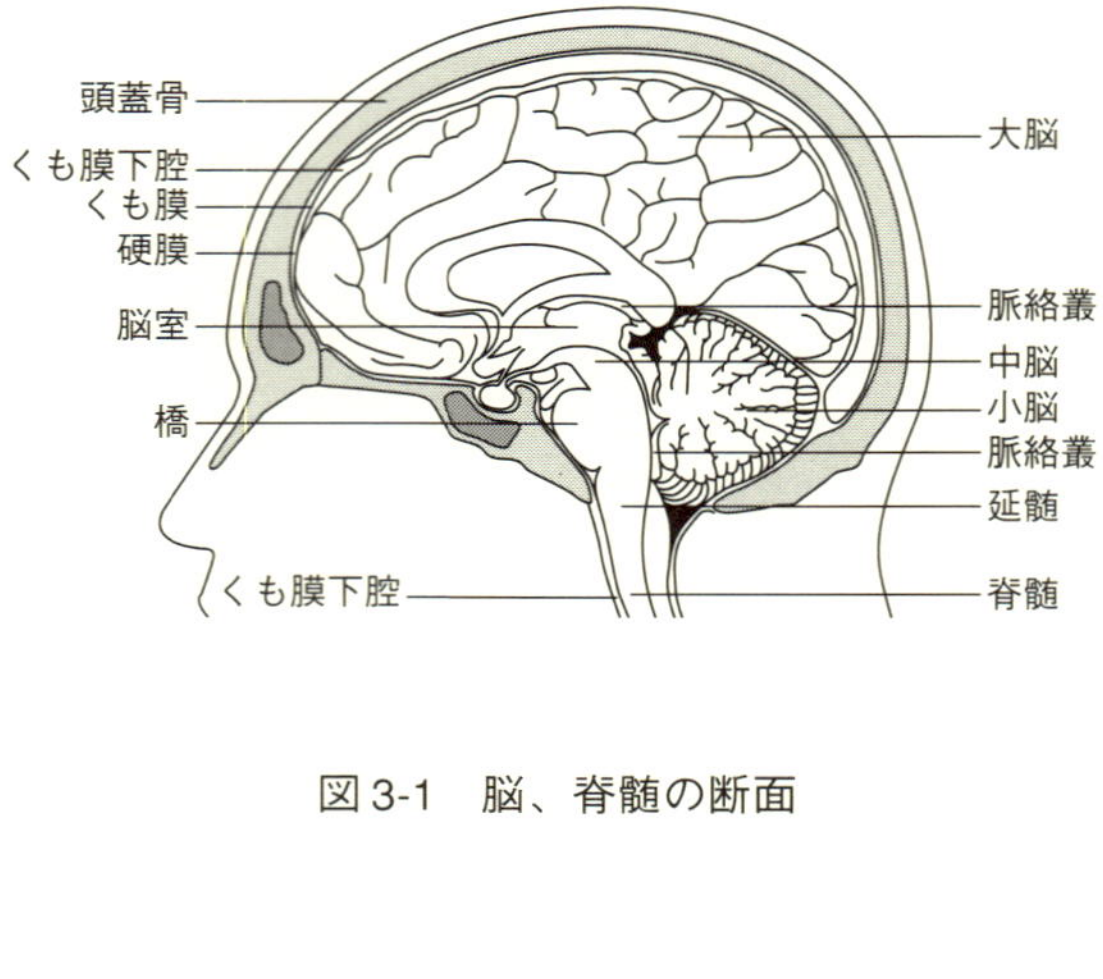

図3-1　脳、脊髄の断面

中の二酸化炭素が肺から身体の外に多く排出され、二酸化炭素分圧が低下し、脳血管は収縮し脳血流量は低下します。過換気症候群のときに失神するのは、体内の二酸化炭素分圧（正常値三五～四五mmHg）が低下して脳血流量が低下するためとされています。逆に換気量が少なくなれば脳血流量は増加します。また、極端な低酸素血症では、脳血管が拡張し脳血流量は増加します。脳血流量は血圧によっても調節を受けています。通常の血圧の範囲内（平均血圧(注)五〇～一五〇mmHgの間）では血管径が変化し、脳血流量を一定に保つように働いています（脳血流自動調節能）。血圧が高いときには血管は収縮し、低いときには拡張します。ただし、自動調節が働く範囲を逸脱した低血圧や高血圧時には、脳血流量は一定に保たれず、前者の場合には低下し、後者の場合には増加します。

脳内には四つの脳室があり、脳脊髄液は主として脳室内の脈絡叢で産生されます。脳および脊髄の周囲を満たし、静脈から吸収されます。一日に産生され吸収される脳脊髄液は五〇〇mℓとされ、頭蓋内腔には通常一〇〇～一五〇mℓ存在します。脳脊髄液過剰産生、吸収障害、循環路閉塞により脳室内に過剰に脳脊髄液が貯留した状態を水頭症といいます。

3　脳神経外科の麻酔

(1)　脳神経外科麻酔のポイント

脳神経外科の麻酔のポイントは、脳保護と頭蓋内圧のコントロールです。

a　脳保護

脳保護とはどういうことでしょうか。前述したとおり、脳は低酸素に弱い臓器です。手術操作上、一時的に脳を圧迫したり、血流を遮断したりして、脳は低酸素状態にさらされることがあります。しかし、脳の代謝を低下させて酸素需要を低下させていれば、軽度の低酸素状態であれば耐えうるのです。脳代謝を低下させるには麻酔薬と体温管理によるアプローチがあります。

脳代謝を低下させる麻酔薬には、静脈麻酔薬（チオペンタール、プロポフォール）と揮発性（ガス）麻酔薬（イソフルラン、セボフルラン）があります。静脈麻酔薬は脳代謝と脳血流量をともに低下させ、揮発性麻酔薬は脳代謝を下げ脳血流量を増加させるという特徴をもちます。

体温（脳温）を下げると、脳代謝は低下します。一℃下げるごとに、脳代謝は七％低下します。三四℃程度の軽度低体温が一般的に用いられます。しかし、不整脈や末梢循環障害などの合併症があるので、その使用は限られています。

脳血流自動調節が働く範囲を逸脱した低血圧は脳虚血を招くので、過度の低血圧は避けなければなりません。また、血糖が高い（高血糖）状態で虚血になると神経障害が増大するので、血糖のコントロールも脳保護の観点から必要です。

b　頭蓋内圧のコントロール

頭蓋内圧が上昇している症例では、頭蓋内圧のコントロールが必要になります。頭蓋内圧が高いと、硬膜（脳を包む膜）を切開する際に脳を傷つけたり、血圧が急激に下がったり、脳組織が腫大してきて手術操作が困難になったりします。頭蓋内は脳実質、血液、脳脊髄液の三つの構成要素からなり、何らかの原因で構成要素が増大したり、頭蓋内を占拠する病変（腫瘍、血腫など）があると、頭蓋内圧は亢進します。頭蓋内圧が亢進しているときには、三つの構成要素の容量を安全な範囲で減らし頭蓋内圧を下げます。

脳容量を減らすにはマンニトール、グリセオールといった（高浸透圧性）利尿剤を使用し、水分を脳から除きます。ステロイド剤は脳腫瘍による脳の腫れを軽減します。

脳血流量を減らすにはどうしたらいいのでしょうか。ここで注意しなければならないのは、過度の脳血流量の低下は脳虚血、低酸素脳症を招くということです。安全な範囲で脳血流量を低下させます。過換気にし（換気量を増やし）、低酸素症を避けます。そのためには人工呼吸による調節呼吸（呼吸調整）が必要となります。麻酔薬としては静脈麻酔薬が脳血流量を減少させる効果があります。脳血流自動調節が働く範囲を逸脱した高血圧は脳血流増加を招くので、過度の高血圧は避けなければなりません。

脳脊髄液を減らすには細い管を挿入し脳脊髄液を吸引します（脳脊髄液ドレナージ術）。管を入れる経路は二種類あり、一つは脳の表面から脳室内に到達する経路で、もう一つは皮膚から腰椎のくも膜下腔に到達する経路です。どちらも侵襲的であり、感染などの合併症があるため、その使用には制限があります。

(2) 実際の麻酔法

では、実際の麻酔方法を、脳神経外科手術のうち頻度の高いくも膜下出血を例に説明していきたいと思います。くも膜下出血は大部分が脳動脈瘤の破裂により起こる疾患です。脳動脈瘤とは動脈が瘤状に拡大した部分のことをいい、脳の比較的太い動脈の分岐部にできます。この動脈瘤が破裂し、くも膜下腔に出血します。突然の頭痛で発症し、悪心、嘔吐、意識障害を伴うことがあります。再出血による死亡率が非常に高いので、診断がつき次第早急に手術を行う必要があります。

くも膜下出血では、くも膜下腔に血腫があり頭蓋内圧が亢進していることが多く、頭蓋内圧のコントロールが必要となります。比較的長時間の手術であり、顕微鏡を使用する細かい手術なので不動化も必要になります。これらの理由から、気管挿管による全身麻酔が選択されます。
まず全身麻酔中の呼吸管理のため気管挿管をします。気管挿管操作は刺激が強く、血圧が上がってしまうと再出血の原因になるので、麻酔を深くし慎重に行う必要があります。静脈麻酔薬のチオペンタールもしくはプロポフォールと筋弛緩薬を用いますが、血圧上昇を抑えるために麻薬（フェンタニルなど）を併用することもあります。

麻酔の維持は、最近では脳代謝と脳血流量をともに低下させる作用をもつプロポフォールによる静脈麻酔で行うのが主流になりつつありますが、頭蓋内圧があまり亢進していない場合には少量の揮発性吸入麻酔薬も使用されます。

循環動態の変動を早期にとらえるために上肢または下肢末梢の動脈にカテーテルを挿入し、リアルタイムに血圧を測定します。そのカテーテルから頻回に動脈血採血ができ、酸素および二酸化炭素濃度を測定し、それを指標に換気量の調節をします。

手術は頭部の皮膚切開から始まります。皮膚に続き、皮下組織、筋組織を切開します。骨膜が露出されると、開頭操作に入ります。ドリルにより骨を切離すると、硬膜が現れます。このときまでに人工呼吸により過換気にし、高浸透圧性利尿剤であるマンニトールを使用し、頭蓋内圧をコントロールしておきます。硬膜を切開する際に頭蓋内圧が高いと、脳を傷つけたり、血圧が急激に下がったり、脳組織が腫大してきて手術操作が困難になったりします。脳脊髄液ドレナージ術、低体温療法は必要に応じてなされます。硬膜を切開し、脳動脈瘤を同定し、瘤茎部にクリップをかけます。クリップをかけ終わったら止血確認をし、閉創に入ります。徐々に過換気を解除していきます。

手術終了後に可能であれば麻酔から覚醒させます（全身状態などが不安定な場合には、むりに覚醒させません）。いきみや咳、血圧上昇をなるべく避け、速やかに覚醒させ、抜管する必要があります。また、手術室を出る前に、神経学的検査ができるように充分覚醒させる必要もあります。術後はＩＣＵ（集中治療室）で厳密に管理します。

以上が脳神経外科の麻酔の一例です。脳神経外科の麻酔は、脳神経がもつ解剖学的、生理学的特徴ゆえに、特殊な麻酔管理が必要とされます。しかし、同じ脳神経外科でも疾患はさまざまです。それぞれの病態にあった麻酔管理法が必要です。

（注）平均血圧（mmHg）＝最低血圧（mmHg）＋（最高血圧－最低血圧）/3（mmHg）。例えば120/60mmHgであれば、平均血圧（mmHg）＝60＋（120－60）/3＝80（mmHg）

日本大学医学部麻酔科　久保田　直人

二　耳鼻咽喉科、口腔外科の麻酔

1　耳鼻咽喉科の手術の麻酔

(1)　耳鼻咽喉科で行われる手術

a　局所麻酔で行われる手術

局所麻酔とは、手術する場所に局所麻酔薬を注射して手術の痛みをとる麻酔をいいます。耳鼻咽喉科で行われる手術のうち局所麻酔で行われるものを以下にあげます。

①　副鼻腔炎（いわゆる蓄膿症）の手術
②　気管切開術（呼吸がしやすいように気管に穴をあける）
③　鼻茸の手術
④　扁桃腺、アデノイドの手術

しかしながら、これらの手術は大人であれば局所麻酔で充分行えますが、小さな子どもの場合にはそうはいきません。当然のことながら局所麻酔で行うのは無理ですので、全身麻酔で行うことになります。ただし、大人であっても手術に対する恐怖感が強い場合には全身麻酔で行われることもありますので、不安の強い方は一度耳鼻咽喉科の医師に相談してみるのがよいと思います。

b　全身麻酔で行われる手術

全身麻酔を行い、眠っているうちに手術を行います。

① 鼻、顔面の手術─上顎癌、声帯ポリープ、顔面の骨の骨折、気管異物、食道異物、耳下腺の手術など。

② 耳の手術─鼓室形成術（中耳炎などのため鼓膜、鼓膜の奥の中耳が炎症のため障害されている場合に、手術的に鼓膜、鼓室を作り直す手術）、鼓膜チュービング（中耳にたまった膿が排泄されるように鼓膜に小さなチューブを挿入する手術で、主に小児に行われます）。

③ 口腔内の手術─舌癌、咽頭癌の手術など。

④ 頸部の手術─喉頭癌・甲状腺・顎下腺の手術、頸部リンパ節郭清術など。

(2)　どのようにして全身麻酔を行うか

手術する場所が鼻、耳、喉であるため、通常の全身麻酔と少し麻酔の方法が異なってくる場合があります。すでに解説されているように、全身麻酔の場合には気管挿管を行って全身麻酔を維持します。耳鼻咽喉科の手術では、手術する場所によって気管挿管をどこから行うかが異なってきます。気管挿管は口、鼻、気管切開した孔より行う場合の三通りがあります。どのような手術でどの気管挿管を選択するかは施設により多少異なってくるとは思いますが、当施設での基準を示します。

a　口から気管挿管を行う手術

①扁桃摘出術、②鼻の手術、③片方の頸部リンパ節郭清術、④甲状腺の手術、⑤顎下腺の手術、⑥鼓室形成術、⑦鼓膜チューービング、⑧耳下腺の手術、⑨顔面の骨の骨折など、⑩声帯ポリープの手術

b　鼻から気管挿管を行う手術

口腔内の腫瘍の切除術など、口の中の手術（口の中に気管チューブがあると邪魔になる手術）。施設によっては扁桃摘出術。

c　気管切開した孔から気管挿管を行う手術

鼻、口から気管挿管していると気管チューブが邪魔になり手術が行いにくくなる場合と、顔面、口、頸部の大きな手術で、気管切開をしておかないと手術後に血液、分泌物、口腔内、上咽頭、喉頭の浮腫（はれること）などが原因となり、呼吸困難をきたす可能性が高い手術では、この方法が選択されます。

①両側の頸部リンパ節郭清術、②上顎癌、舌癌に対する根治手術（上顎全摘術、舌半切術、舌全摘術）、喉頭全摘術、③下顎全摘術、などがあげられます。

(3) 手術する場所による麻酔法の説明

代表的な疾患をあげて麻酔方法を説明していきます。

a　耳下腺の手術、鼓室形成術、鼓膜チュービング、甲状腺の手術、顎下腺の手術など

手術がしやすいように、耳下腺、鼓室形成術などの手術では手術側の反対側に首を向けます。また甲状腺や顎下腺の手術では、肩の下に枕を入れて頭を後ろにそらせて、頸部が伸展（のばされること）された状態にします。

もしも慢性関節リウマチがあったり（後頭骨と第1頸椎の亜脱臼が認められる場合があります）、頸椎椎間板ヘルニアなどがあり首の運動によって頸部や手に痛みやしびれが出現するような方は、あらかじめ手術を担当する耳鼻咽喉科医、麻酔科医にその旨伝えておいたほうがよいでしょう。

通常の全身麻酔（気管挿管による全身麻酔）で行われます。手術が終了し覚醒すれば、この気管内チューブは抜いてしまいます。

b　扁桃摘出術の麻酔

口から気管挿管したあと、手術が行いやすいように常時口を開けておくための開口器という器具（図3-2）を装着します。気管チューブはこの開口器に固定できる場合もありますし、麻酔科医が

手で保持する場合もあります。施設によっては気管チューブの固定の方法は異なります。また、前述のように、術者によっては口からの気管挿管ではなく、鼻からの気管挿管を希望する場合があります。

c　喉頭癌の手術（喉頭全摘術）

喉頭をすべて摘出してしまうわけですから、手術が終わったあとは気管切開口から呼吸するようにしなければなりません。

まず、局所麻酔で気管切開を行って、この孔から気管の中に気管内チューブを挿入したあとに全身麻酔を行う場合と、全身麻酔で口から気管挿管したあと、手術を開始し、喉頭をすべてとってしまったあとに開いている気管口に挿管し直す場合の二通りの方法があります。いずれの方法も手術

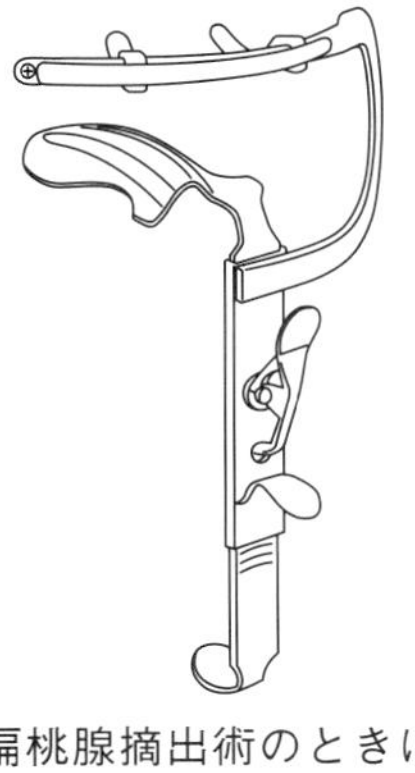

a　扁桃腺摘出術のときに使う開口器

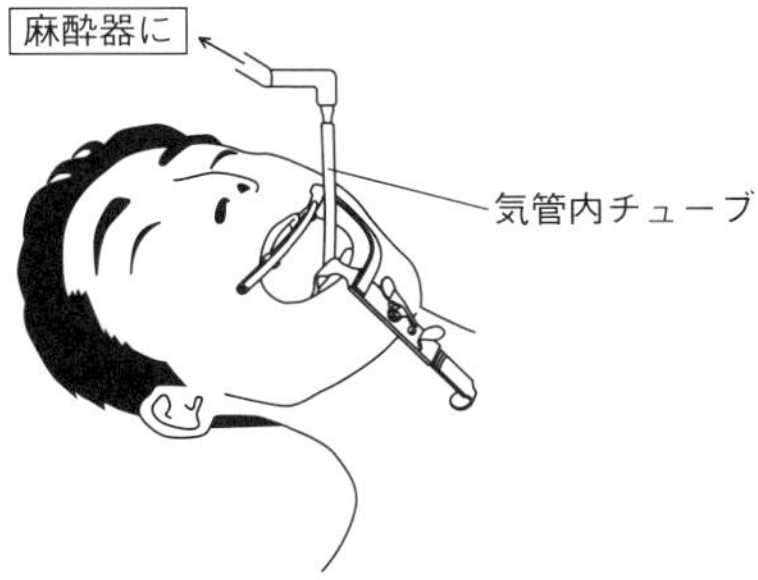

b　開口器を装着したとき

図 3-2　扁桃摘出術麻酔時に用いる麻酔用器具

のあとは声を出す器官である声帯を含む喉頭すべてがなくなるため、声は出せなくなります。手術が終了したら、気管切開してある孔から気管カニューレ（図3-3）を気管に挿入します。この気管カニューレについている孔を介して呼吸することができます。

d　舌癌

かなり広範囲に舌を切除してしまう場合や、舌と一緒に下顎骨も一部切除するような大きな手術の場合には、手術後に周囲の組織が腫れてしまいます。このような状況で手術が終わったからといって気管内チューブを抜いてしまうと、呼吸

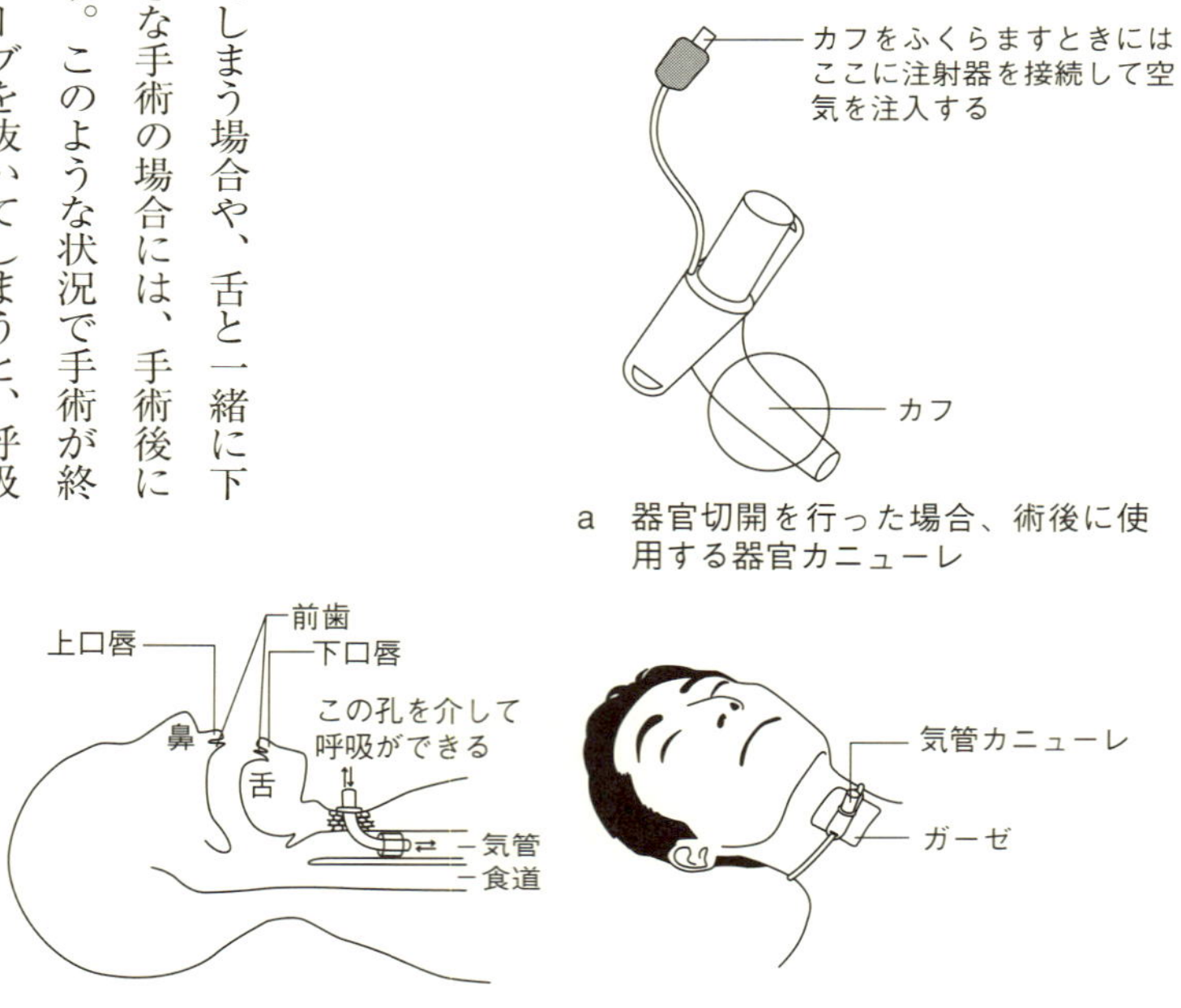

a　器官切開を行った場合、術後に使用する器官カニューレ

b　気管カニューレを挿入したときの頸部の断面図

c　実際に気管カニューレを装着したとき

図3-3　気管カニューレ

困難が出現する可能性が高くなります。また、口の中の傷からの出血が喉に流れていって気管の中に入ってしまうと窒息するという危険性も出てきます。

このような合併症による影響を未然に防ぐために、手術する前に気管切開を行い、この孔から気管チューブを気管内に挿入してから全身麻酔を行う場合もあれば、経鼻挿管をしたのち手術を行い、手術が終了してから気管切開を行い、この孔から呼吸するための気管カニューレを入れる場合もあります。どちらを選択するかは耳鼻咽喉科の医師の考え方により異なります。

e　上顎癌

上顎骨を切除してしまう場合には、周囲組織が腫れてしまうこと、手術後の出血が少しずつ気管に流れ込んでいって呼吸困難、窒息などが起こる可能性があるため、あらかじめ気管切開を行い、この孔から気管チューブを気管内に挿入してから全身麻酔を行います。手術が終了してからも気管切開を行い、この孔から呼吸するための気管カニューレを入れておきます。出血や腫れがおさまれば、気管切開孔を閉鎖して、通常の口からの呼吸を始めることができます。

f　声帯ポリープ

耳鼻咽喉科医が喉頭鏡を口から挿入して、顕微鏡を見ながら手術を行います。二つの麻酔法があります。

【通常の気管挿管による全身麻酔】

口から気管挿管したのち、前述のように耳鼻咽喉科医師が喉頭鏡を挿入して手術を行います。太い気管内チューブを挿管すると声帯が見にくくなり手術がしづらくなるので、少し細めの気管内チューブを挿管します。

最近はレーザーを使用した手術が行われますが、この場合、通常の気管内チューブを使用して、万が一レーザー光が気管内チューブにあたると気管内チューブに穴があいてしまいます。穴が開くだけでなく通常は三三〜五〇％の濃度の酸素、場合によってはもっと高濃度の酸素が気管内チューブの中を流れていますので、爆発とまではいかなくても、発火、燃焼することがあります。そうすると、気道の熱傷（火傷）を起こし大変なことになります。それを防ぐために、レーザーを手術で使用する場合には、レーザーが当たっても穴があかない特殊な素材できている気管内チューブを用います。

【鎮静薬と鎮痛薬を併用した鎮痛法】

麻酔科専門用語ではニューロレプト鎮痛法といいますが、簡単にいえば、鎮静薬で鎮静させて鎮痛薬で痛みをとる鎮痛法です。この方法では完全には眠りません。手術の途中で患者に声を出してもらい、手術をどの程度でやめるかを術者が判断します。最近は当施設でもこの方法はほとんど行われなくなりました。前述の全身麻酔のほうが患者にとっては楽ですし、麻酔科医にとってもストレスは少ないと思います。

2　口腔外科の手術の麻酔

口腔外科で行われる手術は、耳鼻咽喉科の手術と重複する場合があります。口腔外科で行われる手術を以下にあげます。

①　顎の骨の病気―良性腫瘍や悪性腫瘍
②　口腔、口唇、顎、顔面の発育異常や変形―例えば、顎の異常であれば上顎前、下顎前突（いわゆる受け口）など。
③　口腔内の腫瘍―舌癌、歯肉癌などの悪性腫瘍や良性腫瘍
④　唾液腺疾患―唾液腺の腫瘍、唾石症など
⑤　顎関節疾患―顎関節症、顎関節部腫瘍など、顎の異常など
⑥　抜歯――智歯を含む
⑦　口蓋裂

（1）局所麻酔で行われる手術

簡単な抜歯、智歯の抜歯であれば局所麻酔で手術は可能です。ただし、抜歯に対し強い恐怖感をもっている患者や、心身障害者の場合には、簡単な抜歯はもちろんのこと通常の歯科治療も局所麻酔で行うことは不可能ですので、局所麻酔に亜酸化窒素（いわゆる笑気ガス）または鎮静薬、静脈麻酔薬を用いた精神鎮静法を併用するか、全身麻酔により行います。

精神鎮静法を行っている間は、心電図、心拍数、血圧、動脈血中の酸素の量（パルスオキシメータという器械を使い簡単に持続的に測定できます）などをモニターします。

a　笑気吸入鎮静法

鼻マスクという鼻に装着するマスク（図3-4）で笑気ガスと酸素の混合気（笑気ガスの濃度は一五～三〇％）を吸入して鎮静する方法です。笑気ガス吸入濃度により、まぶたが重くなる、手足がしびれる、というような症状が感じられるよ

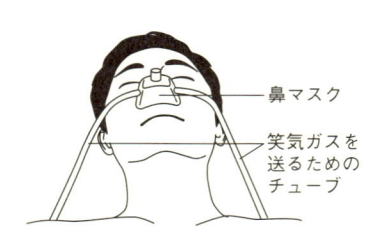

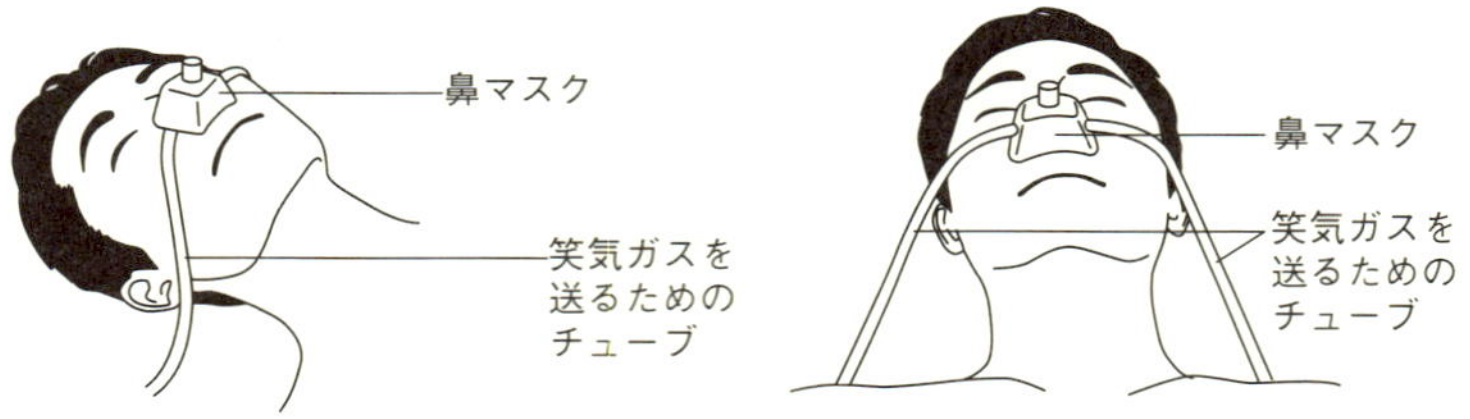

a　右斜め上方からみたところ　　b　正面上方からみたところ

図3-4　笑気鎮静法による鼻マスク

うになりますが、笑気ガスの吸入をやめれば五分ほどでこれらの症状は消失し、全くもとの状態に戻ります。

b　静脈内鎮静法

精神安定薬（ジアゼパム、ミダゾラム、フルニトラゼパム）、静脈麻酔薬（プロポフォール）を静脈内に投与して鎮静させる方法です。

(2)　全身麻酔で行われる手術

抜歯以外の処置、手術は全身麻酔で行われると考えてよいと思います。口のまわりの処置が多いため、耳鼻咽喉科の麻酔でお話しした、経鼻挿管や気管切開孔からの挿管により全身麻酔が行われる頻度が高くなります。使用する麻酔薬は通常の全身麻酔と変わりありませんので、全身麻酔の項目をお読みください。

日本大学医学部麻酔科学教室（駿河台日本大学病院）　佐伯　茂

三　肺疾患の麻酔

近年、肺癌などの増加によって、肺の手術は増加しています。しかし、一般的に、その他の手術の麻酔に比べて肺の手術の麻酔が特殊であることはあまり知られていません。そして、麻酔が高度な技術と知識と経験を必要とする診療行為である中で、特に肺の手術の麻酔が難易度の高いものであることを知る人も少ないでしょう。

1　肺手術の麻酔の特殊性

(1)　全身管理と呼吸

普段本人が意識せずとも、身体は全身のコントロールを行っています。その全身のコントロールに対して麻酔は一部抑制するため、麻酔科医がそれを補うことが必要となります。すなわち麻酔科医が代わりに全身をコントロールするわけです。全身のコントロールといっても、血圧、血液、水分、電解質、栄養分、ホルモン、体温など、すべてをあげていたらきりがありませんが、その中に「呼吸」があります。

(2)　呼吸と麻酔科医

呼吸は、身体の中に酸素を取り入れ、代わりに体内でできた二酸化炭素を外に出すものです。意識して自分で大きく吸ったり小さく吐いたり、ゆっくり、反対に速くなど、行うことも可能ですが、意識しないとき、例えば寝ているときでさえも自律神経によって行われています。しかし、しばしば手術中には、本人による呼吸を止める必要がある場合があります。そのため、麻酔科医が患者の代わりに人工的に呼吸を行い、呼吸を麻酔科医がコントロールするわけです。

(3)　呼吸と酸素の蓄え

呼吸によって得る酸素は人体にとって大変重要なものであり、その不足は脳や心臓やその他の臓器の死、そして患者の死を意味します。人は食料や飲み水がなくても数日生きていくことができるでしょう。これは、体内にある程度蓄えることができるからです。しかし、呼吸は息こらえが一般的にせいぜい一～二分しかできないことからわかるように、酸素を体内に大量に蓄えることができません。つまり酸素は、生きていくためには絶対に必要なものである上に、蓄えることができないという、非常に緊迫したものなのです。その酸素のため、呼吸は生きていく限り止めることはできません。

これは、手術中ももちろんあてはまります。麻酔中は、仮死状態に近いといっても、酸素が不要ということはありません。逆に、非生理的な状態であるために、マージンも含め、酸素を多めに投与することが多いのです。

(4)　呼吸と麻酔

麻酔中に呼吸のトラブルは比較的しばしば起こります。それは、麻酔科医がすぐに気づき対処すれば全く問題のないものがほとんどです。逆に、そのトラブルに気づかなかったり、あるいは間違った対処を行えば、深刻な結果になり、最悪、命にかかわることもあります。それは、先に述べたように、呼吸の停止が死を意味するからです。そのため、麻酔という医療行為において、呼吸の管理は大きな比重を占めています。

肺の手術は、麻酔の要ともいえる呼吸に対して手術を行うものですので、肺の手術の麻酔は、当然、高度な技術と知識と経験を必要とすることがわかるでしょう。

(5)　麻酔と呼吸管理

麻酔中に患者本人による呼吸を止め、麻酔科医による呼吸を行うとき、通常、患者の口から気管に直径十数mmのチューブを挿入します。そのチューブに人工呼吸器を接続します。息を吸うには、チューブから酸素と麻酔のガスを送り込み加圧することによって肺を膨らませます。反対に加圧をやめ、肺の中を大気圧に戻すことによって息を吐き出させます。人工呼吸はこれを繰り返します。麻酔科医は、酸素や二酸化炭素、肺の膨らみ具合、膨らみやすさを見ながら、呼吸の設定をします。

(6) 開胸と呼吸管理

通常の手術の麻酔では、呼吸のチューブは一本の管のものを使い、左右の肺を同じように呼吸させます。しかし、肺の手術となると話は違ってきます。手術中も呼吸を止めることはできないわけですから、呼吸のために肺は膨らんで動いていきます。肺は胸の中から出すわけにいきませんし、動いている肺に対しては手術ができません。そこで、手術するほうの肺の呼吸を一時的に止めます。反対の肺だけで一時的に呼吸を保たせるのです。そのためには、通常のチューブではなく、内腔が二つに分かれた特別なチューブを使い、左右の肺を別々に呼吸させることができるようにします。左右の肺を別々に呼吸させることを「分離換気」

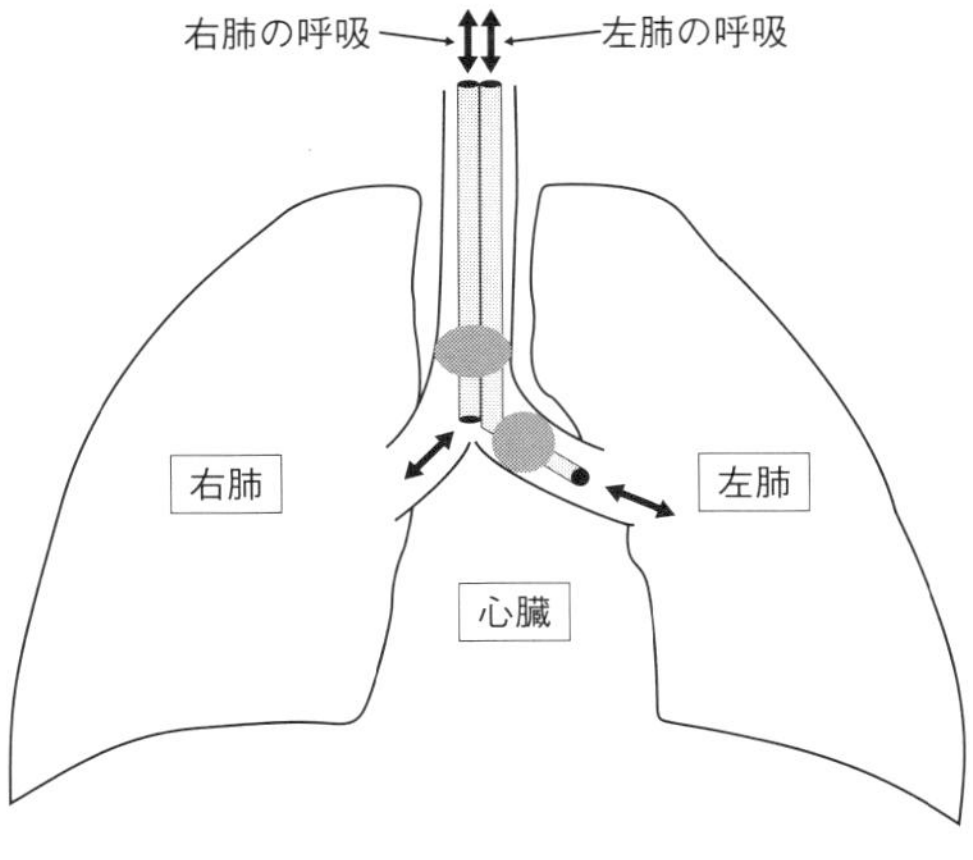

図3-5　分離換気のイメージ

（図3-5）といいます。このチューブで手術と反対の肺だけ呼吸をさせながら手術を行い、必要に応じて手術するほうの肺も呼吸させるのです。

（7）片肺での呼吸

片方の肺を手術でとっても人は生きていくことはできます。しかし、片方の肺をそのまま呼吸だけ止めた状態では、人は生きていけません。酸素を全身に配り終わり二酸化炭素をいっぱい運んできた血液（いわゆるきたない血）は、肺に戻り酸素を取り入れ二酸化炭素を離します（いわゆるきれいな血になる）。もし肺を通らないと、酸素が少なく二酸化炭素をいっぱい含んだ血液（きたない血）のまま全身に循環することになります。片方の肺をとることなく呼吸だけ止めると、そのような状況になるわけです。それでは人は生きていけません。ただ、一時的には可能です。逆にいうと、片方の肺の呼吸を止めるのは短時間に限られます。時間にして数分〜三十分でしょうか。

一時的に片方の肺の呼吸を止めて、手術操作を行い、麻酔科医が酸素と二酸化炭素の状態を監視します。呼吸状態がしかるべき段階で、手術操作を中断し、両方の肺で呼吸させ、全身に酸素を充分取り入れて、再び片方の肺の呼吸を止める、という操作を繰り返すのです。

呼吸の状態のよい人は問題ないことが多いのですが、高齢者や喫煙者では状況は厳しくなります。もともとの呼吸状態が悪いため、片方の肺の呼吸を止めると通常の人よりも急速に酸素と二酸化炭素の状態が悪くなります。そのため短時間で手術操作を中断し、両方の肺で呼吸させて、全身に酸素を充分取り入れなくてはいけません。つまり頻回に手術操作を中断しなくてはいけなくなり、手術が困難になります。もちろん麻酔にとっても非常にリスクは高いといえます。

2　実際の手術の流れ

(1)　手術が決まったら

麻酔のための検査は、ほかの麻酔を受けるときと大きな違いはありません。が、呼吸機能は念入りに検査することになるでしょう。簡単な器具による呼吸訓練をするでしょうし、呼吸機能の結果によっては、呼吸リハビリテーションが必要になることもあります。

外科の主治医からの話がすみましたら、麻酔科医による説明があると思います。麻酔方法、手術後の痛みとその鎮痛法、麻酔による合併症、などの説明をします。疑問、質問がありましたら遠慮なくお聞きください。

麻酔のための準備はほかの麻酔を受けるときと大きな違いはありませんので、問題ないでしょう。風邪などひかないように気をつけてください。

（2）麻酔方法

麻酔はもちろん全身麻酔です。全身麻酔は、ガスによるものと点滴の薬によるものがあります。麻酔科医が患者の状態をみて、どちらを使用するか決めます。

開胸による肺の手術は、手術後、呼吸による胸の動きのため、痛みが問題になります。痛み自体困りますし、痛みのために手術後に深呼吸ができないことはよくありません。手術で肺を触ることによって肺はつぶれますし、肺に痰がたまります。それを防ぐためにも、手術後の深呼吸は大切なのです。手術後に痛みなく、かつ深呼吸をするために、全身麻酔の前に硬膜外麻酔を行います。これは、背骨の脊髄の近くに細い管を入れ、そこから局所麻酔薬や鎮痛薬を注入することによって、痛みを抑えるものです。

全身麻酔は、まず点滴から静脈に完全に眠る薬を入れることから始まります。完全に眠ったことを確認し、口から気管にチューブを入れます。そのチューブは、左右の肺を別々に呼吸させることのできるものです。

（3）手術後の注意

目が覚めたら、口にまだチューブが入っているかもしれません。通常のチューブよりも深い位置に入っていますので、咳き込みやすいかもしれません。声も出せませんが、しばらくがんばってください。呼吸の状態をよく確認したら、口のチューブを抜きます。

まだ眠いかもしれませんが、大きくゆっくりと深呼吸を繰り返してください。手術の部位が痛いようでしたら言ってください。痛みを我慢することはよいことではありません。呼吸にも悪影響を与えます。

以上のように、肺の手術の麻酔は、難易度の高いものであるのはまちがいありません。しかし、麻酔方法、麻酔技術、麻酔薬、麻酔器具などの進歩によって、かつては不可能であった高齢者や呼吸機能のよくない患者にも、肺の手術の麻酔を行うことができるようになりました。

肺の手術の麻酔を必要とするすべての患者が安全に快適に麻酔を受けることができるようになるためには、今後もより一層、麻酔の進歩と麻酔科医の努力と患者の麻酔に対する認識が必要と考えます。

日本大学医学部麻酔科　石川　久史

四　心臓外科の麻酔

近年、心疾患患者の増加に伴い、心臓外科分野は大きな進歩を遂げてきました。麻酔薬や心血管作動薬の進歩もその一助を担うと同時に、麻酔科医の役割も、循環管理を中心として手術内容により密接な関わりが求められるようになりました。

ここでは、心臓外科手術に際し行われる従来からの一般的な麻酔方法と、近年急速に普及してきた低侵襲性心臓手術の麻酔について述べたいと思います。

1　適応疾患

一般に心臓カテーテル法を含む内科的治療の適応がなく内科的な治療に限界があり、また遠隔予後として外科的な治療が有利と判断される心疾患に手術が適応されます。

これには大きく分けて、虚血性心疾患（狭心症・心筋梗塞）、弁膜症（僧帽弁や大動脈弁の狭窄症・閉鎖不全症など）、先天性心疾患（心房や心室中隔欠損症など）、胸部大血管疾患（胸部大動脈瘤など）の四つがあります。弁膜症・先天性心疾患では、心臓を切開し心腔内で手術操作が行われ、虚血性心疾患では、心筋に血液を運ぶ冠動脈にバイパスを留置する心腔外での手術が行われます。

胸部大動脈瘤では、裂けた胸部の大動脈を人工血管に置き換える手術が行われます。

2　現在の心臓麻酔

心臓手術の麻酔は、硬膜外麻酔を併用する施設もありますが、基本的に全身麻酔で行います。重要なのは、麻酔深度を適切に保ちながら、手術の対象となる心疾患が引き起こす変動しやすい血行動態をより安定した状態に管理することにあります。また大きな特徴として、体外循環である人工心肺を用いて心臓を一時的に停止させ手術が行われることがあげられます。麻酔科医は、この人工心肺の生体へ及ぼす影響をよく理解し、心臓外科医、人工心肺技士（臨床工学技士）と密接に連携して円滑に人工心肺に移行、また離脱させることが必要です。

ここで心臓手術にあたり重要な役割をもつ人工心肺について簡単に述べたいと思います。

人工心肺は、心臓手術の補助手段として最も一般的に用いられている体外循環です。生体の心臓と肺に代わって、循環と呼吸および体温管理を行うことができる装置を用います。今日までの四十年間、心臓外科手術を飛躍的に発展させたのは、手術術式の向上とともに、この人工心肺装置と心筋保護法の改良にあるといわれています。

①　人工心肺の構造―主に人工肺と送血ポンプから成り立ちます。人工肺は生体の肺の役割をし、脱血された静脈血を酸素化する働きをします。送血ポンプは生体の心臓の役割をし、酸素化さ

れた血液を生体に送る働きをします。生体が拍動流であるのに対して、ポンプは定常流であることがその特徴で、このことが臓器血流異常や末梢循環不全の原因になっています。その他、人工心肺には、熱交換器や余分な水分除去のための限外濾過装置も取り付けられています。

②　人工心肺のしくみ―全身から心臓に戻ってくる静脈血を上・下大静脈で脱血し、心臓を通さずに体外に設置した人工心肺装置側に取り出し通過させます。装置の人工肺で酸素化した血液をポンプを用いて生体の上行大動脈に送血して全身に戻すことにより、全身の他の臓器に血液循環が維持された状態を保つことができます。カリウムを含む心筋保護液の注入により心臓の拍動が停止し、手術操作は容易となります。また、心腔内の操作も無血視野で行うことも可能になります（完全体外循環）。心筋をはじめとする臓器保護を目的として体温を低下させて（低体温）管理します。

3　実際の心臓麻酔の流れ

(1)　麻酔前診察

手術前日までに、症状・理学所見・合併症（糖尿病・脳血管障害・血管病変などの他臓器機能障害）の有無、および心機能検査をはじめとする各種検査などから、患者の心機能と総合的な状態を把握します。不安やストレスを軽減するために麻酔の説明を充分に行い、適切な前投薬の選択をします。

(2) 麻酔準備

一般的な全身麻酔の準備のほか、あらゆる循環系の変動に対応できるよう各種の心血管作動薬の準備をします。モニタリングも一般的なモニターに加え、循環動態を即時に評価するために観血的動脈圧、中心静脈圧の測定や、必要に応じて経食道心エコーや肺動脈カテーテルの留置を行います。

(3) 麻酔導入

麻酔の導入時は、循環動態が変動しやすい時期の一つです。導入前には、緊張による血圧上昇、導入麻酔薬による血圧低下、気管内挿管による血圧と心拍数の上昇が起こります。このため、適宜循環抑制の少ない麻薬や静脈麻酔薬を選択し、必要に応じて心血管作動薬を使用します。

(4) 麻酔維持

a 人工心肺前

執刀・胸骨切開・開胸・心膜切開・大動脈操作・上下大静脈へカニュレーションなど、手術侵襲の大きい時期です。麻酔深度を保ちつつ、それぞれの操作にあたり適切な血圧に管理します。心臓外科医・人工心肺技師・麻酔科医の連携のもとで、人工心肺が開始されます。

b　人工心肺中

人工心肺がスタートすると、呼吸・循環・体温は人工心肺側に移行し、主に心肺技師によって管理されます。麻酔科医も人工心肺側・患者側の両状態を観察します。心筋保護液が注入されたら心臓の拍動は停止し、この状態で手術操作が行われます。人工心肺の血液希釈により、麻酔薬の血中濃度が低下するため、静脈麻酔薬を増量して術中覚醒を防ぎます。特に常温下人工心肺時は覚醒が起こりやすいため注意が必要です。

c　人工心肺離脱

心停止を必要とする手術操作の終了後、人工心肺から離脱させます。人工心肺技師と心臓外科医が心臓の状態を観察しながら、循環を人工心肺側から生体側へとシフトさせ離脱を試みます。このとき、麻酔科医も心電図・血圧など循環のモニターの監視とともにその変化をよく観察し、心臓を動かす補助として心血管作動薬を使用します。心臓麻酔の中でも最も重要な時期といえます。心臓の状態が安定したら人工心肺から離脱し、生体は自分の心臓と肺で呼吸・循環を行います。

(5) 閉胸から退室・ICUへ

人工心肺を離脱したら、止血を行い閉胸します。心肺離脱後、種々の影響（アシドーシス・電解質異常・出血傾向・貧血など）が起こるため、補正を行います。

手術術式の向上により、無輸血で手術を終了できることが多くなりました。

麻酔は覚醒させずに手術室を退室し、集中治療室（ＩＣＵ）へ移動します。全身状態が安定したら麻酔を覚醒させ、気管内チューブを抜管します。心筋保護法の発達による術後心機能の早期安定化と、調節性にすぐれ覚醒に影響の少ない麻酔薬の登場により、現在では術後三〜五時間の早期抜管が一般的となっています。このことは術後の心機能に影響を与えず、また呼吸器合併症を増加させないなどの利点が報告されています。

4　人工心肺を使用しない冠動脈再建術の時代へ

(1) 人工心肺の問題点

人工心肺の使用は、心臓手術に有用である一方で、低体温を含む非生理的な状態は生体に大きな侵襲を与えるという重大な問題をもっています。合併症として、末梢循環不全・脳機能障害・心筋障害・血液凝固能低下・血液希釈に伴う諸反応などのほかに、肺や腎臓の障害などがあります。このうち、認知機能低下などの脳機能障害は高率かつ重篤に発生し、心臓術後患者のＱＯＬに大きな影響を与えています。

これらの変化を最小限に抑えるため、手術操作を効率よく行い、人工心肺の運転時間を短縮させることが重要です。また近年、心筋保護法の重点が、心筋冷却から代謝基質や酸素補充へ変化したことにより、常温下での体外循環も行われ始め、良好な成績が報告されています。

(2) 心拍動下CABGの有為性

しかし、優れた人工心肺や心筋保護法の導入にもかかわらず、人工心肺に起因する生体への侵襲は、手術成績や術後合併症に依然として悪影響を与えてきました。

そこで近年、人工心肺を使用せず心拍動下で循環管理しながらの冠動脈バイパス術（Off-pump coronary artery bypass graft; off-pump CABG）が行われるようになってきており、低侵襲性心臓手術として知られています。冠動脈吻合部の固定器（スタビライザー）の改良や手術術式の進歩も加わり、本邦においても急速な普及をみせています。

Off-pump CABGの麻酔管理上の特徴と注意点をいくつかあげます。

a　ハイリスク患者の増加

人工心肺を使用しないため、低侵襲であることより、これまで心臓手術の適応をはずれていた高齢者や低左心機能症例・他臓器障害（腎・肺・脳血管障害、上行大動脈石灰化症例など）をもつ人工心肺ハイリスク患者にも手術適応範囲は拡大されます。その結果、麻酔についてはリスクの高い患者が増えることになり、術前評価と麻酔管理にいっそうの注意が必要となります。

b　手術操作への配慮と心機能保持

脈拍を遅く（徐脈）し、手術操作を行いやすくします。

一方、人工心肺を用いないため、手術中も自己の心拍動で全身の循環を維持することより、心臓の収縮力・冠血流を保持する必要があります。そのため心機能に抑制の少ない麻酔管理が求められます。

c　手術操作による循環動態の変動

この手術の特徴は、手術操作により循環抑制が起こることです。

心臓の圧迫・挙上や、固定器の装着、血管吻合時冠血流遮断による心筋虚血などが原因で、血圧・心拍出量の低下や不整脈が起こります。そのため、麻酔科医は手術中を通し常に手術操作と血行動態の変化を合わせて観察し、心血管作動薬などで対応したり、心臓外科医へ操作の一時停止の申し入れをして血行動態の安定を図ります。状態の改善がみられない場合は、緊急に人工心肺への移行を決定します。

今までに比べ、麻酔管理がより手術内容に深く関わるため、心臓外科医との深い連携と協力体制が求められます。

d　早期抜管・早期離床、医療費の節減

低侵襲であることより、術後の状態の安定が早く、早期抜管が可能となります。そのため術中は適切な麻酔深度を保ちつつ、術後は麻酔の覚醒遅延を起こさない麻酔法の選択が求められます。Off-pump CABGの早期抜管・早期離床は、医療費の削減につながると報告されています。

心臓手術の麻酔は、その特殊性から、循環管理を中心とした適切な対応をするために、充分な準備と手術の流れの把握を行い、心臓外科医や人工心肺技師との相互理解と協力体制の上で臨むことが大切です。

日本大学医学部麻酔科　平島　潤子

五　腹部外科の麻酔

腹部手術の麻酔は、麻酔科医が遭遇する機会の最も多い麻酔の一つです。その主なものとして、次のようなものがあります。

①　腹腔内臓器である胃、腸、胆嚢、肝臓、膵臓の手術

②　鼠径ヘルニアの手術

これらの手術は、検査の結果、病気が見つかり、手術の日時を前もって決めた上で行う予定手術と、一刻も早く手術が必要であるため受診したその日のうちに手術になる緊急手術とがあります。腹部外科の予定手術と緊急手術について、麻酔科医がどのようなことを考え、どのような方法で麻酔を行っているかについて述べたいと思います。

1　予定手術

(1)　麻酔方法

a　胃、腸、胆嚢、肝臓、膵臓の手術

ほとんど開腹手術で行いますが、最近では主に胆嚢などを摘出する場合、開腹せずに腹腔鏡を使

って手術を行うことがあります。

開腹手術の場合、一般的には硬膜外麻酔と全身麻酔を併用して行います。硬膜外麻酔は全身麻酔を行う前に背中から針を刺し、その針を通してカテーテル（細い管）を挿入し、そのカテーテルから局所麻酔薬を注入します。手術する臓器により、背中から針を刺す部位は上のほうになったり下のほうになったりと異なりますが、同じ方法で行います。硬膜外麻酔は手術による痛み刺激（侵害刺激）が脊髄や脳（中枢神経）へ伝わるのを遮断します。それにより、以下のような利点があります。

① 手術侵襲による内分泌ストレス反応を抑えることができる。
② 術中の麻酔薬（吸入・静脈麻酔薬、筋弛緩薬）の必要量を減らせるため覚醒が速い。
③ 術後はカテーテルから局所麻酔薬などを持続的に注入することにより痛みを和らげることができる。

しかし、欠点として、神経損傷、感染、血腫が起こることがまれにあり、麻酔科医は細心の注意を払って行います。全身麻酔を行う前、すなわち意識がある状態で硬膜外麻酔を行うということは、患者にとっては不安なことと思いますが、神経損傷を起こさないようにするために必要なことです。

腹腔鏡下手術の場合、全身麻酔に硬膜外麻酔を併用するか否かについては賛否両論があります。創部が小さいため全身麻酔だけで充分とする意見もあります。しかし創部や腹壁の痛みを訴えることがあり、硬膜外麻酔の併用を勧める意見もあります。実際、硬膜外麻酔を併用するか否かは、術前に麻酔科医と相談して決めることがよいと思います。

b　鼠径ヘルニアの手術

鼠径ヘルニアは比較的高齢者に起こりやすい疾患です。通常、脊椎麻酔または硬膜外麻酔で行います。両側や再発などで手術に時間がかかると予想される場合は、脊椎麻酔と硬膜外麻酔を併用して行うこともあります。手術中は麻酔により痛みは感じませんが、意識はあります。点滴から静脈麻酔薬を投与することにより、手術中眠ることは可能です。術後の痛みは強くないので、開腹手術のように硬膜外麻酔による術後鎮痛は必ずしも必要ではないと思います。

(2) 手術にあたり麻酔科医が行うこと

a　術前回診

手術前に、診療録（カルテ）、検査（血液検査、心電図、胸部X線など）結果、問診、診察により、術前の全身状態を把握します。問診では、次のようなことをたずねます。

① これまでかかった疾患
② 現在、治療している疾患と治療法

③　薬や食物のアレルギーがあるか
④　これまで手術・麻酔を受けたことがあるか
⑤　一週間以内に風邪をひいていないか
⑥　差し歯、入れ歯、ぐらぐらしている歯があるか
⑦　たばこ、お酒をのむか

禁飲食の指示、現在内服している薬がある場合、手術当日に内服するかどうか、実際行う麻酔方法や手術当日どのような手順で麻酔が行われるかなどについて説明をします。麻酔について、不安な点や不明な点がありましたら、どんなことでも質問してください。

このように術前回診で状態を把握し、いちばん安全と思われる麻酔方法を選択し、麻酔計画を立てた上で、手術当日に備えます。

b　手術当日

【禁飲食】

もし手術当日に何かを食べたり飲んだりした場合、その食べ物が胃の中に留まっていて麻酔・手術中に吐くことがあり、とても危険ですので、禁飲食は必ず守ってください。ただし、心臓病や喘息などで治療薬を飲んでいる場合は、薬の種類によって手術当日に少量の水で飲んでもらうことが

あります。その場合には術前診察を行った麻酔科医が指示しますので、それに従ってください。

【前投薬】

手術室入室前に、不安の緩和や鎮静目的で鎮静薬を筋肉内投与または経口投与します。しかし、患者の状態によっては投与しないこともあります。

【手術室入室～退室まで】

入室後、まず、患者と会話をすることにより不安の程度を把握し、少しでも不安を和らげリラックスできるよう心がけます。その後、血圧計、心電図モニターをつけます。静脈ラインが確保されていない場合には、確保したのち麻酔を行います。

硬膜外麻酔や脊椎麻酔を行う場合は、意識のある状態で行います。看護師の介助のもと、横向きになり膝を曲げ両手で膝を抱え込む姿勢をとり行います。背中から針を刺されるということはとても怖いことと思いますので、必ず、麻酔科医は「次に何をするか」を説明しながら行います。

全身麻酔に硬膜外麻酔を併用する場合は、まず硬膜外麻酔を行い、その後、全身麻酔を行います。全身麻酔は、顔に酸素の出ているマスクをあて、深呼吸を行ってもらいながら、静脈ラインから静脈麻酔薬を投与します。意識がなくなったことを確認したあと、筋弛緩薬を投与し、気管挿管（口と肺をつないでいる気管に気管チューブを挿入）し、吸入麻酔薬や静脈麻酔薬を投与し管理します。

手術中、麻酔科医は血圧、心電図、パルスオキシメータ（血液中の酸素濃度を推測するモニター）、尿量や出血量、また、必要に応じて血液検査を行い、その結果などから患者の状態を把握し、麻酔薬や輸液量の調整、必要な場合には輸血を行い管理します。また、何か異変が起きたときには、即、対処し、その原因を検索します。このように麻酔科医は手術の進行状況に合わせて、常に患者の状態を把握しながら患者が安全に手術を受けられるよう、そして外科医が円滑に手術を行えるよう管理しています。

手術終了後、全身麻酔の場合、覚醒していること、十分な深呼吸ができること、手を握れるなど筋力が回復していることを確認したのち、口に入っている気管チューブを抜きます。しかし、術前に呼吸状態の悪い場合、手術の侵襲が大きく手術時間が長い場合など、状況によっては手術終了後も気管チューブを抜かず、数日間、人工呼吸器で管理することもあります。

血圧や心拍数、呼吸状態、覚醒状態や痛みの程度を観察し、麻酔科医が安全と判断したのち手術室から退室します。

c　術後回診

術後は病棟を訪問し、血圧や心拍数、呼吸状態、覚醒状態や痛みの程度など術後の状態を診察します。

2　緊急手術

腹部外科おいて緊急手術の適応となる疾患として、腸閉塞（イレウス）、消化管穿孔、外傷性出血、急性虫垂炎（盲腸）、鼠径ヘルニア嵌頓などがあげられます。

(1)　麻酔方法

a　腸閉塞、消化管穿孔、外傷性出血などの緊急開腹手術

通常、全身麻酔にて行います。硬膜外麻酔を併用するかどうかは、患者の状態によって判断しています。手術室入室後、痛みが強く横向きになれない、意識がもうろうとしている、などといった場合には、硬膜外麻酔は行わず、全身麻酔のみで行います。

b　急性虫垂炎、鼠径ヘルニア嵌頓などの緊急手術

通常、脊椎麻酔、または脊椎麻酔と硬膜外麻酔を併用し行います。手術中、創部を大きく切開しなければならないときや手術時間が長時間になるなどの場合には、必要に応じて麻酔方法を全身麻酔に変更することが起こり得ます。

c　手術にあたり麻酔科医が行うこと

【手術前】

・患者の状態の把握

術前状態については外科医から詳しく聴取し、検査結果を確認します。今まで罹った疾患や現時点で治療している疾患があるかどうかなどについては患者にたずねますが、痛みが強かったり、意識がもうろうとしているなどの場合には、家族から可能な限り聴取します。予定手術に比べて疾患が診断され手術になるまでの時間が短いため、術前状態の把握が不充分になることもあります。また、緊急手術の場合、脱水、発熱、感染、ショックなど術前状態が悪いこともありますが、手術を行わなければ状態が改善しない場合には万全の準備を整えて麻酔計画を立て、準備します。

・最終経口摂取（食物や飲み物）時間の確認

予定手術の場合には前もって禁飲食の指示を出し、その指示に従ってもらいますが、緊急手術の場合には突然発症するので、禁飲食時間が短かったり、不安、痛み、外傷などによる交感神経系の緊張は胃から排出する時間を遅延するため、胃の中に消化されない食物が残っていることがあります。このような状態で全身麻酔を行うと誤嚥を起こすことがありますので、麻酔科医は誤嚥を起こさないように細心の注意を払い麻酔を行います。

【手術室入室～退室まで】

時間の関係で、麻酔科医からの麻酔の説明は手術室入室時に行われることがあります。入室後は予定手術と同様な手順で麻酔を行い、安全に管理するよう努めます。

【術後回診】

術後は病棟を訪問し、血圧や心拍数、呼吸状態、覚醒状態や痛みの程度など術後の状態を診察します。

日本大学医学部麻酔科　柏崎　美保

六　産婦人科の麻酔

1　婦人科の麻酔

対象が女性であること、手術は臓器摘出術が中心で、機能再建術がほとんどないのが特異的です。麻酔は、次のようなことを考慮して決められます。

①　良性疾患か悪性疾患か

② 開腹術か、腹腔鏡下手術か
③ 手術体位
④ 合併症の有無

(1) 良性疾患と悪性疾患

良性疾患としては、子宮筋腫、卵巣膿腫、良性卵巣腫瘍が代表的な疾患です。下腹部の手術でもあり、手術時間も二時間以内のことが多く、通常は脊椎麻酔で行われます。やや時間がかかり術後鎮痛も考慮する場合は硬膜外麻酔が選択されます。

悪性疾患は子宮癌、卵巣癌が代表的疾患です。リンパ節郭清など拡大手術になり、手術時間も長く、出血量も多くなるので、血圧・呼吸などの全身管理を含めて全身麻酔を行います。また良性でも巨大な子宮筋腫・卵巣腫瘍では血圧・呼吸の管理が重要になるために全身麻酔で行います。全身麻酔でも術後鎮痛のため、硬膜外麻酔を併用することが多くなります。

(2) 腹術と腹腔鏡下手術

良性疾患の開腹術の場合は、前述のように脊椎麻酔や硬膜外麻酔で行いますが、卵巣膿腫摘出術や子宮筋腫核出術（子宮筋腫のみ摘出する手術）を腹腔鏡下手術（一九八七年フランスではじめて、胆嚢摘出術に施行されて以来急速に世界中に広まりました。傷口も小さく、術後の回復も速いため、手術の適応も広まり、手術手技の主流になりつつあります）で行う場合は、二酸化炭素で腹腔内をふくらませるため（気腹）に、呼吸管理上、全身麻酔の適応となります。

(3)　手術体位

手術体位によって麻酔法が影響されることはあまりありません。しかし手術のために骨盤高位で頭部を極端に低くする体位では、呼吸管理のため、全身麻酔のほうがよいでしょう。脚を大きく広げて曲げる砕石位では、対象が女性でもあり、意識のない麻酔のほうがよく、またこの体位のときは特に腓骨神経麻痺や坐骨神経麻痺に注意する必要があります。

(4)　婦人科疾患による合併症

①　貧血―悪性では不正出血、良性でも子宮筋腫により、月経過多などによりヘモグロビン値八・〇mg／dℓ以下の進んだ貧血が多いです。

②　腹水・胸水―悪性では癌性の腹膜炎、胸膜炎により、良性でも一部の卵巣腫瘍で認められます。時には量が数リットルに及ぶこともあります。

③　肺塞栓症―悪性腫瘍で、凝固系が亢進したり、腫瘍や腹水に圧迫され、骨盤腔内の静脈がう

っ血して血栓ができやすくなります。これらの合併症があるときは、呼吸・血圧などの全身麻酔が行いやすい全身麻酔が第一選択となります。

婦人科の麻酔は対象が女性であることより、手術部位や手術体位、また病気に対して比較的神経質であることなどを考慮して、意識のない麻酔法や鎮痛法を選択すべきです。

2　産科の麻酔

産科麻酔の一般の麻酔と異なることは、妊娠による母体の生理学的変化が起こっているということと、母体と胎児（新生児）の両方に対するケアが必要となるという特殊性があることです。

代表的な母体の生理学的変化として、次のようなことがあげられます。

①　機能的残気量の減少―妊娠末期には非妊娠時より約五〇〇倍も大きくなる子宮のため横隔膜が挙上されるので、機能的

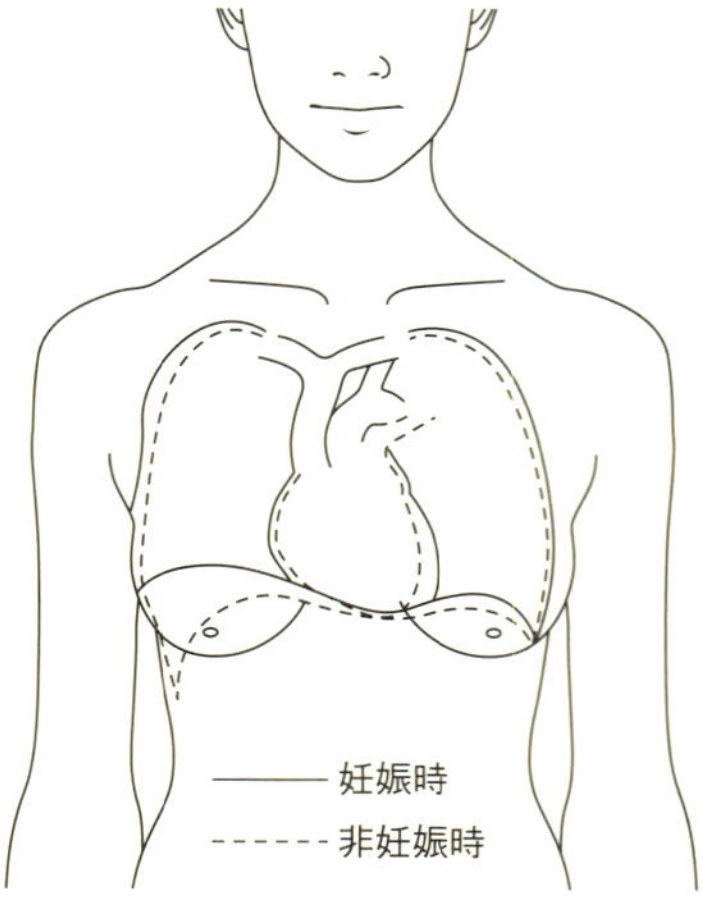

図3-6　妊娠による心・肺・胸部の変化
（妊娠末期）

残気量は減少します。しかし一回換気量や分時換気量は胎児の分まで増加します。そのため動脈血中の二酸化炭素濃度は三一〜三三mmHgと通常より低下します（図3-6、7）。

② 心拍出量の増加―酸素消費量を補い、胎盤胎児にも充分な血流を確保するため、通常の一・五倍くらいに増加します。

③ 生理的貧血―血漿量の増加（八〇%）が赤血球の増加（二〇%）を上まわるため、相対的な貧血状態になります。これは分娩時の出血に対応するためです。

④ 出液の凝固系の亢進―フィブリノーゲンと凝固系因子が増加して、血液をかたまりやすくしています。これも分娩時の出血に備えるためです。

⑤ 仰臥位低血圧症候群―仰臥位をとると妊娠子宮により下大静脈が圧迫され、心臓への静脈環流が減少して低血圧を起こす状態となります。治療は、子宮を用手的に左へずらすか左側臥位をとります（図3-8）。

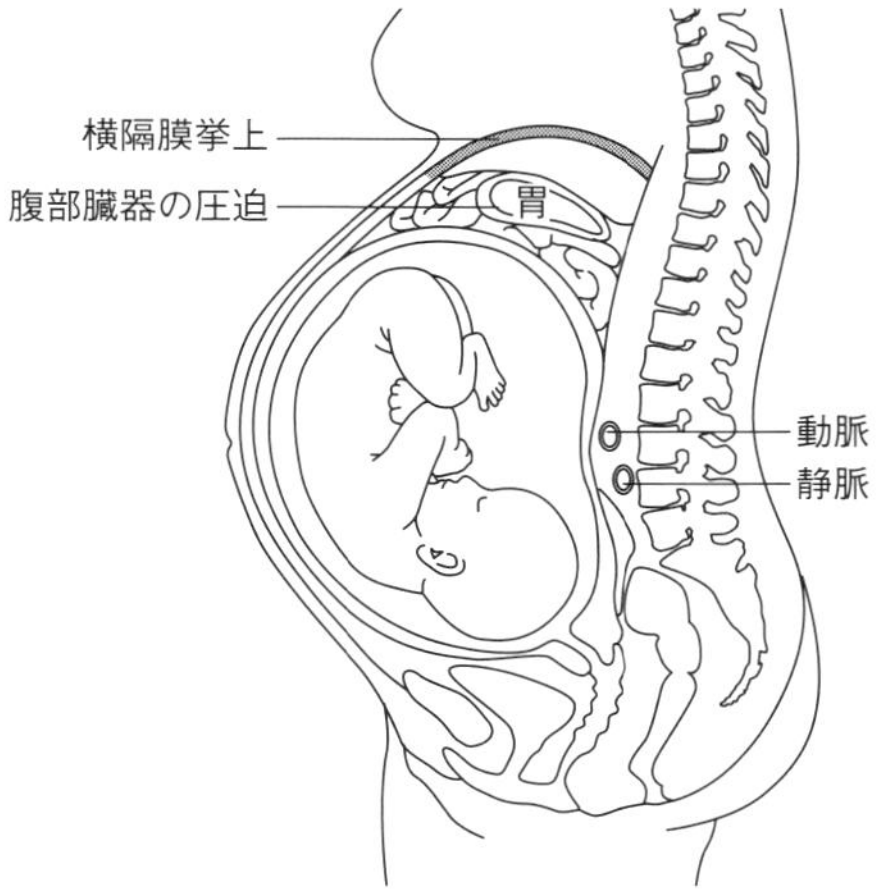

図3-7　妊娠末期の母体

⑥　消化器系の変化─妊娠子宮により、胃が移動して胃内容の逆流が起こりやすくなります。また消化管の運動は抑制され、食物の通過時間も延長します（図3-7）。

（1）　産科麻酔に用いられる麻酔薬の注意点

母体へは子宮の収縮力への影響が、胎児へは胎盤の通過性が問題となります。胎盤通過性がよい薬剤は、分子量が小さいもの、蛋白との結合が少ないもの、脂溶性のもの、解離の少ないものなどです。

①　静脈麻酔薬─バルビツレートは解離が少なく脂溶性のため、胎盤を通過しやすく、大量投与で新生児を抑制します（sleepy baby）。大量のトランキライザーも同様です。麻薬も同様に通過性があり、大量投与で子宮収縮も抑制します。

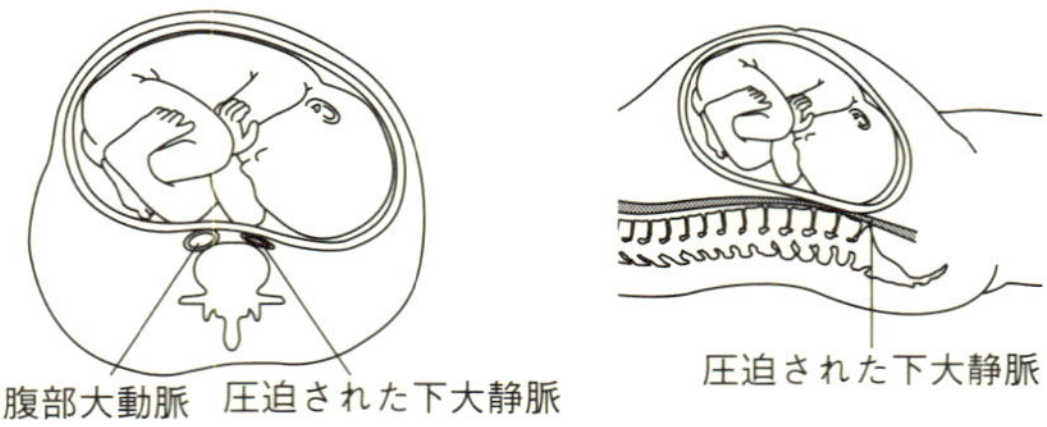

a　仰臥位

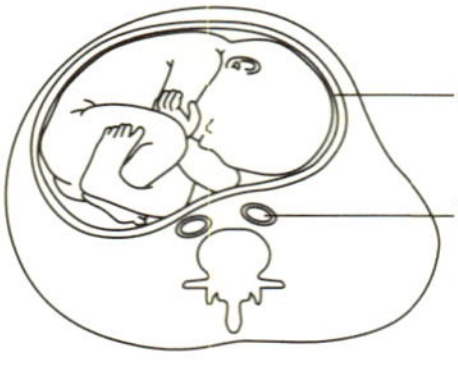

b　子宮を左方へ移動して圧迫を解除

図3-8　子宮による下大静脈の圧迫

②　吸入麻酔薬―笑気、揮発性麻酔薬は分子量が小さく、容易に胎盤を通過します。その上、子宮の弛緩作用が強いものが多いのです。

③　筋弛緩薬―スキサメトニウムは解離が大きく、脂溶性でないため、胎盤を通りにくく、また分解も速いです。パンクロニウム、ベクロニウムも分子量が大きく解離も大きいので、胎盤を通過しにくいのです。しかし筋弛緩薬なので、ともに子宮の弛緩作用があります。

④　局所麻酔薬―解離が少なく、蛋白と結合しやすいものは胎盤通過性が少ないです。ブピバカインは通りにくく、リドカイン、メピバカインは少し通過しやすいようです。

以上の各薬剤の特性を理解して使用する必要があります。

(2)　無痛分娩（経膣分娩）の麻酔法

一八五三年、英国のスノウ（Snow, J.）がクロロフォルムを用いてヴィクトリア女王の第二王子レオポルドの無痛分娩に成功して以来、欧米では著しい普及をとげましたが、わが国では「分娩は呼吸や排泄と同様に生理的現象であり、異常のないかぎり自然に委ね、陣痛に耐えて児を出産することに大きな喜びと母子の深い愛情の絆が育成される」というような考えがまだ主流であり、無痛分娩はそれほど一般的ではありません。

無痛分娩の目的は、経膣分娩時の痛みをおさえ、かつ母体、胎児に悪影響を与えず、分娩経過

（子宮収縮）を損なわないことです。

また分娩の時期により疼痛の由来する神経の部位が異なるため（図3-9、10、11）、一つの麻酔方法ですべてを満たすことは不可能であり、いくつかの麻酔方法を組み合わせて行う必要があります（図3-12）。

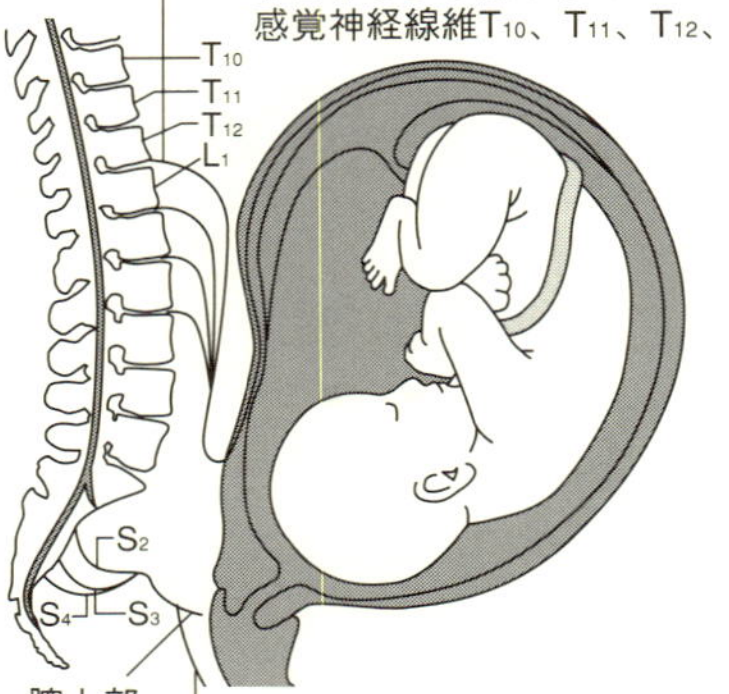

図3-9　子宮および産道の感覚神経

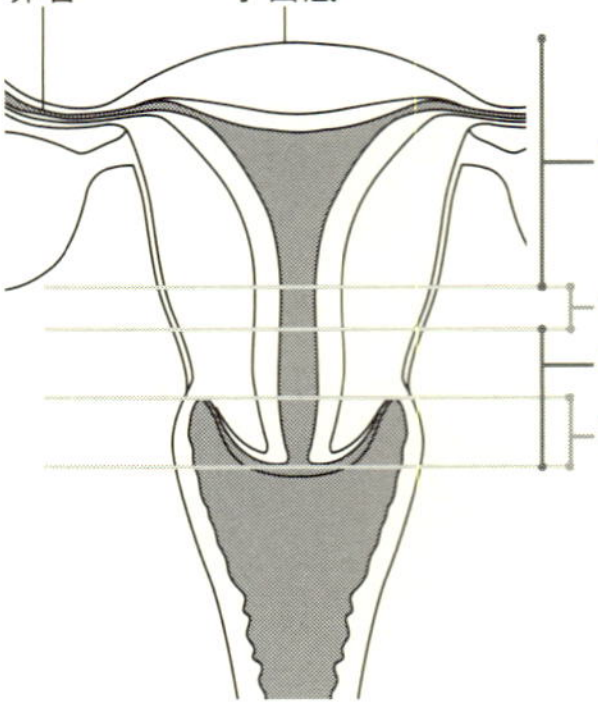

図3-10　子宮の名称

図3-11　出産時の疼痛と神経支配

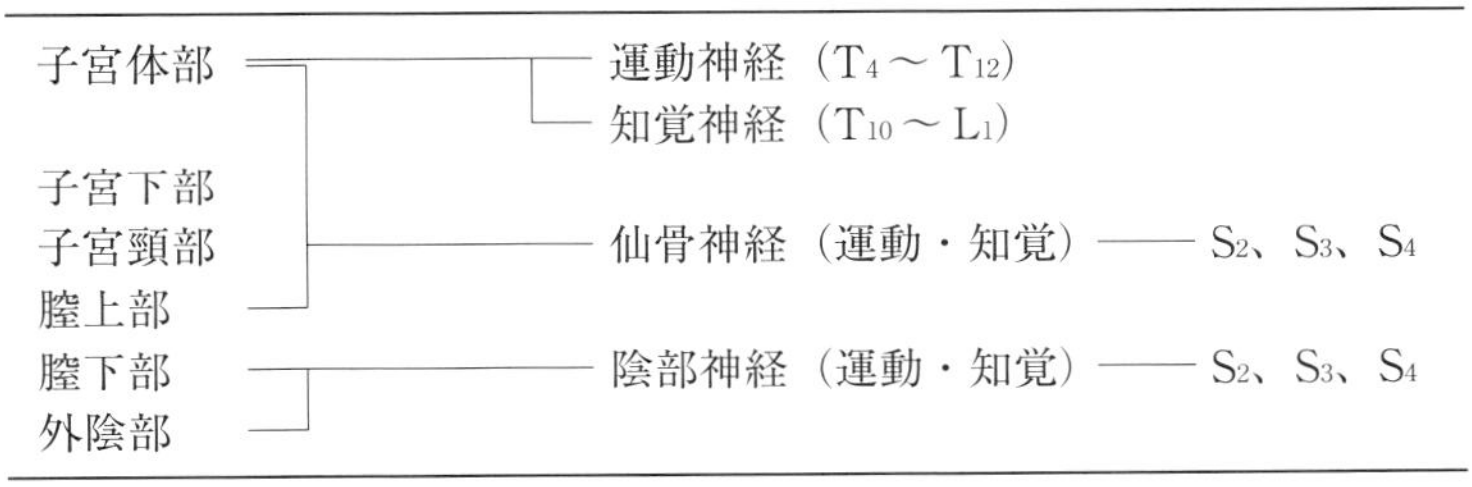

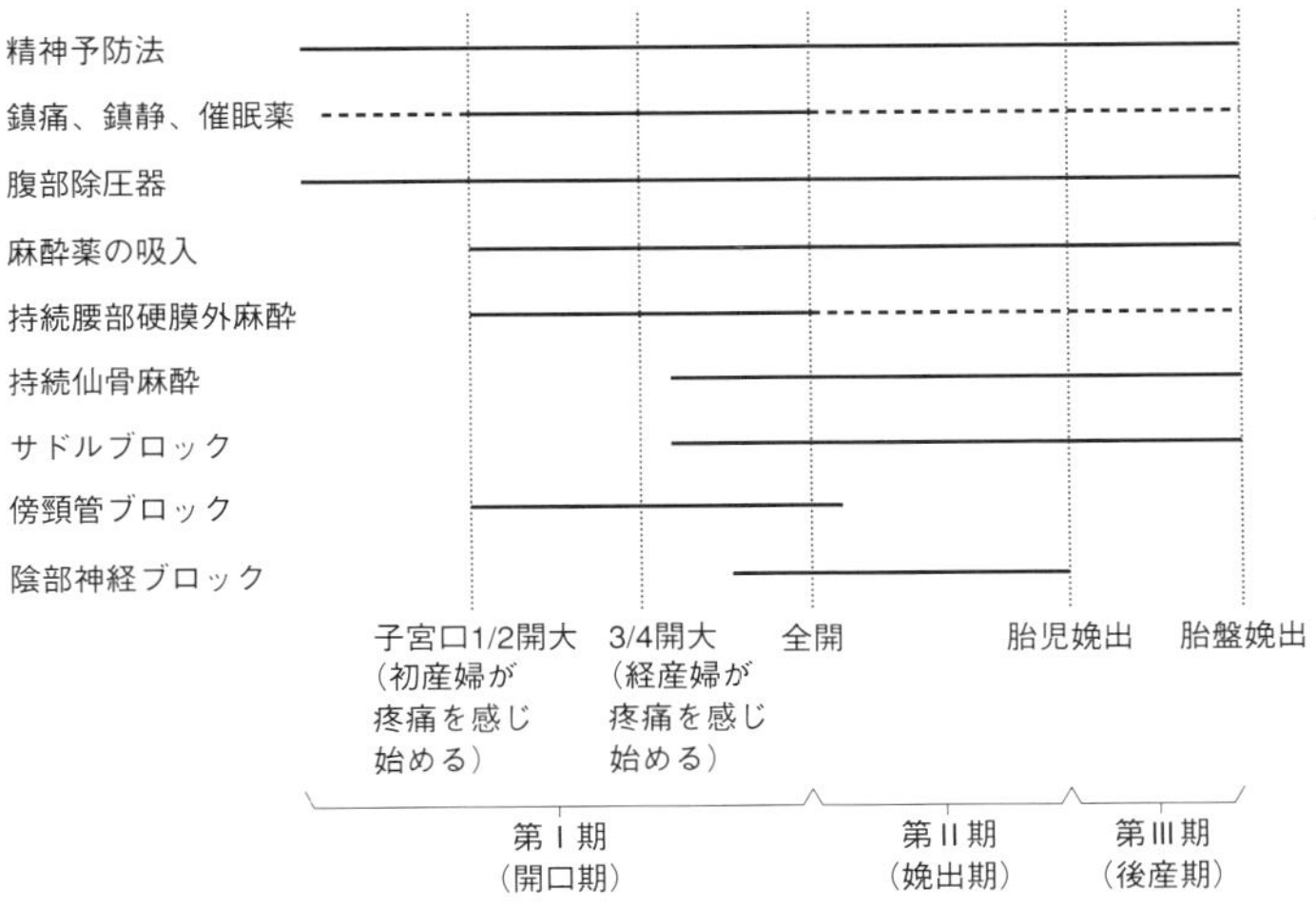

（—— は適応期間、----- は適応することがある時期）

図3-12　分娩経過からみた麻酔方法の適応とその時期

麻酔法は、鎮痛薬、鎮静薬、吸入麻酔薬を用いる全身投与法と、局所麻酔法に大別されます。全身投与法は胎盤通過性が高く、胎児がsleepy babyになる可能性があります。過度の鎮静により、呼吸抑制を起こしたり、また嘔吐誤嚥してメンデルソン症候群を起こす可能性があるため、より安全と思われる局所麻酔法について、各分娩期に対して用いられる方法を神経支配も含めて説明します（メンデルソン症候群は、一九四五年、産婦人科医であるメンデルソンが分娩中の胃酸誤嚥による肺炎により母体の死亡を報告したものです。鎮静・鎮痛薬、吸入麻酔薬が産痛緩和に用いられた約四万四〇〇〇分娩中六十六症例の誤嚥を認め、二症例（三％）が死亡しました）（図3-13）。

分娩時期による麻酔法は、以下のようになります。

① 第Ⅰ期─子宮口が二分の一から全開になるまでの開口期。子宮の収縮による痛みと頸管と子宮下部の拡張する痛みが起こります。最も強い痛みの原因は、拡張する痛みに由来する内臓痛です。子宮体部の知覚は、交感神経を経由して、Th10～L1に入ります。麻酔法は硬膜外麻酔を中心に、脊椎麻酔、傍頸管ブロックなどが用いられます。また子宮体部の運動神経はTh4～Th12から出てい

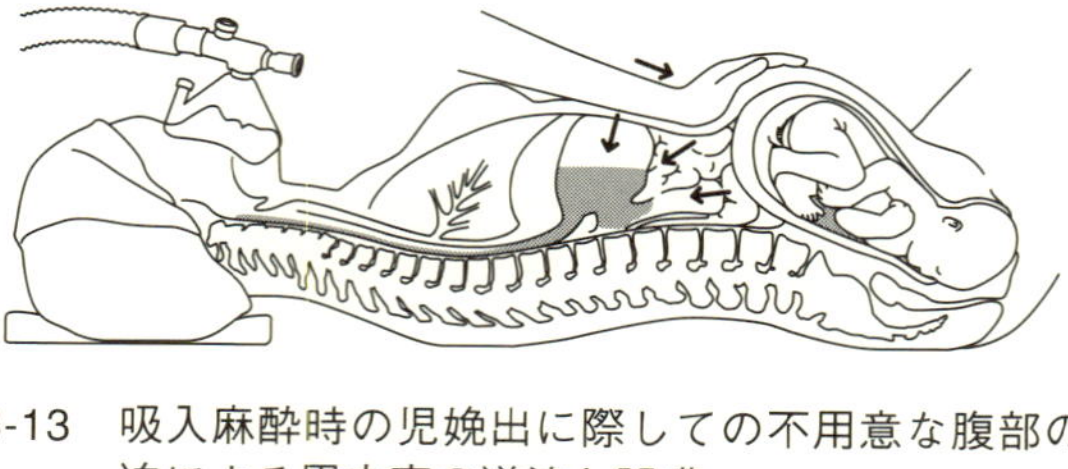

図3-13　吸入麻酔時の児娩出に際しての不用意な腹部の圧迫による胃内容の逆流と誤嚥

るので、このレベルまで麻酔域が上昇すると子宮収縮が抑制され、分娩の遷延をきたすことが多いので、注意する必要があります（図3-9、14）。

② 第Ⅱ期―子宮口の全開から娩出期まで。子宮の収縮（Ⅰ期の痛み）に加え、産道（膣部）口拡張と会陰部の伸展による痛み（体性痛）が加わります。子宮下部、頸部、膣部会陰の知覚および運動神経は、S2、S3、S4脊椎神経を通り脊髄に入ります。よって麻酔は、陰部神経ブロック、低位脊椎麻酔、仙骨硬膜外麻酔が適応となります（図3-9、15）。

③ 第Ⅲ期―後産期。子宮収縮による軽度の痛みが持続しますが、特に麻酔は行われません。

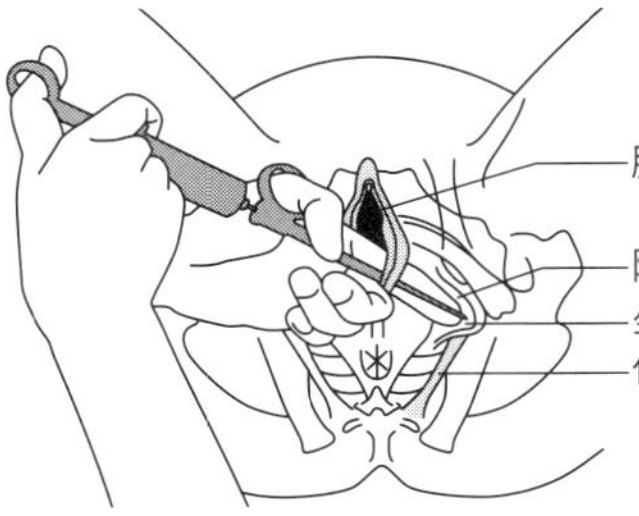

図3-14　陰部ブロック、経膣法

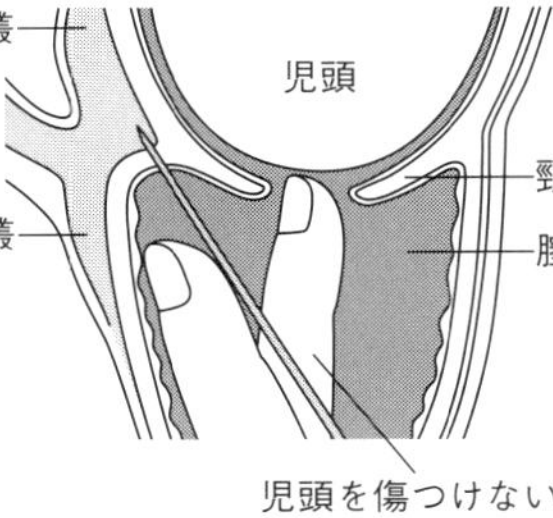

図3-15　傍頸管ブロック

(3) 帝王切開の麻酔

母体と胎児の二つの生命を守らなければならないという特異性がある帝王切開（名称の由来は、古代ローマのシーザーが帝王切開術で生まれたからなど、種々の説があります）は、緊急を用する病態と待機的手術で行われる病態があります。緊急度の高いものとしては、胎児仮死、胎児骨盤不均衡、胎位異常、前置胎盤、重症妊娠中毒症などがあります。また待機的に行えるものとして、反復帝王切開、双胎、貴重児、一部の骨盤位、中等度妊娠中毒症などがあります。

緊急度、母体の出血量、胎児の状態により、麻酔法が選択されます。緊急度が高く、母体や胎児の状態がよくないときは全身麻酔が選択されます。迅速に麻酔が行え、血圧低下の度合も少なく、気道確保や換気が確実に行えて、循環、呼吸の管理が比較的容易であるのが利点ですが、麻酔導入時の誤嚥（メンデルソン症

表 3-1　新生児の評価アプガースコア（Apgar Score）

	0	1	2
心拍数（P）	欠除	100 以下	100 以上
呼　吸（R）	停止	弱く、不規則	より強く泣く
筋緊張（A）	弛緩	四肢多少屈曲	活発に動く
反　射（G）	欠除	顔をしかめる	泣く
色　調（A）	蒼白	躯幹はピンク、四肢はブルー	全身ピンク

10～7点：良好　6～3点：中等度抑制　2～0点：高度抑制　6点以下は何らかの処置が必要。

米国コロンビア大学の女性麻酔科医アプガー（Apgar, V.）が 1952 年に新生児の状態を定量的に評価する簡潔な方法を発表し、迅速な新生児の蘇生への道を開いた。表のように、自分の名前の頭文字を使用。A ： Appearance、P ： Pulse、G ： Grimace、A ： Activity、R ： Respiration の項目を生後 1 分後と 5 分後に評価し、人工呼吸を含めた蘇生の目安とする。

候群）の可能性があること、麻酔薬が胎児に移行しやすいのが欠点です。比較的落ち着いていたり、ゆっくりできるときは、脊椎麻酔、硬膜外麻酔が選択されます。通常はこれらの麻酔法が多く用いられます。脊椎麻酔は手技が容易で、作用発現が速く、少量の麻酔薬で広い麻酔レベルと強い筋弛緩が得られる利点がありますが、仰臥位低血圧症候群を含め、血圧が急激に低下しやすいのが欠点です。硬膜外麻酔は反対に手技が難しく、麻酔作用の発現がゆっくり、かつ麻酔効果も弱い傾向にあるのが欠点ですが、血圧の低下がゆっくりで麻酔薬の追加投与や術後痛にも使用できる利点があります。ともに、意識があり、娩出された胎児をすぐにみられることが利点と思われます（表3-1）。

（4）子宮内容除去術の麻酔

通常は十分程度で終了するため、全身麻酔の導入に用いられます。超短時間作用型のバルビツレート（チオペンタール、ラボナール）や、ディプリバン、ケタミン、ジアゼパム併用など、短時間麻酔作用型で麻酔深度も深くなります。静脈麻酔で行います。妊娠週数が進んでいるときや、手術時間がかかりそうなとき、静脈麻酔が使用できない患者などでは、脊椎麻酔で行うこともあります。

日本大学医学部麻酔科　勝又　徳一

七　泌尿器科の麻酔

泌尿器科の病気で手術を受けられることになった大部分の方は、病気自体に加えて、麻酔についても心配されているのではないでしょうか。はじめての手術で、はじめての麻酔という方は、「麻酔って怖そう」「麻酔って何をされるんだろう」といった漠然とした不安から、「麻酔で死んでしまうことはないのだろうか」「手術中に麻酔がきれて目が覚めてしまうことはないのだろうか」「聞いた話だと腰に痛い注射をされるらしいよ」「腰に管を入れられるらしいよ」「酒のみだし、麻酔が効くかな」「歯科での麻酔も効かなかったので心配」「高齢なのに麻酔は大丈夫かな」など思っていらっしゃいませんか。これらはいずれも、私自身が受けた質問の一部です。手術後の吐き気、嘔吐、痛みのことを心配されている方も大勢いらっしゃると思います。

ここでは、泌尿器科の手術を受ける際に、少しでも余計な不安を抱かなくてすむように、麻酔の解説をしたいと思います。

1　泌尿器科の病気と手術

泌尿器科において手術の対象になる代表的な内臓器官としては、腎臓、副腎、尿管、膀胱、前立腺、陰茎、睾丸などがあげられます。これらの各臓器には、それぞれ炎症、腫瘍、結石などの病気が生じることがあります。手術が必要になる病気は主に腫瘍、結石、外傷（ケガ）などです。

2　手術の種類と方法

病気の場所（臓器の種類）によって、手術の方法はいくつかに分けることができます。具体的には、

①　お腹に傷をつける処置が必要な手術（腎腫瘍、前立腺腫瘍など）、

②　尿道（お小水が出るところ）から処置ができる手術（前立腺肥大症、膀胱腫瘍などの一部）

③　陰嚢に傷をつける処置が必要な手術（睾丸腫瘍、睾丸水瘤など）

④　身体の外からの超音波で腎臓結石などの石を破壊する手術

などがあります。それぞれの手術を行う際の痛みは、麻酔によって安全にかつ確実にとることができます。

3　麻酔科医との関わり

では、患者が麻酔科医とどのようにして出会うかについて、お話ししましょう。

ます。

(1) 麻酔科医との出会い

大部分の病院では、患者が麻酔科医にはじめて出会うのは、手術予定の前日に患者の部屋になります。

麻酔科医は、その前に、安全な麻酔管理に必要な診察結果や検査結果（血液検査、心電図検査、胸部レントゲン写真など）、さらに担当医師、医師診療記録、看護記録などを見て、一人一人の健康状態、今までほかの病気にかかっているかどうか、何か飲んでいる薬があるかどうか、病気の状態についての情報を集めます。そして集めた情報を整理して、その中から、麻酔を行う上での注意点を明らかにしています。

その後、患者の部屋を訪問します。麻酔科医の自己紹介のあと、食事や水分摂取はいつまでよいか、手術室へ入る時間、麻酔方法および手術後の痛みをやわらげる方法の説明をします。また主治医や看護師からの質問と一部は重複するかもしれませんが、最終確認として、今までの持病のこと（例えば高血圧、糖尿病などの具合）、歯科麻酔などの麻酔経験の有無、アレルギーの有無、入れ歯の有無などについて質問します。最後に、心臓、肺の状態、不整脈の有無などについて診察します。

麻酔科医の説明と診察終了後に、よく理解できなかった点、ご質問がある場合には、遠慮なく麻酔科医にお尋ねください。

(2) 麻酔方法の決め方

麻酔方法は、原則的に手術の方法で述べた①〜④の手術などに応じて決定しています。これらの手術方法に加えて、年齢、合併疾患、診察結果、各種検査結果、服用している薬物の種類、患者の希望、予定手術時間などを考慮し、手術中および手術後を通じて安全を最優先に考えた麻酔方法を決定することになります。

4　手術の方法と麻酔法の関係

(1) お腹に傷をつける処置が必要な手術

腎臓腫瘍、副腎腫瘍、前立腺腫瘍、前立腺肥大症の一部など。

a　麻酔の方法

通常は全身麻酔という方法で行います。患者が安全かつ苦痛感がない状態で手術を受けるために、麻酔科医は全身麻酔管理を行います。全身麻酔がかかると、静脈や肺を通じて投与された薬によって、一時的に眠った状態になります。麻酔中は一切痛みを感じることはありません。麻酔科医は手術が行われている間、瞬時も離れず患者のそばにいて、安全を守るために全身状態の管理を行います。麻酔方法の詳細は、第Ⅱ章を参照してください。

また、最近では、全身麻酔とともに、硬膜外麻酔という方法を用いることがしばしばあります。この方法は、背中や腰の硬膜外腔という部分に局所麻酔薬を注入して、手術を受ける部分からの痛みを遮断する方法です。硬膜外腔とは、背骨の中にある脊髄を取り囲んでいる硬い膜の外側の部分のことをいい、手術の部位に見合った部分に局所麻酔薬を注入することで、手術を受ける部分の痛みを麻酔できます。全身麻酔と硬膜外麻酔を併用することで、眠っている間に身体に入ってくる痛み刺激をより確実にシャットアウトすることになります。

硬膜外麻酔では、まず手術室のベッド上で横向きになってもらいます。腰または背中の部分を広く消毒し、痛み止めの注射をしてから、腰骨や背骨の間から針を刺し（このときはもう痛くありません）、硬膜外腔まで硬膜外針をゆっくりと進めます。硬膜外腔を確認し、細い管（硬膜外カテーテル）を針の中を通し、目的の位置まで先端を進めます。その後、針を抜いて硬膜外カテーテルを皮膚の上にテープで固定します。硬膜外カテーテルから局所麻酔薬などを投与することで、手術の痛みをやわらげる麻酔法にはもちろんのこと、さらに手術後の痛みをやわらげる鎮痛法にも使用することができます。実際、この方法が広く普及したことで、手術後の痛みは大幅に軽減されるようになっています。

b　麻酔科医による手術中の安全管理

麻酔科医は、患者が眠った状態で手術を受けている間、ずっと頭のそばにいて、血圧、心拍数、呼吸、体温、尿量、心電図などの評価、手術の進行状況を確認しながら、麻酔の深さと血圧、呼吸、水分などを調節して、安全で快適な状態を維持するように努めています。

c　手術後の疼痛対策

手術前に多くの患者が心配するのは、手術後のことです。この「つらさ」をやわらげるために、麻酔科医は安全に痛みをやわらげる多くの方法を作ってきました。

このような手術のときにも、先ほど述べた硬膜外麻酔の際に使用した細いチューブから局所麻酔薬や麻薬などの痛みをやわらげる薬が決まった速さで自動的に入っていく方法が一般的になってきています。別な方法としては、点滴から麻薬などの痛みをやわらげる薬が同様な方法で入っていく方法も使われています。さらに最近では、どちらの方法にしても、あらかじめ決められた薬だけでは充分に痛みがやわらがないときに、患者自身がボタンを押すことで、安全な範囲で追加の薬が入る方法が使われ始めています。このように、今はお腹に傷をつける手術であっても、手術後の痛みもやわらげることができる時代になってきています。

d　全身麻酔の合併症

手術中の姿勢、使用した麻酔薬、全身麻酔に必要な気管チューブの気管内挿入などにより、次のような合併症が生じる可能性があります。

①　のどの違和感やのどの軽い痛み─手術中に気管の中に入っていた気管チューブが声帯やのどを圧迫していたことによる症状です。程度の差はありますが、ほぼ必ず生じます。通常、症状は徐々に改善し、二、三日で消失します。

②　関節痛、頸部痛、肩部痛、腰痛─手術中に同じ姿勢をしていたことによる症状です。身体が動かせるようになると、これら症状は消失します。

③　声のかすれ─手術中に気管の中に入っていた気管チューブが声帯を圧迫していたことによる症状です。通常、症状は徐々に改善し、二、三日で消失します。

④　口唇、歯肉および歯の損傷─患者が麻酔薬により眠ったあとに、麻酔科医が気管チューブを気管内に入れるために、喉頭鏡という金属の器具を用いて、のどの奥にある気管の入り口の穴を見えるようにします。細心の注意を払っていますが、口唇や歯肉の一部に傷をつけてしまう場合があります。この傷は、通常自然に治ります。また、まれに喉頭鏡によって歯自体を傷つけてしまう場合もあります。

e　硬膜外カテーテルによる合併症

硬膜外カテーテルを入れた皮膚、皮膚の下、硬膜外腔などに感染が生じ、硬膜外膿瘍などができる場合がまれにあります。通常はカテーテルが挿入された皮膚に発赤や痛みを認めた場合は、すみやかにカテーテルは抜きます。大部分は自然に治ります。

(2)　尿道から処置ができる手術

一部の前立腺肥大症、膀胱腫瘍、膀胱結石、尿管結石などです。

前述のいずれの病気の手術の場合でも、麻酔後に尿道から細い管を膀胱内に挿入して、それぞれの目的に応じた処置を行います。

a　麻酔の方法

各病院の麻酔科医の判断で、全身麻酔、硬膜外麻酔、脊髄くも膜下麻酔（脊椎麻酔、腰椎麻酔）のいずれかを選択します。ここでは、当院でいちばん行われている脊髄くも膜下麻酔について説明します。

脊髄くも膜下麻酔とは、手術を受ける部分からの痛みを、腰のくも膜下腔という部分に局所麻酔薬を注入して遮断する方法です。くも膜下腔とは、背骨の中にある脊髄をとり囲んでいる脊髄液がたまっている部分のことをいいますが、手術の部位に見合ってこの部分に局所麻酔薬を注入することで、手術を受ける部分の痛みを麻酔できるのです。

脊椎麻酔では、まず患者に手術室のベット上で横向きになってもらいます。腰の部分を広く消毒し、痛み止めの注射をしてから、背骨の腰の部分（五つの腰椎からできている）の骨の間から細い針を刺し（このときはもう痛くありません）、髄液という液体があるところまで針をゆっくりと進めます。局所麻酔薬を脊髄液内に投与しますと、間もなく腰、臀部、足などに温かい感じやしびれ感を感じるようになります。しばらくするとさらに足首や膝などに力が入らなくなってしまいます。麻酔科医は、皮膚に痛み刺激を加えながら、「ここは痛いですか」などと尋ね、痛みを感じない範囲を確認しますので、感じたとおりお答えください。不思議なのですが、触った感じや押された感じはわかりますが、痛みは感じない状態になっていきます。約十五分後には、痛みを感じない範囲が決まってきます。

なおこの間に、気分が悪くなったときは、遠慮なく麻酔科医に申し出てください。すみやかに、原因を明らかにして対応します。

b　麻酔科医による手術中の安全管理

麻酔科医は、全身麻酔のときと同様の方法で、患者の安全で快適な状態を維持するように努めています。手術中は、麻酔科医によって、あらかじめ手や足に入っている点滴から鎮静薬や就眠薬を投与し、不安やストレスの軽減を図る方法を行っています。

c　手術後の疼痛対策

手術後の傷の痛みは軽度です。このため通常は、消炎鎮痛薬の座薬でコントロールしています。しかし、膀胱の攣縮性の痛みが生じた場合は、消炎鎮痛薬の座薬に加えて、拮抗性鎮痛薬の筋肉注射などが必要になります。

d　脊髄くも膜下麻酔の合併症

①　馬尾神経損傷および神経根損傷―脊椎麻酔実施時には、腰椎という骨と骨の間から細い針を刺して、ゆっくりと針を髄液が逆流するところまで進めていきます。この際に、まれに馬尾神経という細い神経や脊髄根神経に針があたる場合があります。この際は一時的に電気が走るような感覚が走りますが、通常間もなく消失します。

②　頭痛―手術後、歩行開始後にまれに出現します。横に寝ているときはなく、立ったり歩いたりするときに生じる特徴があります。原因は、脊椎麻酔時に使用した細い針の通り道にあいた小さな穴から髄液が漏れたためです。この小さな穴は二、三日で自然にふさがり、頭痛も消失

します。ふさがるまでの治療は、輸液の量を少し増やすことです。

③ 馬尾神経損傷および神経根損傷後の知覚障害と痛み―脊椎麻酔針が馬尾神経という細い神経や脊髄根神経に針があたったあと、知覚障害や痛みが生じることがあります。障害の程度によりますが、大部分は自然に消失します。まれに痛みの治療が必要になる場合があります。

④ 髄膜炎―手術後に高熱、頭痛、頸部（くび）が硬くなるなどの症状が出現した際に疑います。これは一〇〇％生じないとはいえませんが、非常にまれな合併症です。

(3) 陰嚢に傷をつける処置が必要な手術

睾丸腫瘍、睾丸水瘤など。

a 麻酔の方法

脊髄くも膜下麻酔あるいは硬膜外麻酔が用いられます。

b 手術後の疼痛対策

手術後の傷の痛みは軽度です。このため、通常は、消炎鎮痛薬の座薬で痛みはコントロールされています。しかし強い痛みが生じた場合は、消炎鎮痛薬の座薬に加えて、拮抗性鎮痛薬の筋肉注射などが必要になります。

「麻酔科医による手術中の安全管理」「麻酔の合併症」については、前述の脊髄くも膜下麻酔の項目を参照してください。

(4) 身体の外からの超音波で腎臓結石などの石を破壊する手術

腎臓結石、尿管結石、膀胱結石など。

a 麻酔の方法

硬膜外麻酔単独が用いられます。

b 手術後の疼痛対策

通常、痛みはありません。

「麻酔科医による手術中の安全管理」については、前述の脊髄くも膜下麻酔の項目（27ページ）を参照してください。「麻酔の合併症」については、硬膜外カテーテルによる合併症の項目（252ページ）を参照してください。

八　整形外科手術の麻酔

日本大学医学部麻酔科　加藤　実

整形外科手術の麻酔は、その手術部位により全身麻酔、脊髄くも膜下麻酔、硬膜外麻酔、伝達麻酔が選択されます。一般的には上肢の手術であれば伝達麻酔、硬膜外麻酔、全身麻酔のいずれかが、脊椎の手術の場合には全身麻酔が、下肢の手術であれば脊髄くも膜下麻酔、硬膜外麻酔、全身麻酔のいずれかが選択されます。脊髄くも膜下麻酔、硬膜外麻酔、伝達麻酔は局所麻酔に分類されますが、これらいずれかの局所麻酔と全身麻酔の二種類の麻酔方法を併用する場合もあります。ただし、患者の年齢や全身状態、手術所要時間などにより麻酔方法が異なってきます。患者の状態、年齢、手術部位などから、どの麻酔が選択されるかを図に示しましたので、これに沿って解説していきます。

1　整形外科手術麻酔の実際

十五歳以下の患者の場合、たとえ脊髄くも膜下麻酔で可能な下肢の手術であっても、全身麻酔が選択されます。その他、手の手術、脊椎の手術なども当然のことながら全身麻酔で行われます。そして、全身麻酔施行前に静脈路を確保できる症例（聞き分けがあり注射をいやがらない比較的年長の患者）と、静脈路を確保することが不可能な症例（注射が嫌いな小児）で、多少全身麻酔の施行方法が異なってきます。その詳細については、全身麻酔の項目を参照してください。

それでは、以下に十五歳以上の患者について述べます。手術部位により選択される麻酔法が異なってきます。手術部位による麻酔方法の違いについてみてみます（図3-16）。

(1)　上肢（肩、上腕、肘、前腕、手）の手術

伝達麻酔（腕神経叢ブロック）、頸部硬膜外麻酔、全身麻酔などが選択されます。伝達麻酔または頸部硬膜外麻酔のどちらかで行われる場合もありますし、そのどちらかと全身麻酔を併用する場合もありますし、全身麻酔だけで行われる場合もあります。どの麻酔方法が選択されるかは、手術部位、手術時間、麻酔科医の技術などによって異なってきます。

それぞれの麻酔の詳細については各麻酔の項目を参照してください。

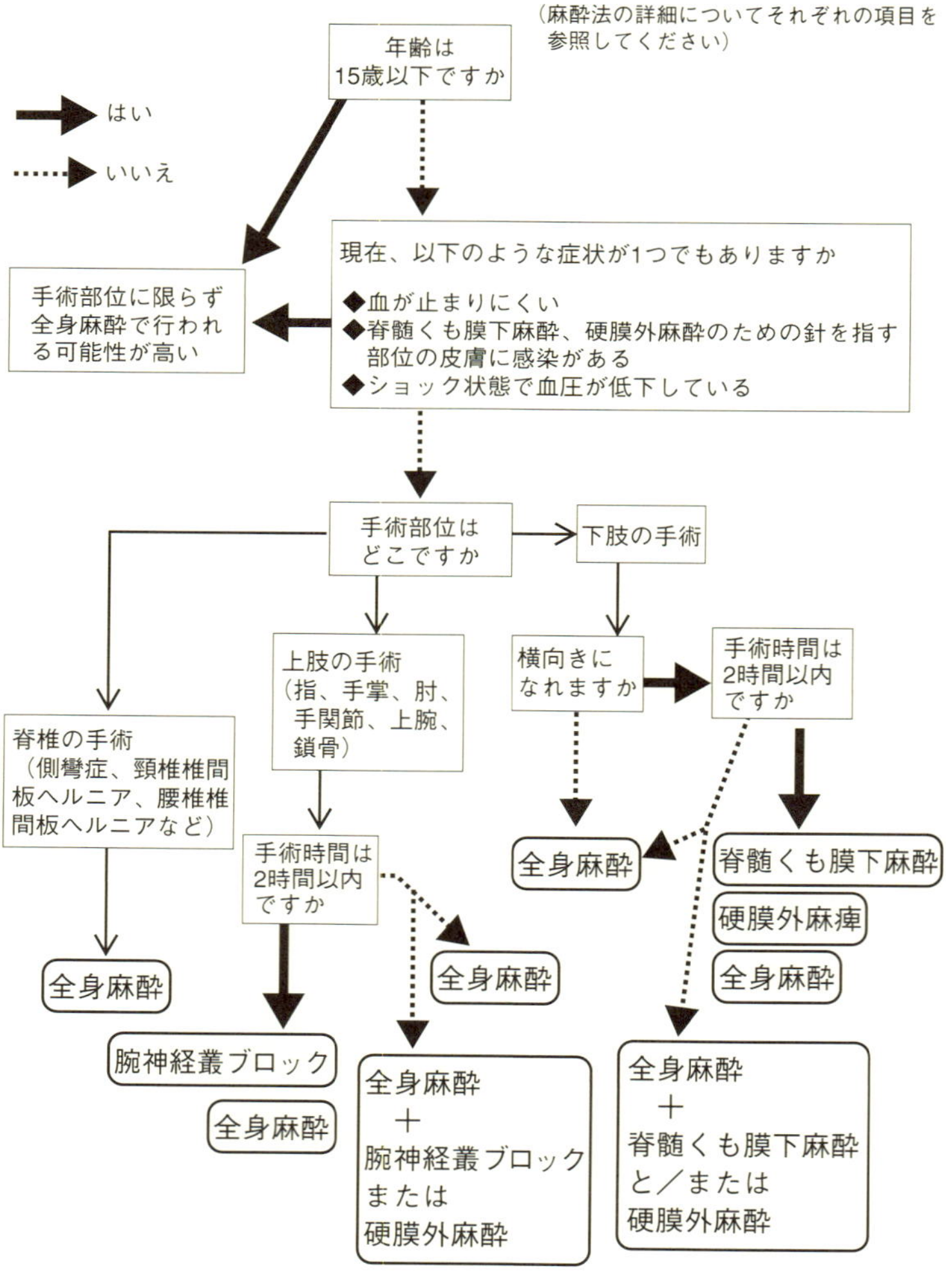
(麻酔法の詳細についてそれぞれの項目を参照してください)
はい
いいえ
年齢は15歳以下ですか
現在、以下のような症状が1つでもありますか
◆血が止まりにくい
◆脊髄くも膜下麻酔、硬膜外麻酔のための針を指す部位の皮膚に感染がある
◆ショック状態で血圧が低下している
手術部位に限らず全身麻酔で行われる可能性が高い
手術部位はどこですか
下肢の手術
脊椎の手術（側彎症、頸椎椎間板ヘルニア、腰椎椎間板ヘルニアなど）
上肢の手術（指、手掌、肘、手関節、上腕、鎖骨）
横向きになれますか
手術時間は2時間以内ですか
全身麻酔
手術時間は2時間以内ですか
全身麻酔
脊髄くも膜下麻酔
硬膜外麻痺
全身麻酔
全身麻酔
腕神経叢ブロック
全身麻酔
全身麻酔
全身麻酔＋腕神経叢ブロックまたは硬膜外麻酔
全身麻酔＋脊髄くも膜下麻酔と／または硬膜外麻酔

図3-16　整形外科の手術はどのような麻酔法で行われるのか

全身麻酔であれば、手術は眠っている間に終わってしまいます。伝達麻酔、硬膜外麻酔であれば、術中に鎮静薬を使用しますのでウトウトして眠ってしまうでしょう。場合によっては、伝達麻酔、硬膜外麻酔に全身麻酔を併用して、ぐっすりと眠っていただく場合もあります。伝達麻酔、硬膜外麻酔の効き方が不充分な場合は、全身麻酔を行います。手術は痛みを伴うことなく行うことができます。

(2) 脊椎（頸椎、胸椎、腰椎）の手術

全身麻酔で行われるのが一般的です。頸椎の手術では、前方（前頸部）から脊椎に到達する方法と、後方（背中側）から脊椎に到達する方法があります。前方から手術する場合には患者を手術台に移し、全身麻酔を開始し、上向きのままで手術を行います。しかし、背中側から手術する場合には、病棟からのってきたストレッチャーの上で全身麻酔を開始したあと、麻酔科医、整形外科医、手術室看護師とで患者をひっくり返して、手術台の上に設置してある腹臥位用支持台の上に腹這いの状態でのせなければなりません。これはかなりの重労働になります。

数時間にわたり腹這いの状態を維持することは、一般的な日常生活ではあり得ないことです。支持台で腹這いの状態でいるということは非常に不自然な姿勢（体位）であり、身体のいろいろな部位（顔、肘、脇の下、胸、膝、腹）が長時間にわたり圧迫される可能性があります。一定の部位が

長時間にわたり圧迫されることにより、その部位の皮膚の発赤が生じたり、水疱が形成されたりすることもあります。また、皮膚の下にある神経が長時間圧迫されると、神経障害（圧迫されていた神経が支配している領域のしびれ感、運動障害）が起こる場合があります。このようなことが起こらないように、手術中も麻酔科医、手術室看護師は絶えず注意を払わなければなりません。

(3) 下肢の手術

下肢の手術（股関節・膝関節の手術、骨折の手術、足首の手術など）の場合、一般的には脊髄くも膜下麻酔、硬膜外麻酔が選択されます。脊髄くも膜下麻酔、硬膜外麻酔を行う場合、背中から針を刺すので、横向きになってもらわなければなりません。もしも横向きになれない状況であれば（例えば、下肢の骨が折れているため、痛くて動けない場合）には全身麻酔が選択されるでしょう。

また、脊髄くも膜下麻酔、硬膜外麻酔を行う場合、麻酔が効いているかを確認しなければなりませんので、患者と担当麻酔科医との間で意思の疎通が充分とれることが大前提になります。したがって、意識がもうろうとしているような場合、意識の全くない場合、痴呆が進行していて全くコミュニケーションがとれない場合には脊髄くも膜下麻酔、硬膜外麻酔を施行することは不可能なので、全身麻酔が選択されるでしょう。全身麻酔のあとは、肺炎の併発を予防するために深呼吸すること、痰をなるべく喀出することが重要です。しかしながら意識がもうろうとしていたり、コミュニケーションがとれない場合は、術後の深呼吸、痰の喀出が充分できない可能性が高いので、術後に肺炎を引き起こす可能性も必然的に高くなります。

一方、下肢の手術は必ず脊髄くも膜下麻酔、硬膜外麻酔で行われなければならないという決まりはありません。施設、麻酔科医によっては全身麻酔を選択する場合もあると思いますし、全身麻酔と脊椎麻酔または硬膜外麻酔のいずれかを併用する場合もあれば、全身麻酔、脊椎麻酔、硬膜外麻酔の三つを併用する場合もあります。

a　脊髄くも膜下麻酔で行う場合

前述したように脊髄くも膜下麻酔は横向きで行います。髄液より重い局所麻酔薬（高比重液）を注入すると、下になっている足がまず温かくなり、徐々にしびれてきます。上向きになると反対側の足も徐々にしびれてきます。ですから、手術する足を下にした横向きで行えば、手術する側の足を重点的に効かし、手術しない側の足はうっすらと効かすことができます。

髄液とほぼ同じ、あるいは髄液より軽い局所麻酔薬（それぞれ等比重液、低比重液）をくも膜下腔に注入する場合、高比重液の場合と逆になります。つまり、手術する足が上になるような横向きになります。薬液がくも膜下腔に注入されると、上になっている足が徐々に温かくなってきます。

麻酔がどの程度効いているかを確認するために、先を鈍くしてある針で皮膚をつついてみます。

麻酔がよく効いているのは触っているのもわからなくなります。つつく場所を次第に頭のほうに移動させていくと、触っているのがわかるけどチクチクしない場所、少しだけチクチクする場所、麻酔が効いてない場所の皮膚と同じくらいチクチクする場所が明らかになってきます。このようにして麻酔が効いている範囲を調べます。チクチクしない場所がおへその付近まであれば、下肢の手術を行うための麻酔効果、麻酔範囲は充分です。

麻酔効果が不充分な場合、麻酔範囲が不充分であれば、もう一度横向きになっていただいて（多少なりとも麻酔が効いていれば、足は動きにくくなっていると思います）、脊髄くも膜下麻酔を行います。それでも充分な麻酔効果、麻酔範囲が得られなければ全身麻酔に変更する、硬膜外カテーテルが挿入されていれば硬膜外麻酔を併用する、などの手段がとられます。

麻酔が充分効いていることを確認したあと、点滴から就眠薬を静脈内に投与しますので次第に眠くなってきます。途中で目が覚めても、また追加投与すれば再び入眠してしまいます。

脊髄くも膜下麻酔の効果は、高比重液を使っていれば上になっていたほうの足から切れてきます（低比重液の場合はこの逆になります）。

b　硬膜外麻酔で行う場合

硬膜外麻酔を行う場合には、あらかじめ硬膜外カテーテルを硬膜外腔に挿入しておくのが一般的です。このカテーテルから局所麻酔薬を間歇的に注入すれば、長時間の手術も可能ですし、持続注入器をカテーテルに接続すれば、手術後の鎮痛にも使用できます。また脊髄くも膜下麻酔と併用すれば、脊髄くも膜下麻酔の効果が切れてきても、硬膜外麻酔により麻酔、手術を継続することができます。

硬膜外カテーテルは、第2〜第3腰椎間から上方に向けて挿入するのが一般的です。皮膚に局所麻酔を行うのでチクッとした痛みが感じられますが、あとは押される感じがするぐらいです。

脊髄くも膜下麻酔との相違点は、まず局所麻酔薬は、脊髄くも膜下麻酔ではくも膜下腔に、硬膜外麻酔では硬膜外腔に注入される点で、また、硬膜外麻酔は脊髄くも膜下麻酔よりも効いてくるのに時間がかかり、痛みを感じなくなるまでに約二十分を要します。また、術後鎮痛に用いることができる硬膜外麻酔により、長時間の手術が可能であるなどの点があげられます。麻酔効果の判定法は脊髄くも膜下麻酔の場合と同様です。

c　全身麻酔で行う場合

出血傾向（血が止まりにくいような病気をもっていたり、血が止まりにくくなるようにする薬アスピリン、バファリン、ワルファリンなどを内服している場合）がある場合、脊髄くも膜下麻酔、硬膜外麻酔のための針を指す部位の皮膚に感染がある場合、ショック状態で血圧が低下している場合には、全身麻酔が選択されます。

骨折のため疼痛が非常に強く、手術台に移動するのがつらい場合には、ストレッチャーの上で全身麻酔を行ったのち、手術台の上に移るようにすることも可能です。

2　上肢、下肢の手術で出血を少なくする方法

肘より先の手術（肘、前腕、手の手術）、膝より先の手術（膝、下腿、足などの手術）などの場合、出血量を減らすために上腕部、大腿部に駆血帯（タニケット）を巻きます。手術中はタニケットをふくらませて動脈、静脈を圧迫することにより、出血量をほとんどなくすことができ、輸血を回避することができます。

一方、タニケットを長時間行うことにより痛みが生じてくる場合があります。これをタニケットペインといいます。もしも麻酔なしで駆血しているとしたら、約二十分もすれば痛みが出てきて、脂汗がでるほど強烈な痛みになってきます。全身麻酔中であれば痛み刺激に対する生体の反応として血圧や心拍数が上昇してきます。脊椎麻酔中、硬膜外麻酔中であれば痛みが少しずつ出てきます。

（1）全身麻酔中の対応法

必要に応じて、吸入している麻酔薬の濃度を濃くしたり、鎮痛薬を静脈内に投与したりします。

硬膜外カテーテルが入っていれば、ここから局所麻酔薬を投与することもあります。

(2) 硬膜外麻酔、脊髄くも膜下麻酔中の対応法

タニケットを巻いている部位より末梢に痛みが出てきます。鎮痛薬を静脈内に投与したり、硬膜外カテーテルが入っていればここから局所麻酔薬を投与したり、亜酸化窒素（笑気ガス）を吸入したりします。

3 手術時の合併症について

一〇〇％安全な手術、麻酔はありません。整形外科手術に限ったことではないのですが、手術、麻酔中に合併症が起こる可能性のあることを、麻酔科医は常に念頭においておかなければなりません。そこで、整形外科手術の麻酔管理中に起こりうる、比較的特有な合併症をいくつかあげてみました。手術中も麻酔科医は常に患者の頭のところに立っていて、全身状態を観察（心電図、血圧、各種モニター、尿量、脈拍、心音など）し、合併症に速やかに対応できるような体制をとっています。

(1) タニケット解除時に起こる合併症

タニケットを解除し駆血部位より末梢へ血流が再開されたときに、血圧低下が起こる場合があり

ます。その原因として、駆血部より末梢の組織で産生された代謝産物が循環血液中に流れ込むことによる影響、駆血中に血管内でできた血栓が肺動脈につまって肺梗塞を起こすことなどが考えられています。

(2) 脂肪塞栓症、空気塞栓症について

骨髄には脂肪組織が豊富にあります。骨盤骨折や大腿骨骨折、骨髄を削るような手術操作、骨セメントを使用する手術中に、脂肪滴が血管の中に入り込んで肺の細い動脈に引っかかってしまう場合があります。これを脂肪塞栓症といいます。意識がある状態であれば、呼吸困難、胸部の苦悶感が出現します。また、血痰、眼球結膜（いわゆる白目のところ）、頸部、液化の皮膚の点状の出血、動脈血中に溶解している酸素の量の低下（低酸素血症）、胸部X線写真では中肺野から下肺野にかけての吹雪状の陰影など、さまざまな症状や所見が出現してきます。

もしも術前に脂肪塞栓症を起こしていることが明らかであり、かつ症状が激しければ、手術を延期するべきでしょう。手術中に脂肪塞栓症が起こった場合には、呼吸管理、ヘパリンの投与などが行われます。

一方、空気塞栓症は、血管内に空気が入りそれが肺（肺動脈）で引っかかる場合をいいます。脊椎、脊髄の手術（手術野が心臓より高い場合）、人工骨頭置換術で人工骨頭を打ち込むときなどに

起こる可能性があります。徐脈、不整脈、血圧低下、呼気中の炭酸ガス濃度の低下などがみられますが、急激な循環動態の変動を伴う場合があります。

(3) 骨セメントの使用による合併症

人工骨頭、人工膝関節の置換術を行う場合、これらの人工物を骨と強固に固定するために骨セメントを使用する場合があります。骨セメントを使用すると、血圧低下が認められる場合があります。その原因としては、骨セメントの成分による場合、脂肪塞栓、骨セメントが固まるときの熱や、このときの発熱により形成された血栓、空気塞栓などが考えられます。

整形外科手術を行うときの麻酔方法について解説しました。整形外科で比較的特有な合併症についても述べましたが、麻酔科医は手術中に起こりうるすべてのことを想定して麻酔計画を立て、起こりうる合併症に対する対策を立てて常に麻酔に臨んでいます。

日本大学医学部麻酔科（駿河台日本大学病院）　佐伯　茂

第Ⅳ章　特殊な病気をもっている人の麻酔

一　小児麻酔

成熟児とは在胎三十七週以上を指し、未熟児とは在胎三十七週未満を指します。未熟児で成長可能な児の妊娠週齢は次第に短縮され、在胎二十週の新生児でも成長可能です。このような超未熟児でも外科的治療の対象となるので、麻酔が必要となります。未熟児の麻酔管理には、特殊な技術や麻酔の用具が必要となります。

ここでは、小児麻酔での、新生児あるいは乳児の麻酔を中心に解説します。

成長による分類では、新生児は生後二十八日、乳児は生後十二カ月以内、幼児は一～六歳、学童は六～十五歳に分類するのが一般的です。社会保険上の麻酔技術は、未熟児、新生児、乳児、幼児と分類され、それぞれに麻酔料に加算がつきます。社会保険上の未熟児は体重で規定されており、二、五〇〇ｇ以下で在胎週齢に生後週齢を加えた合計が四十八週未満を指します。新生児を生後十日までとする意見もあります。

1　麻酔前評価―生理学的特徴

(1)　新生児

a　中枢神経

柔らかく、曲がりやすい頭蓋骨をもち、縫合線は癒合しておらず、前後の泉門は加依存していいます。脳は構造的には完成していますが、神経は充分には随鞘をもっていません。大脳の形成が不充分で、脊髄下端はL_1で終わっています。上衣下の血管は発達せず、脆弱です。これが管理や麻酔のときに大きな問題となります。脳内で水分が占める割合が大きく、成長にしたがって蛋白質が増量し、水分の割合が低下します。脳血液関門の形成が弱く、麻酔薬やビリルビンの脳への移行が大きいのです。

新生児では、三分の一の心拍出血液は脳へ流れます。しかし脳血流量は成人よりはるかに少ないのです（三〇㎖／一〇〇g／分）。脳血流量の自動調節脳は弱く、酸素や二酸化炭素濃度に反応する力が弱いのです。痛覚は胎生六週後くらいで現れると考えられ、麻酔や鎮痛の考えが変化しています。内分泌器官は新生児でも充分機能していると考えられます。

b　呼吸系

在胎四週から肺は形成が始まります。肺葉は五週で現れます。七週で気管ができ、血管とともに肺の末端まで発達します。十六週で気管―気管支が形成され、終末気管支もできあがります。二十五週までには肺のガス交換に必要な構造ができあがります。在胎三十四～三十六週で肺胞が形成され、Ⅱ型肺胞細胞が出現します。

分娩後最初の呼吸で、劇的な肺構造と機能の変化が起こります。最初の呼吸が行われるには七〇mmHgもの陰圧が必要です。肺胞の拡張に伴い、気道内の分泌物は吸収され、肺のコンプライアンスも低下します。呼吸の中枢性調節機構は在胎時に作られ、血中二酸化炭素に対応する呼吸調節は分娩後三週間で完成します。低酸素の呼吸中枢の刺激は複雑で、低酸素では一過性に呼吸が刺激されますが、すぐに抑制されます。特に体温が低いと、呼吸刺激能が低下します。

ヘッドの逆説的反射やへーリング・ブリュアーの反射は在胎

表4-1　新生児の肺の諸気量

	新生児	成人
酸素消費量（mℓ/kg/分）	6.4	3.5
二酸化炭素産生量（mℓ/kg/分）	6.0	3.0
肺胞換気量（mℓ/kg/分）	130	60
呼吸数（rpm）	35	15
分時換気量（mℓ/kg/分）	200	90
一回換気量（mℓ/kg）	6	7
肺活量（mℓ/kg）	30	34
機能的残気量（mℓ/kg）	63	86

時よりみられます。在胎時より周期的呼吸活動は観察され、時々息こらえも行います。息こらえと肺の成熟との間には密接な関係があり、未成熟ほど息こらえが長いといわれています。

新生児の呼吸器の構造は成人とは異なり、頭部が大きく、鼻腔は狭く、舌は大きいのです。このため仰臥位とすると、前屈姿勢となります。声帯の位置は高く、頸椎の3から4番目の位置となります。喉頭蓋は長く、四五度の角度で後方へ張り出しています。そこで気管内挿管のときにストレートブレードが有利といわれています。

新生児では横隔膜が呼吸の大きな部分を担っています。盛り上がった腹部は横隔膜を頭側へ押し上げます。このため横隔膜は疲労しやすいといわれています。肺の諸気量をみると、表4-1のような数字が発表されています。酸素消費量が大きいこと、分時換気量が大きいこと、呼吸数が多いことが特徴的です。

c　心循環系

胎生八週で心臓は形成され、二心房、二心室に分かれています。左右の心房心室のポンプ機能は同等です。分娩時には肺循環が胎生時の七%から一〇〇%に増加するため、卵円孔は閉じて（完全閉鎖は三〜五歳）、動脈管も分娩後四時間で閉鎖します。分娩後二十四時間しても動脈管が開存しているなら、インドメタシン療法が行われます。分娩後数日で、左室壁は抵抗のため肥大しますが、右室はそのままです。分娩後の小児の心拍出量は基本的に心拍数に依存しています。自律神経の発達は遅く、新生児では副交感神経優位です。交感神経は五〜六歳で発達し、交感—副交感神経の均衡が完成します。

成熟児の収縮期血圧は二十五時間の間は六五mmHg程度であり、一週間後には七五mmHgとなります。未熟児（在胎二十七〜三十週）では収縮期血圧は四五〜五五mmHg、心拍は一二〇〜一七五rpmです。

循環血液量は未熟児で一〇〇mℓ／kg、成熟児では七〇mℓ／kgです。生下時血液へモグロビンは成熟児で一四〜二〇g／dℓ、未熟児では七g／dℓです。生下児胎児型へモグロビンは在胎三十週で九五％、四十週で八〇％です。酸素—へモグロビン解離曲線のP50は未熟児で一五〜一八mmHg、成熟児で一九・四mmHgです。幼児（一歳）では三二mmHgです。

d　体液と代謝

成熟児の生下時体水分量は七八％であり、一歳児では六五％にまで低下します。細胞外液は新生児では少ないのですが、四歳で成人並の二〇％となります。細胞内液は在胎時では四〇％前後ですが、生下時より次第に増加し、四歳では五〇％となります。

腎機能は生下時には未発達であり、六週ほどで成人並に発達します。生下時では腎血流量は低く、糸球体濾過率も少なく、尿細管の機能も発達不充分です。

肝臓の機能も未発達で、肝での炭水化物の貯蔵は在胎三十週前後よりみられます。未熟児では肝臓の含水炭素の貯蔵はなく、糖液の補給が必須です。新生児の低血糖とはグルコース濃度が三〇mg／dℓ以下と定義されます。ビタミンKに左右される血液凝固因子の産生は、成人の二〇～六〇％と推定されます。そこでビタミンKの補給が必要となります。

薬物の分解能力は低く、個人差も大きいのです。

新生児の酸素消費量は、生下時の五mℓ／kg／分から、一週間後には七～八mℓ／kg／分に増加します。基礎代謝は一二〇kCal／kg／日と、成人の三～五倍です。脳や心臓はグルコースを必要とするので、血糖値が三〇～四〇mg／dℓとなるように糖液の補給が必要です。

（2）　乳児以上

乳児では、発育の状態を確認します。生下時の体重は標準的に三kg前後、三カ月で二倍、一年で三倍となるのが通常です。発育が遅延していれば、循環系や呼吸系の合併症が示唆されます。注意すべきことは、口腔の状態、歯牙の状況、顎の発達などです。また喘息、アトピー性皮膚炎、じんましんなどの過敏症の素因の有無です。

2　麻酔前準備

通常の麻酔前チェックのほかに、小児の麻酔では在胎時間が必須です。先天的な奇形や異状、気道の状況、合併症の把握、検査データの確認が重要です。

(1)　問　診

成人に対する問診のほか、出生時情報、出生後の経過、日常生活・習慣、既往歴、家族歴などを充分に聴取します。特に在胎週数、出生時体重、仮死状態の有無、心身の発達状況は重要です。既往歴では、喘息、アトピー性皮膚炎、じんましん、ひきつけ（痙攣）、などに注意を払います。発達段階では歩行、言語、排便、食事などが重要です。また患児と親しくなり、恐怖を与えないことも大切です。

また母親や保護者に、麻酔の方法、導入から覚醒までの経過、術後の疼痛、哺乳や食事の可能性などを説明し、不安をなくす努力が必要です。

(2)　診察・検査

診察では中枢神経系（精神・知能・運動機能の発達状況）、大泉門の大きさと緊張度、各種反射などを確認します。聴診では心雑音の有無、呼吸雑音の有無に注意します。開口の程度、う歯の有無、顎の発育、外形奇形、発疹の有無に注意します。

検査値では、血液生化学、胸部X線、血型、心電図などを確認します。血液生化学検査値では、成人とは正常値が異なることがあるので注意します。

(3)　経口摂取

患児では、脱水を恐れて経口摂取の制限は最小限とします。必要な場合は表4-2にしたがいます。

表4-2　小児の麻酔前経口摂取の制限

年齢	ミルク・固形	食水など
6カ月未満	4時間前まで	2時間前まで
6カ月～3歳	5時間前まで	3時間前まで
幼児・学童	6時間前まで	4時間前まで

(4)　麻酔前投薬

生後六カ月以下の乳児には鎮静薬の必要はありません。それ以上では保護者との別れが問題であり、小児の心理を傷つけないように鎮静薬を経口投与します。ジアゼパム〇・七mg／kg（散剤あるいはシロップ）、ミダゾラム〇・三～〇・五mg／kg（散剤）を麻酔導入一時間前に投与します。筋肉内投与は筋損傷の原因となるので避けます。

麻酔導入時の徐脈、気道分泌の抑制の目的でベラドンナ薬も選択されます。硫酸アトロピンは血管を確保してから、静脈内投与します。投与量は〇・〇二㎎／㎏とします。

3　麻酔法の決定

小児の麻酔法も、局所麻酔、静脈麻酔、全身麻酔に分類されます。小児は、意識下では手術を怖がり、安静が保たれないので、例外を除いて静脈麻酔あるいは全身麻酔が選択されます。静脈麻酔薬で単独で麻酔を維持できるのはプロポフォールのみです。

しかし、プロポフォールの小児での安全性は確立されていません。そこで全身麻酔が第一選択となります。

全身麻酔は吸入麻酔薬で導入あるいは維持します。幼児の段階で静脈に確保が可能な場合は、麻酔導入が静脈麻酔薬で行われます。このような場合は成人に準じるので、麻酔導入前に血管を確保できない場合について述べます。

小児では、匂いがなく気道への刺激がない麻酔薬が選択されます。そこでセボフルランが第一選択となります。セボフルランは分子量二〇〇・一、沸点五八・五度、血液／ガス分配係数は〇・六三と小さく、導入時間が短いのです。麻酔力はＭＡＣで表現すると一・七一前後であり、中等度といえます。

4　麻酔の実施

（1）麻酔の導入と維持

小児の肺の死腔率は〇・三と、成人と変わりません。しかしコネクター、給湿器、マスクなどは死腔となります。そこで死腔を可能な限り小さくするような回路が工夫されています。体重三kg以下では、インファント・サークルを用います。またジャックソン・リースの送吹式回路も用いられます。現在では、体重が三〜一五kgでは、蛇管の径が細い小児用の回路が使用されます。体重が一五kg以上では、成人の回路が用いられます。

酸素二ℓに亜酸化窒素四ℓを加えた混合ガスをキャリア・ガスとして、セボフルランの気化器を五％に開けて、半閉鎖法麻酔回路を満たします。このガスを小児麻酔用マスク（透明な材質でできているマスク）を用いて患児に吸入させます。

四〜五回の呼吸で意識が低下し、四肢の動きが止まります。この時期「息こらえ」が起こり、呼吸が停止します。このときは強制的に人工呼吸をせず、マスクを患児の顔面に固定します。次第に呼吸が現れ、麻酔震度が深くなります。換気量が不足であれば、麻酔回路の呼吸嚢を押して補助呼吸を行います。

麻酔深度が深まり自発呼吸が弱くなれば、調節呼吸とします。この段階になれば、気道の反射も消失し、筋弛緩薬がなくても気管内チューブが挿入可能となります。しかし完全に筋弛緩を得たい場合は、静脈を確保してから臭化ベクロニウム〇・一mg／kgや塩化サクサメトニウム一mg／kgを注入して、三分後に気管内チューブの挿入を行います。

麻酔時間が二時間以内で、気道分泌が大きくない症例では、ラリンゲルマスクでも充分気道は確保できます。この場合は原則として筋弛緩薬は用いません。

麻酔の維持は、セボフルラン一～三％の吸入で可能です。鼠径ヘルニア根治術のように胸椎5～6番目より低い部位の手術では、仙骨麻酔や硬膜外麻酔を併用することもあります。このような麻酔法は成人と異なった器具や技術を駆使します。しかし硬膜外麻酔、脊髄麻酔は使用頻度が低いのでの説明は省きます。

(2) 気管内挿管の注意点

気管内挿管は顔マスク、エアウエイ、喉頭マスクと異なった、次のような利点をもたらします。

① 気道が確実に確保される。
② 胃液の誤嚥を防ぐ。
③ 気管内の分泌物が容易に吸引除去される。
④ 口腔内の手術時も気道確保が充分できる。

気管内チューブの径は、成長により使い分けます。新生児には外経三・五㎜のチューブを選択します。外経が六㎜以下のチューブにはカフが付いていません。声帯部や輪状軟骨部の軟部組織がチューブを取り囲み、モレをなくすためです。

小児は声帯が胸椎の高位（第3・4頸椎）にあるので、口腔内へ喉頭鏡を挿入すれば直下に見えます。ただし喉頭蓋が長いので、マッキントシュ型のブレードでは声帯部が観察しにくいこともあります。その場合はゲデル型の喉頭鏡を用います。小児の気道で最も狭いのは、声帯部ではなく輪状軟骨部です。輪状軟骨部は喉頭鏡でも見えません。したがって、声帯を通過する最大チューブ径より〇・五〜一・〇㎜細いチューブを選択します。決して無理にチューブを挿入しないで、愛護的に気管内にチューブを置いてくる感覚で挿入します。実際には次式でチューブの外径を推定します。

推定チューブ外径＝（年齢/4）＋4mm

未熟児では、体重によりチューブの外径を推定します。一kg以下では外径二・五㎜で、門歯から気管分岐部までの長さが七㎝です。同様に二kg以下、三kg以下では、各々外径三㎜、三・五㎜で、長さ六㎝、九㎝です。

気管内チューブの尖端は、気管の中ごろ（声帯と期間分岐部の中点）に固定します。

小児は左右の気管支が同じ角度ですから、チューブを深く進めると左右どちらの気管支へも進みます。人工呼吸時の左右の肺の呼吸音が同等であることを確認します。

(3) 筋弛緩薬の使い方

非脱分極性筋弛緩薬の臭化ベクロニウム〇・〇八〜〇・一〇mg／kgが静脈内投与されます。二十〜三十分の筋弛緩が得られます。塩化サクサメトニウムは作用発現時間が短いのですが、高カリウム血症、悪性高熱症の原因となるので、特殊な場合（喉頭痙攣の緩解、食事した患児の麻酔導入）に限るのが賢明です。

(4) 輸液・輸血

麻酔中はすべての小児の静脈を確保して、輸液や薬物投与に備えなければなりません。新生児の一週間をみると、輸液の必要量は日により〇〜一二〇mℓ／kg／日と大きな差があります。詳しくは表4-3に示します。皮膚のたるみや乾燥、大泉門の緊張度、血圧、静脈の怒張から体液の必要度を推定し、輸液量は増減します。輸液はナトリウム、カリウム、糖を含む輸液剤が用いられます。輸液には微小調節可能な電動輸液装置が用いられます。

表4-3　新生児の1週間の輸液必要量

日数(日)	輸液量（mℓ/kg/日）
1	0
2	50
3	50
4	75
5	75
6	100
7	120

生後一週間を超えると、必要輸液量が変化します。表4-4に生後一週間後から体重が四〇kgまでの小児の必要輸液概算計算式を示します。

輸血は原則MAP血を用いて、血中ヘモグロビン量を観察しながら行います。手術による出血に対しては、輸血開始の条件を定めておく必要があります。新生児ではほぼ二〇mlの出血で輸血が必要となります。

(5)　体温の保持

小児は体温保持機構が弱く、体温が低下しやすいです。そこで未熟児などは特別な養育箱（保育器）に収容して管理します。保育器の内部温度は、未熟新生児では三四℃、成熟新生児では三二℃、それより成長した小児では二八℃とします。

麻酔中の体温保持は麻酔科医の重要な役割です。小児の場合、熱は、

①　筋肉の随意的収縮
②　筋肉の非随意的収縮
③　非震え熱産生

です。三カ月未満の小児は震えません。唯一非震え熱産生機構が働きます。この熱産生は褐色脂

表4-4　体重10kg以上の小児の輸液必要量

体重（kg）	輸液量（ml/kg/日）
～10	100
10～20	1000＋50×（体重（kg）－10）
20～30	1500＋25×（体重（kg）－20）

肪細胞が担いますが、この機構は胎性八〜三十週で始まります。褐色脂肪細胞は体重の二〜六％を構成します。熱産生のエネルギーは脂肪が用いられます。

未熟児が三四℃の保育器に入れられた場合、輻射が熱喪失の六〇％を占めます。次いで対流が熱喪失の原因です。小児の皮膚温と対気音の差による熱の放散です。小児の皮膚面積は、体容積あたりでは成人の二・五倍にもなります。

このように手術室では患児の体温が失われます。これを避けるためには、次の方法で体温下降を防止します。

① 手術室の室温を上げる。
② 身体を銀紙あるいはビニール紙などで被う。
③ 赤外線ヒーターを用いて加温する。
④ 温水環流マットレスを用いる。

5　覚醒時と麻酔後

麻酔から覚醒したら、新生児は保育器に収容して、酸素テント様装置で酸素を吸入させます。重症な疾患で、手術侵襲が大きい場合は、小児集中治療室（ＮＩＣＵ）に収容します。二歳以下では呼吸機能の未熟のため、ＮＩＣＵへ収容する症例が多くなります。新生児、乳児の酸素要求量は、単位体重あたり幼児の二倍以上です。

二　高齢者の麻酔

高齢者が手術を受ける機会はますます高まっています。高齢者の生理学的特徴は、退行性変化が進み、合併症をもつ割合が高い点です。麻酔前評価では、リスクが高く、麻酔前より全身状態の改善を図り、手術目的と生理的状況とを勘案して麻酔方法を選択する必要があります。また麻酔中・麻酔後の患者の状態を密に把握して、呼吸・循環・代謝の機能を維持するよう配慮する必要があります。

1　加齢の生理学

ヒトは加齢とともに、次のようなさまざまな変化を示します。

①　成人後は死亡率が上昇する。
②　身体の化学的組成に変化が現れる。

③　退行性変化が生じる。
④　環境の変化に順応する能力が低下する。
⑤　疾病の合併率が上昇する。

加齢により、実際の年齢と生物学的年齢との解離が生じます。高齢者の定義は難しいのですが、日本外科学会では六十五歳以上を高齢者として取り扱っています。さらに六十五歳以上の高齢者を次のように三分割することが多いようです。

①　若高齢者―六十五～七十四歳
②　中高齢者―七十五～八十四歳
③　高高齢者―八十五歳以上

なぜ加齢現象が発生するかは、完全には解明されていません。加齢現象の誘引をあげますと、環境的要因による突然変異説、移転的プログラミング説、の二説があります。

麻酔科医は外科的治療を可能にするため、高齢者のもつ生理学的意義を充分に把握して、合併する疾病を統御し、適した麻酔法を選択し、患者を外科的侵襲から保護しなければなりません。

ここでは、加齢による生体の変化を概観します。

(1)　呼吸系

a　肺気量

①　全肺気量—肺胞の弾性収縮力は低下するが、胸郭の柔軟性も減少するので、この値は変化しません。

②　肺活量—成人後最大となり、その後加齢により呼吸筋の弱化や胸郭の硬化により減少します。高齢者男性は一九～三五㎖／年、女性は一五～二九㎖／年の割合で減少し続けます。

③　機能的残気量—加齢とともに少しずつ増大します。男性は九㎖／年、女性は三㎖／年の割合です。したがって、高齢者は肺気腫傾向が強くなります。

④　残気量—末梢気道への空気のトラップにより、加齢とともに増加します。その程度は、男性二二㎖／年、女性七㎖／年前後といわれています。残気率（RV／TLC）は全肺気量（TLC）が変化しないので、必然的に増加します。男女ともに三五％以上となります。

⑤　呼気予備量—呼吸筋の弱化と胸郭の硬化により減少します。

b　換気動態

最大吸気から努力性に呼出した努力性時間肺活量（FEV1）は、気道の抵抗を反映します。この値は加齢により低下します。流量—気量曲線では最大呼気流量として測定されますが、加齢により低下します。

c　気　道

気管支は拡張し、細気管枝は細くなります。肺胞は拡大し、浅くなり、死腔が増量します。死腔率は若年者の三三％から高齢者の五五％へと増大します。

d　換気分布と肺血流分布

換気は上肺野が多く、下肺野は少ないです。窒素洗い出し法で調べますと、分布の偏りが増加しています。肺血流分布はほとんど影響を受けません。しかしクロージング・ボリュームと機能的残気量（ＦＲＣ）の差であるクロージング・キャパシティは加齢により減少し、六十五歳では負となります。これが術後無気肺の大きな原因となります。

e　拡散能力

拡散能力は、肺胞の総面積と肺胞毛細管距離により決定されます。成人時に最大となり、加齢により少しずつ減少します。その程度は、一酸化炭素吸入法で男性〇・二㎖／分／㎜Hg、女性〇・一㎖／分／㎜Hg程度と報告されています。

f　動脈血ガス分圧

肺のガス交換の結果を反映する動脈血酸素分圧は、男女ともに加齢により低下します。その程度は次式で推定されています。

$$PaO_2 = 100 - 0.323 \times 年齢$$

(2) 循環系

加齢による循環器の機能変化は著しく、以下に述べる項目に大きな変化が現れます。

a 心臓

高齢者の心臓を形態学的に検討すると、心筋のリポフスチンの増加、心筋細胞の線維化、弁膜の肥厚化、冠動脈の粥状変化、刺激伝導系細胞の減少と繊維化が指摘されます。

心臓の機能は、そのポンプとしての活動にあります。ポンプを維持するのは、心拍数と一回心拍出量です。後者は、前付加、後負荷、心筋収縮力、の三要素からなります。

① 心拍数―加齢による変化は少ないのですが、運動負荷時の最大心拍数は加齢により減少。

運動負荷時の最大心拍数の推定値＝(200－年齢)／分

②　前負荷―心室の拡張終期容量には変化はありません。しかし加齢により左室の拡張速度は遅くなり、それだけ左房の役割が大きくなります。

③　後負荷―動脈硬化の進行により増加します。動脈硬化により壁のエラスチンが減少し、コラーゲンが増加した結果です。代償的に左室壁が肥厚し、抵抗に代償的に働きます。

④　心筋収縮力―加齢により心筋の収縮速度は低下します。左室収縮時間は延長します。駆出前時間（ＰＥＰ）は延長しますが、安静時の駆出率は変化しません。

b　冠血流量

加齢により血管内膜の肥厚、内壁の粥状変化、血栓の沈着などが増加し、血流を障害します。加齢により冠血管狭窄指数は明らかに増加します。

c　末梢血管

大動脈の血管壁が加齢により肥厚します。六十歳では一八％、七十歳では七五％、八十歳では五〇％の血管壁に高度の硬化がみられます。

d　心拍出量

安静時心拍量は二十代で最大となり、その後は加齢により減少します。減少の度合いは一％／年と考えられます。七十歳代では若年者のほぼ二分の一となります。その機序は後負荷の増大と心筋収縮力の低下です。

(3)　中枢神経系

a　形態と機能

脳重量が、若年者平均の一、四〇〇gから一、一五〇gに萎縮してきます。脳半球あたりの血流量には変化はみられませんが、皮質流量は二五％減少しています。脳血管抵抗は、動脈硬化のため上昇します。酸素消費量は四〇％低下し、糖消費量も同様です。脳細胞の微細構造では、リポフスチンの蓄積と空胞変性が目立ちます。樹状突起はその数と密度が減少します。

機能面では、末梢神経からの上行性刺激が減弱します。脳の電気活動の振幅の低下と伝導速度の低下が目立ち、短期間の記憶、計算能力、視覚・聴覚の反応時間が低下し、知的活動が鈍化します。

b　末梢神経

非ミエリン神経線維の変性とミエリン線維の喪失が著しく、運動・知覚線維の伝導速度が低下します。

c　自律神経

種々の反射機能が低下します。その中に圧受容体反射が含まれます。低酸素による呼吸刺激反応、循環刺激反応が低下します。体温維持機構が鈍化するため、体温が低下しやすくなります。

(4)　代謝系

a　糖代謝

加齢により、糖質の代謝能力が低下します。空腹時の血糖値は高値を示しますが、その程度は〇・一mg／dℓ／年程度です。したがって、七十歳では若年成人より七mg／dℓほど高くなります。また耐糖能が低下します。五〇gのグルコースを負荷した場合、一時間後の血糖値予測は、

予測値(mg/dℓ)＝100＋0.8×(年齢－20)

となります。その機序はインスリンの分泌低下とインスリン受容体の数の減少によると考えられます。

b　脂質代謝

血漿の脂質濃度は加齢により低下します。リポフスチンは確実に増加します。コレステロールは

ほとんど変化しません。

c　蛋白代謝

食事からの蛋白質の吸収、窒素平衡は、加齢により変化しません。一日の蛋白必要量は一・〇～一・五g／kgと減少しません。一方、血漿蛋白濃度、アルブミン濃度は加齢にしたがって低下します。代謝回転率は若年成人の五％／日と比較して、三％／日、低下します。

d　体液・電解質代謝

ナトリウムの腎臓からの排泄量が増加し、血漿濃度が下がります。一方、カリウムの排泄は低下するため、血漿濃度がやや上昇します。体液量は次第に減少し、全体水分量は七十歳では体重の五〇％にまで低下します。

e　エネルギー代謝

加齢により、基礎代謝量は低下します。

(5) 内分泌系

a 下垂体―副腎系

加齢により視床からのＣＲＨ（corticotrophin releasing hormone）の遊離が低下することはありません。しかし、副腎からのコーチゾールの分泌は低下すると考えられます。

b 神経内分泌

カテコラミン（エピネフリン、ノルエピネフリン、ドパミン）は加齢により合成能力が低下し、侵襲時の交感神経系の反応も鈍ります。セロトニンの合成も低下します。

2 麻酔前評価

評価は、米国麻酔学会の全身状態、心臓機能はＮＹＨＡの分類（表4-5）、呼吸器疾患をもつ患者ではヒュー・ジョーンズの分類（表4-6）。

表4-5 心臓機能の評価

Ⅰ	心疾患があるが、身体活動に制約がない状態。日常生活により、特に不自然な呼吸困難、狭心痛、疲労、動悸などの訴えがない。
Ⅱ	心疾患があり、身体活動が軽度に制約される状態。比較的強い労作によって呼吸困難、狭心痛、疲労、動悸などの訴えが現れる。
Ⅲ	心疾患があり、身体活動が著しく制約されている状態。比較的軽い労作により、呼吸困難、狭心痛、疲労、動悸などの訴えが現れる。
Ⅳ	心疾患があり、安静時にも呼吸困難、狭心痛、疲労、動悸などの訴えが現れる。

（1）病歴などの聴取

正確な病歴を聴取するのは容易ではありません。高齢者では聴力に問題のある患者が多く、介護者の助力が必要な場合もあります。

① 現症歴—手術の対象となる疾患の経過
② 既往歴—過去の手術暦、喘息、アレルギーの有無、じんましんの有無、など
③ 家族歴—家族の病歴、特に術中死の有無も注意する（悪性高熱症）。

（2）理学的診察

① 視診—体格、胸郭の動き、皮膚の状態、顔貌、歩行状態、など
② 触診—体温、皮膚の湿潤、脊椎の状況、廃部の皮膚、など
③ 理学的診察—心音、呼吸音、脈拍、血圧、など

表4-6　ヒュー・ジョーンズの呼吸困難度の分類

Ⅰ度：	同年代の健康者と同様の労作ができ、歩行、会談の昇降も健康者並みにできる。
Ⅱ度：	同年代の健康者と同様に歩行できるが、坂・階段は健康者並みには昇降できない。
Ⅲ度：	平地でも健康者並みには歩行できないが、自分のペースなら1.6km以上歩ける。
Ⅳ度：	休みながらであっても、50mは歩けない。
Ⅴ度：	会話、衣服の着脱でも息切れがする。息切れのため外出できない。

(3) 検査値の読み取り

必要な項目は通常の成人手術患者と同じです。正常値が若年成人と異なっていることもあります。表4-7に、その一部を記載します。

(4) 全身状態の評価

① 全身評価─米国麻酔学会（ASA）の評価が広く用いられていますが、高高齢者（八十五歳以上）ではクラスを一段階上げます。

② 合併症の確認─合併症をもたない高齢者は少ないので、合併症を整理・確認します。注目すべき合併症は、うっ血性心疾患、うつ病、痴呆、慢性腎臓疾患、狭心症・心筋梗塞、骨関節炎、歩行障害、尿失禁、動脈硬化、糖尿病、貧血、です。日常の生活状況からは睡眠障害、食欲、歩行距離、体重減少などに注目します。

表4-7　高齢者の検査標準値

血漿蛋白量	若年成人より 0.2～0.4g/dℓ低い。
血漿アルブミン	3.3～4.9g/dℓ
血漿グロブリン	2.0～4.1g/dℓ
血漿クレアチニン	0.6～1.8mg/dℓ
血漿尿酸	3.1～7.8mg/dℓ
血漿カリウム濃度	3.6～5.2mEq/ℓ
血漿カルシウム濃度	2.19～2.60mEq/ℓ
アルカリフォスファターゼ	22～82U/ℓ
白血球数	3,100～8,900/mm
赤血球沈降速度	36～69mm/h

3　麻酔前投薬

鎮静薬は原則として必要としません。鎮静が必要ならば、少量のマイナー・トランキライザー（ジアゼパム、ヒドロキシジン）を投与します。ベラドンナ薬として、スコポラミンは錯乱を起こすので用いません。アトロピンは若年成人の二分の一～三分の二量とします。

4　麻酔の導入と維持

(1)　全身麻酔

最低肺胞濃度（ＭＡＣ）は加齢とともに確実に低下します。若年成人が一〇〇とすると、若高齢者では八五、中高齢者では八〇、高高齢者では七五となります。この指数を計算式で示すと、次のようになります。

MAC指数＝113－0.46×年齢

したがって、高齢者ではＭＡＣを教科書の三分の二程度と考えます。

(2) 静脈麻酔

静脈麻酔の必要量も高齢者では減少していきます。チオペンタールを例に引くと、高齢者では導入必要量が三〇％減少します。

(3) 局所麻酔

局所麻酔薬の注射部からの吸収が遅れ、代謝も低下するので、同等の効果を発現するのに必要な量は若年成人の三〇％増と推定されます。しかし、局所麻酔薬の効果持続時間は延長しないようです。アミド型の薬物は肝臓で分解されるので、代謝速度が遅くなると考えられています。

高齢者では硬膜外麻酔の局所麻酔薬量を少なくする習慣がありますが、その当否は確認されていません。しかし、臨床経験から脊髄一分節の麻酔範囲を得る麻酔薬量は、若年成人の七〇％と考えています。

(4) 麻酔中の患者管理

a 呼吸系

高齢者の呼吸機能は低下が著しいので、局所麻酔などで意識があり、自発呼吸を維持しても、吸入酸素濃度を三〇％前後まで高めます。全身麻酔では、原則として補助・調節呼吸とします。動脈血酸素飽和度（パルスオキシメータ）と呼気終末二酸化炭素濃度（呼気カプノメータ）をモニターします。酸素飽和度は九五％以上、二酸化炭素濃度は四・五％以下とします。

b　循環系

平常の血圧が高い患者では、麻酔前の収縮期血圧の八〇％以上に保ちます。いわゆる正常値にこだわってはなりません。麻酔導入により血圧が低下するのが通常です。しかし、血圧維持のための過剰な輸液は避けます。晶質液を五～一〇㎖／kg／時 程度にとどめます。血圧の低下は、昇圧薬（塩酸エフェドリンの間欠的投与）やβ刺激薬（ドパミン、ドブタミンの持続投与）で対処します。

c　代謝系

耐糖能が低下していますので、麻酔中の糖質投与では血糖値が上昇します。やや血糖値が高くても、ブドウ糖などを少量（〇・一～〇・二g／kg／時）投与することが勧められます。血糖値が一八〇㎎／dℓ以上となるなら、糖質五gにインスリン（レギュラー）一単位を加えます。高齢者では体温維持能力が低下するので、保温には充分注意します。三五℃以上に維持します。

5　術後管理

高齢者では、術後の合併症発現頻度が高くなります。最初に注意すべき事項は鎮痛です。疼痛は交感神経系の緊張を招き、代謝を亢進します。また疼痛は呼吸を抑制し、無気肺を助長します。腹部以下では硬膜外麻酔の活用が勧められます。その他の部位の手術で疼痛が強ければ、モルヒネ、メペリジンなどの麻薬類の静脈内投与、拮抗性鎮痛薬（ペンタゾシン、ブトルファノール、ブプレノルフィン）も有効です。しかし、鎮痛薬は呼吸抑制が強いので注意が必要です。

(1)　精神障害

高齢者では麻酔覚醒後の興奮、錯乱、異常行動がかなりの頻度で発生します。原因としては麻酔前投薬（スコポラミン、アトロピン）、麻酔薬の過剰投与、麻酔中の脳血流量の減少などがあげられます。覚醒促進（フルマゼニール、ナロキソン、抗コリンエステラーゼ薬など）、あるいは逆に鎮静（ジアゼパム、ミダゾラムなど）などの対策がとられます。

(2)　高血圧

疼痛、低酸素血症、過剰輸液、膀胱の充満などが原因になり、高頻度に高血圧が観察されます。

麻酔前より服用した降圧薬の投与、カルシウム拮抗薬、β遮断薬などで麻酔前の血圧に調整します。高血圧は心筋の仕事量を増加させて、心筋虚血を誘導します。心電図の観察が欠かせません。

（3）　低体温

高齢者は体温維持能力が低下しているので、保温マットなどを活用して体温を維持させます。

（4）　肺合併症

麻酔後は微笑無気肺は必ず発生します。肺の聴診、X線撮影、血液ガスに注意して、無気肺、肺炎、うっ血などに注意します。酸素吸入療法、喀痰の吸引排泄、あるいは気管支ファイバースコープによる分泌物の吸引などが行われます。さらに体位の変換、物理療法、吸入療法なども有用です。

（5）　その他

充分な鎮痛を図り、尿排泄量を観察して腎機能を推定し、血圧・脈拍から循環血液量の充足度を推定し、それぞれに対処します。

三　高血圧患者の麻酔

高血圧症とは、収縮期血圧が一四〇mmHg以上で、拡張期血圧が九〇mmHg以上の場合です（一九八四年の米国合同委員会の基準）。年齢的な配慮も行われますが、以上の定義が理解しやすいと思われます。

高血圧の原因として、

① 遺伝的要因
② 環境因子―食塩摂取、肥満、運動不足、アルコール、ストレス
③ 物理的成因―心拍出量増加型、血管抵抗増加型、金剛型

があげられます。

高血圧症の鑑別では、

① 腎性高血圧症
② 内分泌性高血圧症
③ 心臓・血管性高血圧症

に分類されます。

表4-8　重症度の段階

（単位：mmHg）

段階 1	140＜SBP＜159、90＜DBP＜94
段階 2	150＜SBP＜184、95＜DBP＜104
段階 3	185＜SBP＜219、105＜DBP＜119
段階 4	220＜SBP、120＜DBP

東京大学第三内科の基準（「最新医学」39、1213-1224、1984）を参考に作成。

重症度からは、表4-8のように分類されます。

臓器機能からみた重症度は、表4-9に示します。

1　麻酔前評価

高血圧症患者は、病院へ入院すれば治療を受けています。未治療の高血圧症患者は、軽症者か、あるいは緊急手術患者と考えてよいでしょう。重症度は前述の分類を参考にしますが、合併症基準は次のようになります。

①　脳卒中―脳出血、脳梗塞、脳動脈硬化
②　心疾患―心肥大、心不全、心筋梗塞、狭心症
③　腎臓病―腎機能障害、腎不全
④　眼底病変―高血圧性網膜症、眼底出血
⑤　その他―大動脈瘤、閉塞性動脈疾患

これらの合併症をもつ患者には、当該合併症の治療を行い、全身状態の改善をみて外科療法を行うべきでしょう。重症合併症のない患者は、高血圧症が未治療あるいは統御不充分でも、麻酔の適応となるで

表4-9　重症度評価

	血圧（mmHg）	心臓	脳	腎臓
軽症	140～159／90～99	左室肥大	症状なし	蛋白尿
中等症	160～179／100～109	狭心症 心筋梗塞	一過性脳虚血	腎機能低下
重症	＞180／＞110	心不全	脳出血 脳梗塞	腎不全

しょう。

高血圧症患者の麻酔による死亡率あるいは罹病率は多くの報告があります。よく知られたゴールドマンとコーデラルの成績を紹介します[1]。麻酔前に充分コントロールされた患者の二七％が麻酔時高血圧症状を示しました。充分コントロールされていない患者では二五％、未治療の患者では二〇％が高血圧状態を示しました。高血圧の治療も麻酔中の高血圧エピソードは減らせないようです。軽度あるいは中等度の高血圧症は麻酔の経過で、重大な臓器障害などを発生することは少ないのですが、重症患者では問題となる合併症を誘導します。

スカーバン[2]は高血圧症患者の麻酔後に重症の虚血性心疾患の発生頻度が高まると述べています。また多くの研究者が高血圧症は麻酔時のさまざまな合併症の誘引となることを指摘しています。そこで、高血圧症も麻酔の安全を脅かす重大な要因であるとの意見が大勢です。

2　麻酔前準備

(1)　麻酔の適応

高血圧症は、麻酔前に充分に薬物などで治療しておくことが必要です。麻酔前に高血圧症を充分に治療し拡張期血圧が一一〇mmHg以上であれば、麻酔の適応から外します。麻酔前からみられる左室壁の肥厚と左室不全は、重大な危険因子です。

（2） 麻酔前投薬

鎮静薬は充分に投与しておきます。例えば麻酔二時間前にジアゼパム一〇mgあるいはペントバリビタール一〇〇mgの経口投与を行います。最近ではα遮断薬である塩酸プラゾシン、デックスメデトミジンなどが血圧の安定に役立つといわれています。ベラドンナ薬ではスコポラミン〇・五mg IMが用いられます。

3 麻酔の導入

高血圧症患者は多くが高齢者ですので、麻酔の導入は静脈麻酔で行われます。プロポフォール二mg／kgが好んで用いられますが、血圧下降作用が強いので要注意となります。ジアゼパム〇・二mg／kgは血圧に影響が少ないようです。

気管内チューブの挿入時には愛護的に行い、交感神経の刺激を避けます。

4 麻酔の維持

麻酔の維持はキャリアーガスにのせて、吸入麻酔薬濃度は成人の三分の一～三分の二にとどめます。

四　糖尿病患者の麻酔

四十歳以上の成人の約五％は、糖尿病あるいは糖尿病予備群です。成人病患者が生涯のうちで外科的治療を受ける確率はほぼ五〇％といわれます。日常多くの糖尿病患者が、手術のため麻酔を受けることになります。

成人の全手術患者のほぼ一割が糖代謝異常をもつと報告されています。糖尿病患者は糖尿病性腎症をはじめ、多くの合併症をもっています。糖尿病は、

①　インスリン依存性（ＩＤＤＭ）
②　非インスリン依存性（ＮＩＤＤＭ）
③　栄養障害関連性
④　二次性

に分類されます。

わが国の糖尿病は、ＩＤＤＭとＮＩＤＤＭがほとんどです。ＩＤＤＭは、膵臓ラ氏島β細胞の機能廃絶で若年者が多く、発病の経過が早いのが特徴です。ＮＩＤＤＭはインスリンの分泌不全と末梢組織のインスリン感受性の低下です。年齢の高い人に多く、発病の経過が緩徐です。糖尿病患者

の周術期合併症や死亡率が高く、これらは麻酔管理により避けることも可能です。そこで麻酔管理が重要な意味をもちます。

1　麻酔前評価

糖尿病の定義は「持続する高血糖を主徴とする疾患で、その病態はインスリンの作用障害」です。糖尿病の病景はあまりに多彩なので、単独の疾患というより症候群としてとらえたほうが賢明です。診断の基準は、症状として「多飲、多尿、多食、口渇、やせ」を伴い、任意の時間に測定した血糖値が二〇〇mg／dℓ以上、空腹時血糖値一四〇mg／dℓ以上です。糖尿病の症状がなくても、糖尿病が疑われる場合には七五gの経口ブドウ糖負荷試験を行い。二時間後の値が一八〇mg／dℓ（静脈全血）以上は糖尿病と診断します。

緊急手術以外の予定手術の患者は、原則として糖尿病の管理がなされていると考えます。治療は、①食事療法、②経口糖尿病薬、③インスリン注射、です。これらの治療法の把握が重要です。糖尿病の治療状況は糖化ヘモグロビン（HbA1c、正常値七％以下）より推定します。

糖尿病合併症の把握が重要です。腎症、網膜症、神経障害、動脈硬化症は血管病変により引き起こされます。血管病変は最小血管病変と大血管病変に分類されます。後者には脳血管病変、心臓血管病変などが含まれます。

2　麻酔前準備

経口糖尿病治療薬を用いている場合は、麻酔前五〜六日前より服用をやめます。そして血糖値が高値を示す場合は、インスリンに切り替えます。経口糖尿病薬の残存効果を除くためです。インスリンであれば投与量の調節が容易です。

臓器機能の障害に応じて、臓器保護の配慮をします。しかし、通常の合併症患者と同様の準備をします。前投薬なども同様です。

3　麻酔の導入と維持

麻酔の導入と維持は通常の麻酔症例と同じです。しかし末梢神経障害がある場合には、局所麻酔を避け、全身麻酔を選択します。

4　血糖値の調節

麻酔中・麻酔後の患者管理の目標は、次のとおりです。

①　高血糖を避ける。

②　尿中のケトン体をゼロとする。

③　低血糖を避ける。

成人が必要とする糖質は、一〇〇〜一五〇g／日です。この量の糖質が利用されれば、脂肪分解は抑えられます。

(1)　麻酔当日の朝のインスリンの必要量

麻酔を行う患者は朝食をとりません。そこで朝七時にいつものインスリン量の二分の一あるいは三分の一の量をレギュラー・インスリンに替えて皮下注射します。

(2)　ブドウ糖の投与量

a　IDDM

患者が手術室に到着したら、静脈を穿刺して、一時間五gのブドウ糖を持続投与します。原則としてブドウ糖五gに対して、インスリン一UとK^+二mEqを投与します。注意すべきことは、インスリンはシリンジポンプを用いて側管から投与することです。輸液ボトルの材質により、インスリンがボトルの壁に吸着される可能性があるからです。

糖と水分電解質を投与する目的で、筆者は輸液剤として1／2生食（フィジオ70・大塚製薬）を用いています。1／2生食は二・五%の糖分を含みますので、二〇〇mℓにブドウ糖五gが含まれます。

そして予定されていた麻酔法を選択し導入します。麻酔導入後血糖値を測定し、その程度によりインスリンを投与します。投与の方法は輸液ボトルへのインスリンの添加です。その量は表4-10に示します。一時間後に血糖値を観察して、なお高血糖を示すなら、〇・二U／gのインスリンを糖液に加えます。

糖液にインスリンを加えて投与すれば、結晶中のK^+は細胞内へ移動して低K症が発生する可能性があります。そこで筆者は輸液（フィジオ70）五〇〇㎖に塩化カリウム一〇mEqを加えています。

b　NIDDM

インスリンの相対的不足、あるいは末梢組織のインスリン抵抗性がある状態なので、糖液にインスリンを加える必要はなく、ブドウ糖を五g／時で投与しながら、血糖値により表4-11にしたがってインスリンを皮下注射します。

表4-10　IDDM患者の輸液へのインスリン添加量

血糖値	インスリン
140mg/dℓ以下	0U
180mg/dℓ以下	0.2U/g（2.5U）
180mg/dℓ以上	0.4U/g（5U）

＊ブドウ糖1gあたりのインスリン添加量。（　）内は500㎖のボトル内への添加量。

5　麻酔後の問題

ＩＤＤＭ患者の麻酔後は血糖値を二～六時間ごとに観察します。また一日一回は血中尿素量（ＢＵＮ）や血漿電解質もチェックします。経口摂取が可能となるまで、一日一〇〇～一五〇ｇのブドウ糖を投与します。同時にブドウ糖五ｇあたり一Ｕのインスリンを投与します。

ＮＩＤＤＭ患者では血糖値を観察し、その値を参考にインスリンを皮下注射します。その量は表4-11にしたがいます。

表4-11　NIDDM患者への麻酔中インスリンの投与量

血糖値	インスリン投与量
140mg以下	0U
180mg以下	10U
180mg以上	20U

＊インスリンは皮下投与する。

五　腎臓疾患患者の麻酔

ヒトの体重の六〇％は水分です。一日の水分の摂取量を成人で二・五ℓと仮定しますと、体液の七％は一日のうちに入れ替わります。

水分の体外への排泄は、尿が五〇％を占めます。尿は腎臓において作られるので、腎機能が障害されていれば体液代謝が乱れます。このような理由から、腎臓疾患をもつ患者では、麻酔に際してさまざまな配慮が必要です。

1　腎臓の機能

腎臓の機能は、

① 蛋白代謝の最終代謝産物である尿素、クレアチニン、尿酸などの排泄
② 内分泌機能
③ 水・電解質・酸塩基平衡の維持

などです。

(1)　老廃物質の排泄

a　腎血流

腎臓には、心拍出量の二〇%が配分されます。臓器重量あたりの血流法では、心臓の五倍、脳の八倍と最も大きく、腎血流量の八〇%は皮質を、二〇%は髄質を流れます。

b　糸球体濾過

糸球体を通過する血漿の二〇%が濾過されて原尿となります。一分間にして一〇〇〜一二〇㎖となります。腎臓を流れる血流の圧が六〇〜一八〇mmHgの間で変化しても、糸球体濾過率（GFR）は一定です。糸球体濾過率は次式で示され、糸球体毛細血管圧（ΔP）とボーマン腔の圧（ΔΠ）の差で決定されます。k1は限外濾過係数です。

$$GFR = k1(\Delta P - \Delta \Pi)$$

機能糸球体の数が減少する慢性腎不全ではGFRが低下しているため、摂取制限が行われなければ排泄能が限界を超えます。

c　分子の透過性

水分以外の物質の腎からの排泄は、その分子量と荷電状態によります。分子量が五、〇〇〇以下で径が四四Å以下の物質は完全に濾過されます。それ以上の粒子は一部濾過されます。アルブミンは分子量六九、〇〇〇、径三六Åなので、一〇〜二〇%が濾過されます。

糸球体基底膜とその両側にある内皮・上皮の細胞膜は陰性荷電蛋白で構成されているため、陰性荷電の物質は濾過されにくいのです。

（2）内分泌機能

腎臓ではビタミンD2が活性化されています。糸球体輸入細動脈壁にある傍糸球体装置からレニンが血中に分泌されます。腎動脈圧の低下はレニンの分泌を促進します。腎臓ではPGE_2・PGI_2などの血管拡張性プロスタノイド、$PGF_{1\alpha}$、TXA_2などの血管収縮性物質も産生されています。カリクレインは腎皮質で産生され、キニノーゲンに作用してキニンを生成します。心房性利尿ペプチド（ANP）はGFRを増加させ、エンドセリンはGFRを低下させます。

エリスロポエチンは腎臓の間質細胞で産生され、骨髄に作用して赤血球の増殖と成熟を刺激します。

（3）体液代謝維持

糸球体濾過液は、尿細管を通過するにしたがって尿細管での再吸収を受けます。糸球体濾過液の水分の九九％以上は再吸収されます。濾過液中の電解質の大部分も再吸収され、あるいは分泌されます。

近位尿細管では、水分の三分の二、そこに含まれるNa^+、CL^-、K^+、Ca^{2+}などの電解質や、ブドウ糖・アミノ酸、無機燐、重炭酸イオンなどが再吸収されます。ヘンレの係蹄ではNa^+、CL^-のみが吸収されます。遠位尿細管では、塩化ナトリウムの再吸収が行われます。

2　腎臓の病態

（1）　腎不全

糸球体濾過値が健康時の一〇分の一以下になると、残存ネフロンの代償機能が不充分になり、電解質異常、溢水、代謝産物の蓄積が起こります。急性腎不全では、急激に水分老廃物が体内に蓄積します。慢性腎不全では代償機構が働くため、水分老廃物の蓄積は急激ではありません。しかし肺浮腫、高血圧は必ずみられます。麻酔前に治療が必要です。

（2）　電解質異常

低ナトリウム血症は一般的です。原因はナトリウムの排泄促進と水分過剰です。診断は血液と尿の浸透圧、ナトリウム濃度の測定により明らかとなります。高カリウム血症も起こります。高六mEq／ℓ以下に抑えなければなりません。高ナトリウム血症の程度は心電図に反映されます。高カルシウム血症も起こります。またリンとビタミンDの蓄積も発生します。

（3）　循環器の異常

高血圧症、心不全も高頻度で合併します。

(4) 神経系その他の異常

尿毒症になると、意識の低下、さらには昏睡が起こります。末梢神経の障害（ニューロパチー）も発生します。慢性腎不全患者の血液の所見は貧血です。

3 麻酔前評価と準備

患者の状態と臓器機能に注目します。血液生化学では、BUN・血漿クレアチニン濃度、ナトリウム濃度、カリウム濃度を確認します。血液透析を行っているのなら、その時期に注目します。

4 麻酔管理の問題点

麻酔前投薬は、ジアゼパムやモルヒネなどを少量投与します。麻酔方法は、局所浸潤麻酔、神経幹ブロックなどが勧められます。全身麻酔では麻酔の導入薬、筋弛緩薬、鎮痛薬などの排泄状況を考慮して選択します。ジアゼパム、プロポフォールは腎臓からの排泄は少ないです。ベクロニウムの排泄は遅延します。吸入麻酔による全身麻酔が一般的麻酔法です。

輸液の量は少なくし、ナトリウム、カリウムの負荷増は行わないよう注意が必要です。その他は一般的麻酔と大きな差はありません。

六　喘息患者の麻酔

喘息とは「空気を喘ぐ」という意味で、呼吸困難の一種です。気管支喘息は、気管支が狭窄を起こした状態です。原因として、

① 気道の過敏反応
② 炎症
③ 自律神経の失調
④ 精神神経的要因
⑤ 素因
⑥ 非特異的機作

があげられます。発症率は全人口の一%前後といわれていますが、若年者（二十歳以下）では三〜五%に及びます。

1　喘息の病態

喘息の主な病態は気道閉塞で、さまざまな生理学的変化を誘導します。また臨床症状は呼吸困難

を中心に多彩です。

①　肺機能―発作時には肺活量（ＶＣ）や時間呼出率（ＦＥＶ１）の低下が著しく、特に後者の低下が著明で、呼気時間が延長します。分時換気量、最大呼気流量は当然低下します。緩解期の肺機能の異常は軽度です。

②　動脈血ガス―発作時には動脈血酸素分圧が低下し、その程度は気道閉塞と並行します。動脈血二酸化炭素分圧は、初期には低下しますが、軌道の閉塞が低下し肺胞換気量が減少すると上昇します。

③　肺高血圧―発作時でもあまり変化しませんが、重症となれば圧が上昇し、右心の負荷が増大します。

④　その他―発作時には、換気の不均等分布が著明です。血流も不均等分布します。このミスマッチにより、肺でのガス交換能力が低下します。発作中は肺が過膨張となり、横隔膜は下方へ圧迫され、胸郭の前後径も増加します。

2　臨床症状

発作時の臨床症状は、呼吸困難、咳、痰、喘鳴が主で、一目して診断が可能です。

3　麻酔前評価

喘息の発作中に手術を行うことはまれです。しかし発作の緩解期のない患者では、喘息の症状が明らかでも、麻酔が必要なこともあります。また緊急手術では、患者の救命のため喘息発作が現れていても、麻酔をする必要が生じます。

①　視診―幼児より喘息発作を繰り返した症例では、胸郭の前後径が増して、上半身が樽状を示します。成人以降では特別な所見が得られません。

②　打診―発作中は鼓音を示しますが、緩解期では所見はありません。

③　聴診―発作中はラ音が著明です。特に呼気に増大します。

④　胸部X線写真―経過の長い患者では　非発作時でも肺の過膨張と肺紋理の増強が観察されます。

⑤　心電図―緩解期では変化が現れません。重症患者では肺性P波がみられます。

⑥　特殊な所見―以下の症状が観察されたら特に重症であり、死の転帰も予想されます。チアノーゼ／生活反応の低下／呼吸音が微弱／脈の強弱が呼吸運動と連動する／動脈血酸素分圧が五〇mmHg以下で同二酸化炭素分圧が五〇mmHg以上。

4　麻酔前準備

予定手術では喘息の発作が収まり、肺機能が回復時点で手術を行います。麻酔前の肺機能評価は重要です。特に最大呼気率（ＦＥＶ１）やその機能的残気量との比（ＦＥＶ１／ＦＶＣ）に大きな変化が現れます。喘息の非発作時には、呼吸機能はそれほど悪い結果を現さないことが多いようです。

麻酔前には、気管支拡張薬、粘液溶解薬、副腎皮質ステロイド、抗炎症薬、時には抗菌薬も投与されます。

麻酔前投薬は、鎮静剤（ジアゼパムなど）にとどめます。

5　麻酔の導入と維持

局所浸潤麻酔は、特に配慮は必要ありません。脊椎麻酔は、時に喘息を誘発することがあります。脊椎麻酔により副交感神経が優位になるためです。

全身麻酔では、導入薬に注意を要します。バルビツレートは喘息を誘発するので禁忌です。モルヒネやフェンタニルもヒスタミン遊離作用があるため、避けたほうがよいでしょう。プロポフォール、ジアゼパム、ミダゾラムなどは喘息を誘導しません。

無難なのは、セボフルランなどの塩化炭化水素系吸入麻酔薬を吸入させることです。これらは気管支拡張作用をもつので、安心して使えます。

気管内挿管は慎重に愛護的に行わなければなりません。挿管に先立って局所麻酔薬（四～八％キシロカイン）を充分噴霧し、気管粘膜を麻酔しておく必要があります。

麻酔の維持は吸入麻酔薬（セボフルラン）で行い、麻酔深度はやや深く維持します。気管内分泌物の吸引は愛護的に行います。

麻酔深度は深めに維持して、麻酔がやや深い状態で気管内チューブを抜去することを勧めます。もし麻酔中に喘鳴が現れたら、アミノフィリン（二〇〇mg）の静脈内投与、硫酸サルブタモール（一〇〇～五〇〇μg）、塩酸プロカテロール（一〇～五〇μg）の吸入を試みます。

6　麻酔後の問題点

術後の呼吸器合併症が多いので、充分な観察が必要です。術後一定時間、必ず酸素吸入は行うべきです。喀痰の排泄のため吸入療法も欠かせません。

七　緊急患者の麻酔

緊急麻酔とは、急いで処置を講ずれば患者に著しい健康上の利益をもたらす外科治療を可能とする麻酔です。患者の健康上の利益として、以下のものがあげられます。

① 無処置では失われると考えられる生命の維持
② 患者の全身状態の改善
③ 疼痛などの苦痛の排除
④ より長期の生命の保証

①の例としては、外傷による出血、脳内出血、急性凡発性腹膜炎、などがあげられます。

1　緊急麻酔の必要性と危険度

緊急麻酔も緊急度により分類できます。筆者は四段階に分けています（表4-12）。緊急度3は、一刻も早く手術を行わないと患者の生命が危険な状態です。一方、緊急度0は、今日手術を必要としないが諸般の事情から手術を行う場合の麻酔です。このような緊急度0の麻酔は、元来行うべきではないのです。

一九九〇年、筆者が勤務する病院の緊急麻酔を分析した結果では、緊急度3が五七・八％、緊急度2が三一・八％、緊急度1が九・九％、緊急度0が一・二％でした。

緊急麻酔の危険度が高いのは事実です。一般に予定手術患者の六倍の周術期（麻酔開始から麻酔後一週間）死亡率を示します。危険因子は、以下のとおりです。

①　病歴の聴取が充分できない。
②　麻酔前診察ができない場合がある。
③　検査が不充分。
④　胃内容の充満。
⑤　全身状態が悪い。
⑥　外科医の手術態勢が不完全。
⑦　麻酔科医の態勢が不完全。

2　麻酔前評価

患者の全身状態の評価には米国麻酔学会の評価（ASA-PS）を用います。緊急麻酔はクラス

表4-12　緊急麻酔患者の緊急度

緊急度	状　況
緊急度3	一刻も早く手術を行わないと患者の生命が危険。
緊急度2	疾患の改善のため、直ちに手術が必要な場合。
緊急度1	生命とは直接結びつかないが、患者の状態の改善あるいは苦痛の除去のため手術が必要。
緊急度0	今日手術の必要はないが、諸般の事情から手術を行う。

評価の後に「E」を付します。筆者が勤務する病院の一九九〇年度の緊急麻酔患者は八八五例ですが、ASA-ⅠEは四二・八％、ASA-ⅡEは三二・一％、ASA-ⅢEは一八・三％、ASA-ⅣEは六・四％、ASA-ⅤEは〇・三％でした。予定麻酔の患者と比較すると、リスクが進行している患者が多いと感じられます。

3　緊急麻酔の準備

(1)　麻酔前評価

緊急麻酔患者も予定手術患者も異なる扱いはいたしません。麻酔前診察では現症の経過、既往歴、家族歴を聴取します。時間がない、あるいは応答ができないなどの事情により、聴取不可能な事例もあります。

次いで全身状態の評価をします。意識、血圧、脈拍、呼吸、体温が最も重要です。検査では胸部X線写真、心電図、血算（ヘモグロビン量、血小板数）、血液生化学（AST、LDH、BUN、カリウム、ナトリウム、ブドウ糖）です。

静脈の確保と輸液は全例で必要となります。入院から今までどのような輸液・輸血療法を行ったかは重要な情報です。真の緊急麻酔では、麻酔前に充分な全身状態の改善は望めません。麻酔中に全身状態の改善に努めます。

（2）　モニタリング

血圧（ショック患者では直接法）、脈拍（ecgモニター）、酸素飽和度（パルスオキシメータ）、体温（直腸温、膀胱温）、呼気二酸化炭素（カプノメータ）、尿量（膀胱内留置）を監視します。

（3）　麻酔方法の決定

局所麻酔、静脈麻酔、全身麻酔のいずれでもよいのですが、緊急患者では予期せぬ合併症に備えて全身麻酔を選択するのが常道です。呼吸機能を観察しながら、酸素―亜酸化窒素―セボフルランの混合ガスによる麻酔を予定します。気道を確実に確保するため、気管内チューブの留置を行います。

4　麻酔の導入と維持

（1）　全身麻酔の導入

麻酔の導入は慎重に行います。胃が充満していれば、急速導入、意識下気管内挿管、気管切開などが選択されます。

（2）　麻酔の維持と術中管理

麻酔の維持の要点は、疼痛の管理と全身状態の管理です。酸素飽和度が九〇％以上に保たれるよう、吸入ガスの酸素濃度を調節します。神経解離薬（ドロペリドール、ジアゼパム）や鎮痛薬（ペンタゾシン、ブトルファノール、ブプレノルフィン、フェンタニル、モルヒネ）を補助的に投与することも勧められます。あまり麻酔を軽度にすると、麻酔中覚醒現象が起こります。輸液は循環血漿量の補充と細胞内液の供給に配慮します。

5　術後管理

術後管理も予定手術と変わることはありません。ただし、侵襲後のＳＩＲＳ（全身性炎症反応症候群）とこれに起因する臓器機能低下（ＭＯＤＳ）には気をつける必要があります。

八　喫煙者と麻酔

わが国は、先進国の中で最も喫煙率の高い国の一つです。一日二十本以上の紙巻タバコを吸う者は常習的喫煙者であり、成人男子では二八％、女子では九％との報告もみられます（平成十二年度日本医師会調査）。喫煙はさまざまな臓器障害を誘発するので、喫煙者の麻酔には準備と配慮が必要となります。

1　喫煙の問題点

(1)　タバコの煙の組成

タバコ煙は粒子相と気相に分かれます。粒子相は気道から肺胞の表面に沈着する微細な粒子です。一方、気相は揮発性物質であり、体内に吸収されます。

① 粒子相―タール、トルエン、フェノール、メチルナフタレン、ビレン、ベンゾピレン、アニリン、ニコチン、2-ナフチルアミン。

② 気相―二酸化炭素、一酸化炭素、メタン、アセチレン、アンモニア、シアン化物、メチウルフラン、アセトニトリル、ピリジン、ジメチルニトロサミン。

(2)　生体への影響

喫煙の問題点は、吸入した粒子相、気相に有害な物質が含まれていることです。

① タール―発癌作用。

② ニコチン―口腔、気管支粘膜から吸収され、交感神経節、交感神経末端、副腎髄質を刺激してカテコラミンの遊離を促進します。ニコチンの血中半減時間はほぼ三十分です。肝臓で分解

されコニチンとなり尿中に排泄されます。

③　シアン化物—肺胞マクロファージの増加とその活性化を促します。また抗プロテアーゼ作用をもち、α-2アンチトリプシンなどの活性を阻害します。気道に炎症を起こし、粘膜・気道壁への炎症性細胞の浸潤を誘導し、肉芽形成、内腔閉塞、気管支粘膜の扁平上皮化、などをもたらします。

(3)　喫煙による臓器障害

a　呼吸器疾患

喫煙患者は持続性の咳・痰などの慢性気管支炎の症状を示す割合が極めて高いのです。肺気腫、結核の有病率も高く、肺機能上は呼気抵抗の増大（ＦＥＶ１の低下）、拡散能の低下、気道過敏性の亢進がみられます。

b　循環器疾患

カテコラミンの分泌亢進から高血圧の罹患率が高く、虚血性心疾患の三大危険因子（高血圧、高脂血症、動脈硬化）を合併します。

c　受動喫煙の影響

患者が喫煙しなくても、受動喫煙により大きな影響を受けます。

①　母体―流産、早産、死産、低体重児の発生頻度が高い。

②　新生児―新生児死亡、肺炎の発生率が高い。

③　幼児―喘息様気管支炎の有病率が高い。

2　麻酔前準備

麻酔前の禁煙が勧められます。一週間の禁煙で、肺機能がある程度改善します。一日の禁煙で酸素―ヘモグロビン解離曲線が正常化します。しかし精神的依存もあり、無理な禁煙も問題となります。

肺機能の改善では、去痰剤の服用（一週間前より塩酸L-メチルシステイン三〇〇mg／日、カルボシステイン一・五g／日）、あるいは吸入（三日前より吸入、塩酸ブロムヘキシン一二mg／日、アセチルシステイン四〇〇mg／日、チロキサポール五mg／日）を行います。

3　麻酔の導入と維持

麻酔の導入には、気管支収縮作用のない薬剤を選択します。プロポフォール（二mg／kgⅣ）は好んで用いられます。ベンゾジアゼピン系薬物も選択されます。逆にバルビツレート系（チオペンタール、チアミラル）は禁忌です。

麻酔の維持には、塩化炭化水素系吸入麻酔薬は気管支拡張作用があるので適応となります。これにはハロタン、セボフルラン、イソフルランが属します。麻薬（モルヒネ、メペリジン、フェンタニル）はヒスタミン遊離作用があるので避けたほうがよいでしょう。

気管内チューブの挿入は愛護的に行いますが、前もって充分に気管粘膜を局所麻酔薬（四～八％メピバカインなど）で麻酔しておきます。気管内吸引も乱暴に行わないこと。

もし麻酔中に腕鳴などが聴取されたら、気管支痙攣（喘息）を疑い、キサンチン誘導体（アミノフィリン五㎎／kgⅣ）の投与や第三世代のβ2―アドレナリン受容体刺激薬（臭化水素酸フェノテロール、塩酸プロカテロールなど）の吸入を行います。

4　麻酔後の肺合併症の防止

麻酔後には肺合併症の発生頻度が高いので注意します。麻酔覚醒直後には微小無気肺の発生を予測して、酸素吸入療法を行います。顔マスクより、六ℓ／分をやや長い時間吸入します。

喀痰の貯留を考慮して、物理療法を行うことを勧めます。気道の洗浄のためには、吸入療法（塩酸ブロモヘキシン、カルボシステイン、塩酸アンブロキサール、など）が役立ちます。肺炎の徴候があれば、有効と思われる化学療法を行います。

■文献

(1) Goldman, L. and Calderal, D. L. : Risks of general anesthesia and elective operation in the hypertensive patients. Anesthesiology, 50; 285-291, 1979.

(2) Skarvan, K.: Perioperative hypertension: new strategies for management. Curr. Opin. Anesthesiol., 11; 29-32, 1998.

日本医科大学大学院疼痛制御麻酔科学分野　小川　龍

第Ⅴ章　麻酔を受けることになったら

一　はじめに

麻酔を受けることになるということは、当然、手術を受けるということです（検査を受けるときに必要な場合もあります）。麻酔だけを受けることはまずないと思われます。手術を受けることは、その手術の大小にかかわらず心身に大きな負担を受けるため、日常生活や仕事などの社会生活に影響を与え、患者さんばかりでなく家族も含めて人生や生活の危機到来といえる出来事です。患者さんが手術によって身体に侵襲を受けると、痛みを伴うのは当然のことですが、痛みにより身体が反応して身体に悪影響を及ぼしたり、身体が動くことにより手術がうまくできない場合もあります。麻酔がなくては手術をすることはできず、手術を受けるためには必ず必要となってきます。そして患者さんが麻酔を受けることになったら、当然麻酔についての情報を得る必要があると思われます。

麻酔の情報を得るためには麻酔の専門家の意見を聞くわけですが、日本では麻酔の情報を得る機会や場所が少なく、多くの人は麻酔を経験された近くの人から情報を得ておられると思います。しかし全身麻酔では寝ている間に終わってしまうため、また手術の種類によって術後の痛みや感じ方はいろいろであるため、個人の価値観もさまざまで、患者さん自身にとって正しい情報であるとは限りません。近年マスコミで医療事故の報道が増えていますが、このような報道の中では事件性について書かれていることが多く、麻酔に関する正しい情報を得ることは難しいと思われます。インターネットを利用するとさまざまな麻酔に関する情報をみることができますが、一般の書籍ではまだまだ患者さん側からみた麻酔に関するものはあまりないようです。

一般の方にもっと麻酔について知っていただきたいというこの本の主旨から、この章では、奈良県立医科大学で行っている術前術後外来での患者さんの意見から、「患者さんからみた麻酔」を紹介します。

二　まず麻酔はどんなものかを知りましょう

手術は心身ともに大きな負担を与え、受けられるご本人やご家族にとって人生や生活の一大事です。麻酔という医療の中で、麻酔科医は「麻酔＝安全」を最優先して行ってきましたが、近年先輩たちの努力により、まだまだ困難な点はありますが目標が達成されつつあり、新生児や高齢者など今まで麻酔が難しいため手術ができなかった患者さんも無事に手術ができるようになってきました。しかし麻酔を受ける患者さんにとっては「麻酔＝快適」ということも重要な要素と考えられます。麻酔科医は安全性を隠れ蓑にし、快適性という面に関してはおろそかにしてきたかもしれません。これからの麻酔は「麻酔＝安全で快適なもの」を提供する医療でありたいと考えております。そのためには医療を行う側からの一方的な提供ではなく、受ける側との共同作業(collaboration)によって創造されるものであり、患者さんご自身にも「健康は自分で守り、育てる」という気持ちをもっていただきたいと願っております。

患者さんの中には、はじめて手術や麻酔を受けられる方も多いと思いますが、麻酔を受けることになったら、「何もわからないのでお任せします」ではなく、ご自身が受けられる医療行為を理解し、わからない点や不明な点については解決していくことが必要です。「こんなことを聞いて…」などという患者さんからの質問は存在しません。ご自身の身体に受ける医療行為を理解しようとすることは大事なことであり、わからないで受けることは非常に危険であり、それでは満足できるわけがありません。表5-1にみられるように、当院の術後外来で「術前の麻酔説明を聞いておいていかがでしたか」という質問を行ったところ、「聞いて

表5-1　術前外来説明の評価

	1999年	2003年
回答数（人）	1591	1962
聞いてよかった	73.4	79.6
聞かないほうがよかった	6.7	6.3
どちらでもよかった	19.9	14.2

数字はそれぞれの年の総数に対する割合（%）

おいてよかった」と答えた方は約八〇%となっています。不安感というものは人間にとってどうしようもできない面がありますが、不安を解消する手段としては、正しい情報を得て理解し納得することが最も有効な方法です。麻酔を受ける前に麻酔を理解しなければ、不安は持続し、例えば全身麻酔で足の手術を受けたあとに声がかすれたり、のどが痛かったりした場合（全身麻酔のときに肺の中に酸素や麻酔ガスを入れるチューブが原因となって起こることがあります）に、理由がわからないため「治るのだろうか」という新たな不安が生まれます。心配ばかりしていても何も解決はできません。しかし、「聞かないほうがよかった」と答えた患者さんの大部分はかえって怖くなったという感想をもたれ、「どちらでもよかった」と答えた患者さんの中には、全部任せていて安心しているから聞く必要はないと言われる方もいます。患者さんの権利の中には「知らされない権利」も含まれることは忘れてならないことですが、知るということは患者さんが医療者への信頼を築くためには必要不可欠なことだと思われます。今までの「お任せします」から「共同作業」への移行には難しい問題が多々あると思われますが、痛みを共有しつつ、ともに考えていくことで、道がみえてくるのではないでしょうか。

医療というものは一つのサービス業であり、その点からいえば決して特殊なものではありません。皆さんもよい製品を手に入れるためにはいろいろな情報を得て、考え、納得して購入されるのではないでしょうか。そのとき最も役に立つのは専門家の意見であり、消費者の意見ではないでしょうか。麻酔に関していえば、専門家は麻酔科医であり、消費者は麻酔を経験した患者さんです。麻酔科医は、麻酔や手術を経験した一般の方よりはるかに正確な情報を提供することができると思います。医療は日々進歩を遂げており、麻酔も非常に進歩している領域です。一般にいわれている麻酔に関する認識には誤ったものや時代遅れな事柄が少なくありません。正しい情報を麻酔科医から得ていただきたいと思います。

三　麻酔科医の現状

麻酔科医は現在全国に約八千五百人（二〇〇二年、日本麻酔科学会会員）と考えられ、人口一〇万人当たり六・六人と、アメリカの約半分となっています。この本の第一章で述べられているように、その中にはペインクリニックと呼ばれる痛みの治療を専門に行う診療科に従事する者、ＩＣＵと呼ばれる集中治療室に従事する者、また救急医療や癌の末期患者さんのための緩和医療に従事する者がおり、実際に麻酔を行う麻酔科医は、手術の件数から考えて不足しているのが現状です。麻酔科医による麻酔は日本全体の手術件数（全身麻酔または局所麻酔（硬膜外麻酔、脊髄くも膜下麻酔）による手術）の半分程度に過ぎません。そして入院期間短縮による手術件数の増加や手術が複雑になってきていることによる手術時間の延長により、麻酔科医は手術室で夜遅くまで働き、夜間の緊急手術にも対応しているため、なかなか患者さんと会う時間がありません。また手術の日程の決定は外科系医師にあり、手術が決まってから麻酔科医に連絡がくることがほとんどであるため、事前に約束していただくこともできません。

近年は、インフォームド・コンセントの重要性から、麻酔科も外来という窓口を開いて、できるだけ患者さんとコミュニケーションを図るような努力を行っています。このような外来をどんどん利用していただき、もしない場合は、あきらめずに主治医の先生方に積極的に聞かれてはいかがでしょうか。麻酔科医は必ず対応するはずです。またインターネットでも麻酔科医による麻酔の情報が公開されており、患者さんからの質問にも対応しています。これらを利用されることも一つの方法であると思います。

四　麻酔科医による麻酔の説明

近年の医療の流れは、患者さん中心の医療、患者さんの「知る権利」、医療側の説明責任などから、患者さんが自分になされる医療行為をすべて知るという方向になってきています。従来このようなことがなされていなかったことが医療側の問題であることは明らかですが、共同作業を行うためには、医療の透明性と説明責任を明らかにするため手術前に麻酔科医は「何を」「どこまで」話すことが必要か、患者さん側は「どこまで」「どんな」説明を受けることを希望するか、ということが問題となります。理想としては最低限必要な知識を共有した上で、患者さんと麻酔科医の共同作業として治療が行われなければなりません。しかし、手術や麻酔を行うことにはさまざまな危険が含まれ、それを麻酔科医が安全に向けて予防・解決していくという説明を理解してもらうことは簡単ではなく、一般の患者さんには未知なる内容が多いため、麻酔科医が行う処置行為の必要性と危険性を中心においた説明をせざるを得ないのが実情です。

医療の方針は、医療者が一方的に決めるものではなく、患者さん本人の意思を尊重するべきですが、麻酔科医は手術の前にはじめて患者さんと応対せざるを得ず、たくさんの機会を得ることも困難である中で、価値観や社会的背景など患者さん個人のすべてを理解して対応できるわけではありません。しかし、医療は契約に基づくサービスという考え方からは、たとえ患者さんが希望しなかったり、理解できなかったりしても、人によって提供される情報に差がつくということはあってはならないと思います。説明責任に関する法的な背景からも最低限伝えるべき内容を適切な方法で伝える必要があり、この中から患者さんの医師に対する信頼は芽生えていくと思います。麻酔科医の間でも試行錯誤されているのが現状ですが、日本麻酔科学会では麻酔の説明文書を全国で統一しようという試みも行われています。はじめて聞く内容を一回聞くだけではなかなか理解できないため、説明内容の文書化により、あとで読んでもらうことによって正確な理解を得ることができます。患者さんも麻酔の理解のために目を通していただきたいと考えます。しかし文書を渡したからといってそのままで充分といえないのはもちろんのことであり、もう一度質問ができる機会は必要です。このような機会を作っていくことが今後の麻酔科医の課題と考えています。

五　麻酔の安全性

1　麻酔は危険なのか、安全なのか

一般の方の麻酔に対する認識は、「麻酔は怖いものである」だと思われます。当院の外来でよく耳にする患者さんの不安内容には、

①「手術が終わっても目が覚めないのではないか」
②「効かないのではないか」
③「途中で切れるのではないか」
④「後遺症はないのか」
⑤「麻酔するときは痛いのではないか」

などがありますが、このような不安は一昔前の麻酔を受けた患者さんからの情報や思い込みである場合がほとんどだと考えられます。昔は麻酔科医が非常に少なく、専門的にやっておられない外科系の先生方が手術の片手間に麻酔を行っていることが多かった関係で、麻酔に原因がなくても、何か患者さんに不都合なことが起こったときに、手術はうまくいったが麻酔に耐えられなかった、

麻酔が合わなかった、麻酔による後遺症が残った、麻酔が効かない体質などと説明されている場合や、医師から何も説明されないため麻酔が原因であったと勝手に思われている場合が多くみられます。

では、現在の麻酔はどれくらい危険なものなのでしょうか。「麻酔≠安全」なのでしょうか。我々麻酔科医は、そんなに危険なことをしているとは思っていません。このような疑問を解決するためではないのですが、一般の方に麻酔というものを正しく認識していただくために、日本麻酔科学会では毎年、日本麻酔科学会指導病院に調査用紙を送り、「麻酔関連偶発症例調査」を行っています。一九九四～一九九八年の五年間の解析を第一次調査として終了し[6]、一九九九年から第二次調査に入り、一九九九～二〇〇一年の集計が報告されています[7～9]。表5-2、5-3にその結果をまとめてみました。

二〇〇一年の日本麻酔科学会指導病院は八一三病院あり、調査用紙回収率は八九・七%となっています。調査用紙回収率は年々増加傾向にあり、この回収率の増加は、麻酔科医の情報開示への意識が高まっていることを示すとともに、この結果が日本の麻酔科医による麻酔のレベルを表すと考えることができます。このような大規模な調査は世界的にも例をみない調査で、非常に信頼性の高い情報と考えられます。

麻酔偶発症例とは、手術中に心停止、高度な低血圧、低酸素血症など生命や後遺症に関わるような危険なことが起こった症例のことで、二〇〇一年の発生率は一万例あたり二四・五八例、死亡率（死亡とは、手術中もしくは術後七日以内に死亡した症例）は一万例あたり六・四一例となっていますが、これは年々低下傾向にあります。偶発症例の発生の原因は、表5-3に示したように四つの原因に分類しています。この中で麻酔管理が原因となっているもの、すなわち麻酔だけが原因となる偶発症の発生率は、一万例あたり四・五九例となっています。しかし、発生の割合に比べて死亡率は二％程度で、九〇％が後遺症なしに改善しており、麻酔だけが原因となる死亡率は十万人に一人ということになり

表 5-2　麻酔偶発症例の発生率と死亡率

	1994 〜 1998 年	1999 年	2000 年	2001 年
日本麻酔科学会指導病院数	638 〜 741	774	794	813
調査票回収率（%）	39.9 ± 7.2	60.3	67.6	89.7
麻酔科管理総症例数	2,363,038	793,840	941,217	1,284,957
全偶発症例				
発生率	42.31	32.88	26.34	24.58
死亡率	7.18	7.19	7.00	6.41
内，麻酔管理が原因				
発生率	12.85	7.50	5.15	4.59
死亡率	0.21	0.13	0.10	0.10
麻酔中の心停止症例				
発生率	7.12	6.53	6.52	6.12
死亡率	4.05	3.44	3.52	3.04
内，麻酔管理が原因				
発生率	1.00	0.78	0.53	0.39
死亡率	0.13	0.10	0.06	0.04

発生率、死亡率とも 10,000 症例あたりの割合を表す。
死亡とは術中もしくは術後 7 日以内の死亡を示す。
文献(6)〜(9)より引用。

ます。また麻酔中に心臓が止まった症例（心停止症例）だけを取り上げた場合も年々低下傾向にありますが、原因としては術前合併症によるものが半数近くを占めており、死亡率も高くなっています。麻酔管理が原因として起こったものは年々その発生の割合や死亡率が低くなっており、後遺症なしに回復する割合も高くなっています。

死亡の原因としては、図5-1にみられるように手術による出血が多く、術前

表5-3　麻酔偶発症例の原因と転帰

	1999年	2000年	2001年
全偶発症例発生の原因（%）			
術前合併症	31.5（41.5）	36.9（48.2）	37.8（44.5）
手術	30.3（18.9）	25.0（23.9）	25.2（24.0）
術中発症した病態	14.2（18.6）	16.1（13.3）	17.2（13.3）
麻酔管理	22.8　（1.6）	19.6　（1.9）	18.7　（2.2）
（　）内は各原因の死亡率			
全偶発症例の転帰（%）			
術中もしくは術後7日以内の死亡	21.8　（1.6）	26.6　（1.9）	26.1　（2.2）
植物状態移行	0.9　（0.3）	1.4　（0.4）	1.8　（1.2）
後遺症なしで回復	70.0（92.4）	63.3（91.8）	64.0（93.7）
（　）内は麻酔管理が原因の場合			
心停止の原因（%）			
術前合併症	42.9（71.1）	46.4（73.7）	47.2（65.5）
手術	22.0（54.0）	23.0（51.1）	24.2（45.3）
術中発症した病態	21.4（39.4）	19.1（31.6）	21.1（33.1）
麻酔管理	12.0（12.9）	8.1（12.0）	6.4（10.0）
（　）内は各原因の死亡率			
心停止症例の転帰（%）			
術中もしくは術後7日以内の死亡	52.7（12.9）	53.9（12.0）	49.7（10.0）
植物状態移行	1.7　（1.6）	2.1　（2.0）	2.2　（2.0）
後遺症なしで回復	37.5（69.4）	36.8（76.0）	40.3（82.0）
（　）内は麻酔管理が原因の場合			

文献(7)～(9)より引用。

の患者さんの状態（特に循環器疾患）とで半分以上を占めています。その中で麻酔管理が原因による死亡は、図5-2にみられるような不適切な管理などの麻酔科医自体のヒューマンファクター、さらに、いわゆるミスが大部分を占めています。またこれらの結果は、麻酔科専門医がいる病院でのデータであるため、麻酔科専門医がいない手術では危険性がさらに高くなることが推測されます。すなわち術前に合併症がない元気な方が、しっかりした麻酔科専門医の

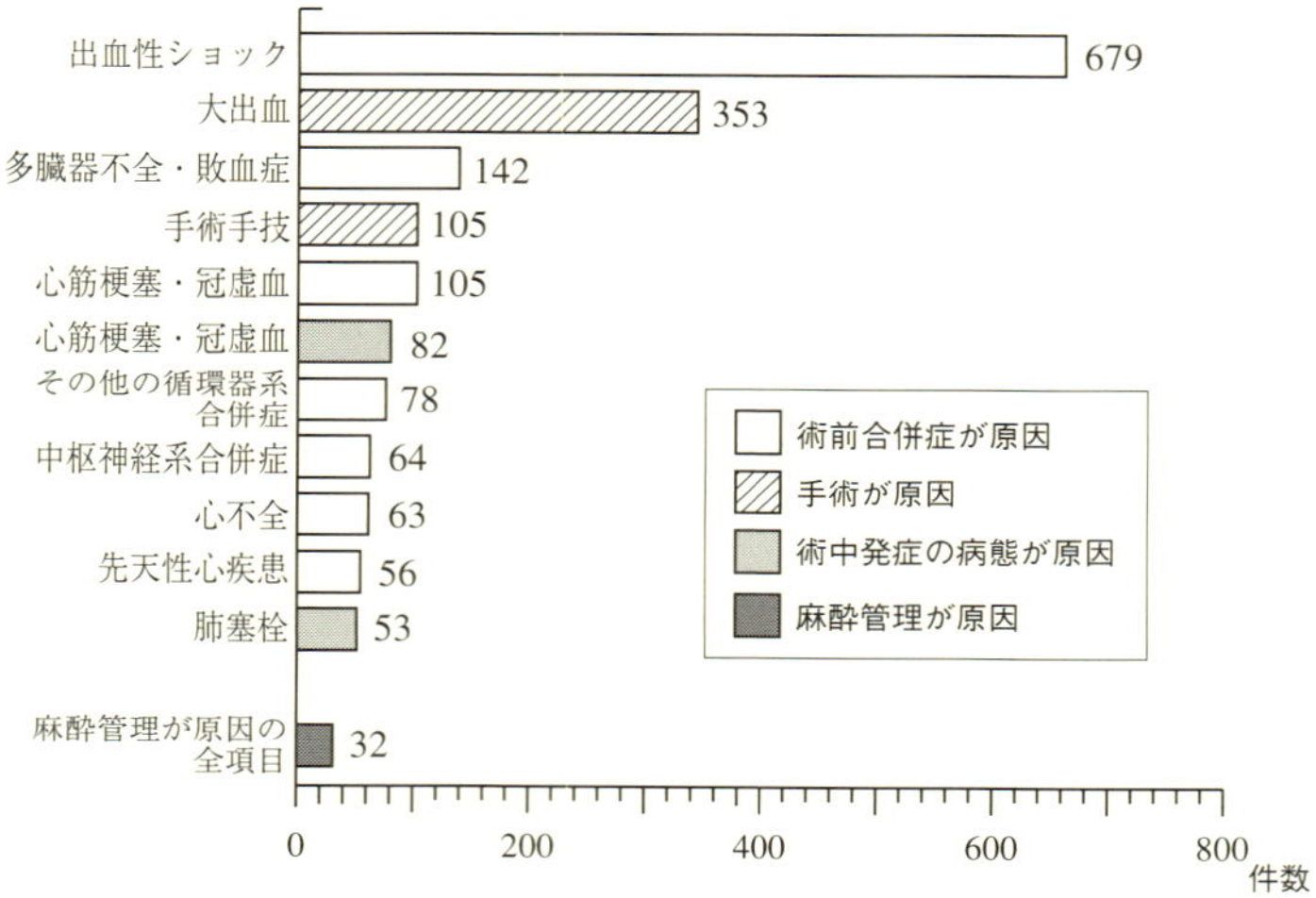

死亡は術中死亡と術後7日以内の死亡の合計。
その他の循環器系合併症：出血性ショック、心筋梗塞・冠虚血、心不全、先天性心疾患、弁膜疾患、心筋症を除く循環器系術前合併症。
解析総症例数 = 3,020,021
文献(2)より引用

図5-1　1999～2001年通算全2,054死亡症例の死因別上位11項目と麻酔管理が原因の全項目合計の死亡者数

いる病院で出血の可能性が少ない手術を受けられた場合の危険性は、限りなくゼロに近いものとなります。

では、ほかの医療行為と比較してみるとどうでしょうか。ほかの学会では日本消化器内視鏡学会が同様な調査を行っており[(5)]、一九九三年から一九九七年、専門医のいる一六六二施設へのアンケート調査（回収率五一％）で、一般消化器内視鏡検査の偶発症例（出血、穿孔、腹膜炎など）の発生率は一万例あたり一・八例、死亡率は十万人に〇・

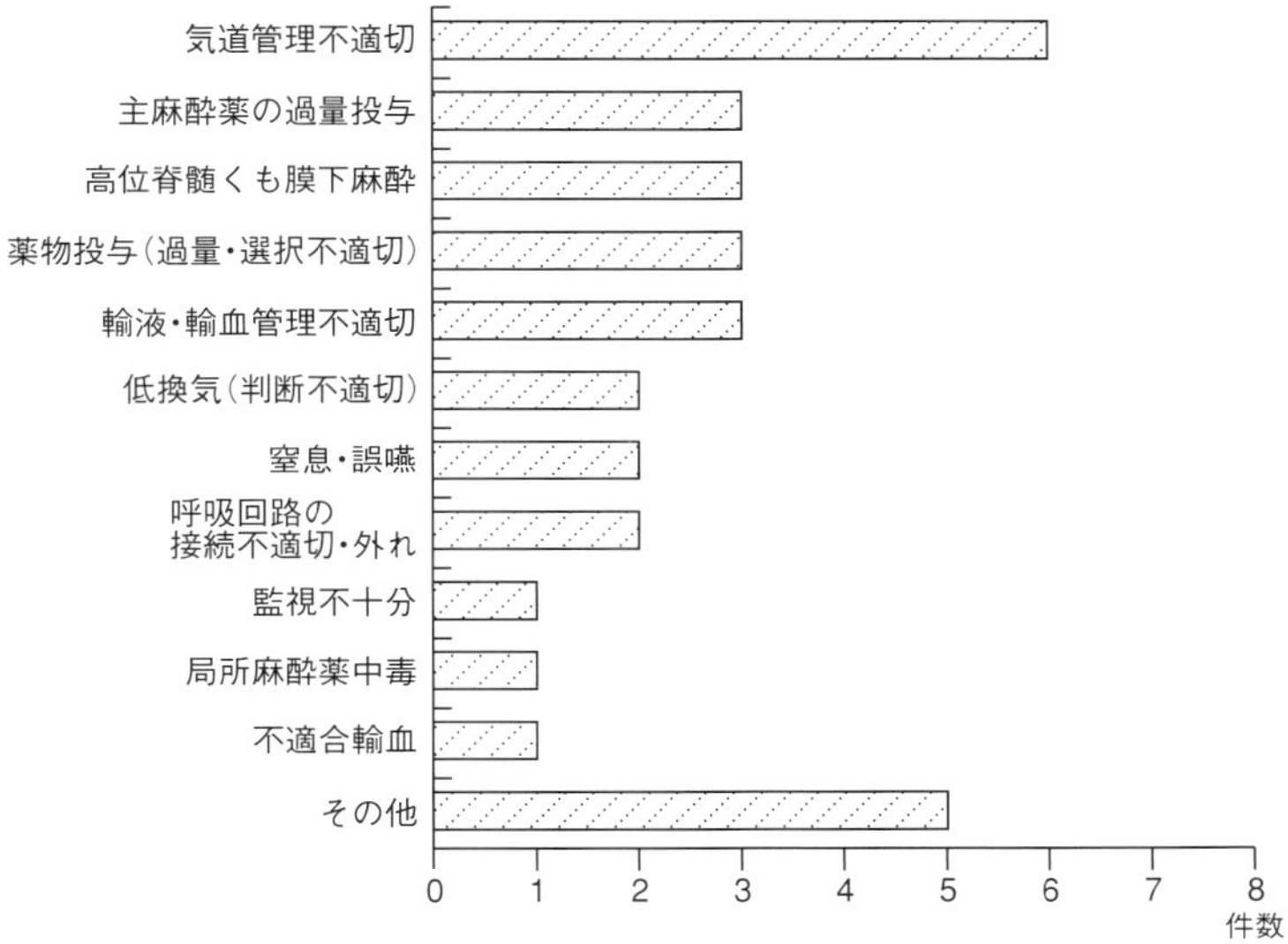

死亡は術中死亡と術後7日以内の死亡の合計。
解析総症例数 = 3,020,021
文献(2)より引用

図 5-2　「麻酔管理が原因」の 1999 ～ 2001 年通算 32 死亡症例の原因別症例数

八人となっています。またこの調査では、低侵襲な手術である腹腔鏡下胆嚢摘出術の結果もあり、偶発症例の発生率は一万例あたり六三・七例、死亡率は十万例に六例で、麻酔に比べて高い危険性となっています[5]。心臓の治療では、一九九九年に日本胸部外科学会が全国の四七三の学会認定病院へのアンケート調査（回収率九三％）を行った結果、一九九八年一年間の心臓冠動脈バイパス術の死亡率（死亡とは、手術中もしくは術後三十日以内に死亡した症例）は三・九％、先天性心疾患の開心術四・八％、心臓弁膜手術四・〇％と報告されています[23]。一般の方には簡単な手術と思われている急性虫垂炎（いわゆる盲腸と呼ばれるもの）の手術の死亡率は〇・一％と考えられており[3]、死亡率をとってみると麻酔に比べて百倍以上の危険性があるということになります。これらのデータからみても、麻酔を怖がる必要はないと思います。

しかし人間の身体は複雑で、機械を扱うように思いどおりにコントロールできるとは限らず、ほかの医療行為も含めて一〇〇％安全な行為は存在しません。また麻酔による死亡原因をこの調査の原因分類ではっきりと分けられない場合もあり、麻酔科医は、数字だけで安全であると判断して安心しているわけではありません。麻酔の仕事は、よくパイロットの仕事にたとえられます。飛行機が落ちるということは、ほとんどの人が助からない大きな事故となり、安全性が最重要視されます。あのような大きな物体が空を飛ぶということには危険性を伴いますが、その危険性があるため、パイロットは個々においては体調管理など万全の体制で取り組み、より安全に行うためにさまざまなシステムが取り入れられています。麻酔科医も同様であり、先人たちの努力によりその安全性が確立されつつあると考えています。しかし麻酔偶発症例調査でみられるようなヒューマンファクターが存在することは非常に残念な結果ですが、アンケート回収率でみられるように、麻酔科医は今後もよりいっそうの安全性を向上させる努力を怠らないことを、一般の方に理解していただきたいと思います。

2　麻酔の安全性を高めた要因

一昔前までは非常に危険であった麻酔は、先人たちの努力により安全性が高くなってきましたが、その要因としては、麻酔薬の進歩と生体管理モニターの進歩があげられると思います。

(1)　麻酔のときに使われる薬剤の進歩

全身麻酔は、鎮静薬と鎮痛薬の組み合わせによって行います（第Ⅱ章参照）。鎮静薬は吸入麻酔薬（鎮痛作用もあります）と静脈麻酔薬に大きく分けられます。患者さんの中には、マスクをされて麻酔ガスを吸うことにより麻酔がかかると思っておられる方が多いと思います。実際は肺の中にチューブを入れて（気管挿管）、そのチューブを通して吸入麻酔薬を投与しているのですが、この吸入麻酔薬の進歩が麻酔の安全性を高めた要因の一つです。日本では一九五九年に発売が開始されたハロタンという薬が、副作用や毒性が以前の薬と比べて非常に低く、麻酔の安全性を飛躍的に進歩させました。さらに現在主に使用されているセボフルラン、イソフルランという薬は、身体から速やかに出ていき、身体の中でわずかしか分解されないため副作用がほとんどないといってよいくらいになっています。静脈麻酔薬も一九九五年にわが国で発売が開始されたプロポフォールという薬の出現により進歩を遂げています。この薬は作用時間が非常に短いため、身体の中にたまることがなく、麻酔中は持続的に入れて使用しますが、患者さんが麻酔から醒めないことはまずありません。

鎮痛薬は、麻酔時には主に麻薬を使用しています。麻薬、モルヒネという言葉に「中毒になるから怖い」という不安をもたれる方もいらっしゃいますが、麻酔時の使用では全く問題とはなりません。麻薬もまた作用時間の短い薬が次々と開発されており、身体の中から速やかに出ていき、身体の中にたまる心配がなくなっています。

また麻酔中に身体が動かないようにするために筋弛緩薬を使用しますが、この薬は自分で動かす身体の筋肉の動きを止めてしまうため息が止まってしまいます。これも麻酔薬と同様にどんどん作用時間が短い薬が開発されています。現在使用されているベクロニウムという薬は、身体の中から速やかに出ていき、身体の中にたまる心配がなくなっています。

これらの作用時間が短い薬剤の開発が、麻酔の安全性を高めた大きな要因となっています。

（2）生体管理モニターの進歩

全身麻酔中は人工呼吸を行っています。器械の故障や器具の不備により、患者さんの呼吸は止まってしまいます。局所麻酔でも呼吸が止まる危険性はあります。すぐに発見し対処できれば問題がないため、いかに早く発見するかということが重要となります。また患者さんに合併症がある場合や大きな手術のときには、身体にさまざまな危険が及びます。患者さんの身体の状態を測り変化をすぐに見つけることを可能にしたのが、さまざまな生体管理モニターの開発です。麻酔科医の役割は、麻酔をするだけではなく患者さんの全身を安全に守ることであり、麻酔中はさまざまな生体管理モニターを使用して管理しています。

ここでは一般的に使用されているモニターを説明します。これらのほとんどが患者さんを傷つけることなく身体の状態をみることができるもので、患者さんの安全を守っています。

① 心電図は胸にワッペンを貼ります。手術中は連続的にモニターに記録されていて、麻酔科医は音を聞いています。

② 血圧計を腕に巻き、自動的に数分間隔で測り続けます。手術後に腕が内出血していることがあります。

③ 経皮的酸素分圧モニターは、指に器具をはめるだけで、身体の中の酸素を測定することができます。

④　呼気炭酸ガスモニターは、人工呼吸チューブの先につけ、身体の中の炭酸ガスを測定し、人工呼吸が正常に行われていることを観察できます。

⑤　動脈血血液検査は、手首や足背の動脈から採血します。身体の中の状態を血液検査でみますが、呼吸の状態は動脈の血でないと測ることができません。注射のあとの内出血、痛み、手のしびれが残ることがあります。

⑥　体温計で手術中の体温の変化をみます。線の体温計は肛門、膀胱、口の中、耳の中、身体の表面などで測ります。

⑦　筋弛緩モニターは、筋弛緩薬の効果をみます。手足にワッペンを貼るだけで測定できます。

次に説明するのは、患者さんに合併症がある場合や大きな手術のときにのみ使用する特殊なモニターです。

①　動脈穿刺による血圧モニターは、手首または足背の動脈から注射し、カテーテルを固定して連続的に血圧を測ります。動脈血採血がすぐに測れる利点があります。

②　中心静脈カテーテルは、首や手から心臓のそばにカテーテルを入れ点滴をします。大きな手術や合併症のある患者さんのときに、重要な薬を確実に入れるために行います。術後は栄養を補給するためにも使われます。

③　肺動脈カテーテル（スワンガンツカテーテル）は、首や手から心臓の中にカテーテルを入れ、

心臓の機能をみることができます。心臓手術、心臓の悪い人や大手術のときに必要となります。

④　食道エコーは、口から食道・胃に超音波の器械を入れ、心臓の動きを観察することができます。

これらのモニターは、患者さんに対する危険性（注射部位がはれたり、しびれたり、肺や心臓、食道・胃を傷つけたりすること）がごくまれにありますが、麻酔を安全に行うために必要なモニターです。

これらのモニターの開発・進歩により麻酔の安全性は高まってきましたが、なかでも、一九八〇年代から普及した経皮的酸素分圧モニター、一九九〇年代の呼気炭酸ガスモニターの出現により、飛躍的に安全性が高まってきています。

しかし、いくらモニターが進歩してもそれを使う人間が重要であり、麻酔科医の努力が必要であることは当たり前のことです。日本麻酔科学会でも表5-4に示す「安全な麻酔のためのモニター指針」を出して、安全な麻酔管理を目指しています。

表 5-4　安全な麻酔のためのモニター指針（日本麻酔科学会）

［前文］

麻酔中の患者の安全を維持確保するために、日本麻酔科学会は下記の指針が採用されることを勧告する。この指針は全身麻酔、硬膜外麻酔および脊髄麻酔を行うときに適用される。

［麻酔中モニター指針］

①現場に麻酔を担当する医師が居て、絶え間なく看視すること。

②酸素化のチェックについて
　皮膚、粘膜、血液の色などを看視すること。

　パルスオキシメーターを装着すること。

③換気のチェックについて
　胸郭や呼吸バッグの動き及び呼吸音を監視すること。
　全身麻酔ではカプノメータを装着すること
　換気量モニターを適宜使用することが望ましい。

④循環のチェックについて
　心音、動脈の触診、動脈波形または脈波の何れか一つを監視すること。

　心電図モニターを用いること。

　血圧測定を行うこと。

　原則として 5 分間隔で測定し、必要ならば頻回に測定すること。観血式血圧測定は必要に応じて行う。

⑤体温チェックについて
　体温測定を行うこと

⑥筋弛緩チェックについて
　筋弛緩モニターは必要に応じて行う。

【注意】全身麻酔器使用時は日本麻酔科学会作成の始業点検指針に従って始業点検を実施すること。

六　患者さん自身のことはすべて伝えましょう

麻酔科医の役割は、手術や麻酔によって起こる患者さんの身体に生じるすべてのことを安全に保つことにあります。そのためには、手術中ばかりでなく術前、術後も患者さんがよくなるための手伝いをしています。

手術や麻酔は身体への負担やストレスをもたらします。そのため合併症や副作用が起こったり、今までの病気が悪化したり、今までにない病気が発見されたりするなど、身体に異常が起こる危険性がないとはいいきれません。異常が起こった場合の原因と適切な対策を考えるためには、現在の患者さんの状態を充分に把握しておく必要があり、これを怠ると処置が遅れ、適切な処置ができないため、患者さんの不利益につながります。また「麻酔は危険なのか、安全なのか」でもご紹介したように、手術の危険性つまり麻酔偶発症発生の原因には、術前合併症の占める割合が多く、死亡率も高くなっています。第Ⅲ章でも述べているように、合併症をもっている患者さんの麻酔には特別な注意点や処置が必要となってくるため、麻酔科医が麻酔前に患者さんからの詳しい情報を得ることはなくてはならない作業です。

手術が決まれば、患者さんの病気以外の身体全体に関するいろいろな検査を受けてもらいます。

これは麻酔を受けるためだけではなく、術後の身体の回復や合併症の対策にも必要な情報です。また術前訪問と呼ばれていますが、担当麻酔科医が手術の前に必ず患者さんに会いにいくことでしょう。担当麻酔科医は、患者さんに実際に会って情報を聞き、麻酔方法について説明します。事前に問診表が渡されていることがありますが、この中には麻酔を安全に行うためのさまざまな質問があり、患者さんの情報を確実に得る手段の一つです。患者さんが入院されてから、各科病棟主治医や病棟看護師から同じことを何度も聞かれることと思いますが、ご協力ください。これらをもとに安全な麻酔管理が行うことができます。

この術前訪問は、一方的に麻酔科医の話を聞くだけではなく、患者さんにとって自分の不安や希望を伝える機会でもあります。患者さんの中には、「これは麻酔には関係がないこと」「こんなことを聞いては恥ずかしい」などと考えられる方がよくいらっしゃいます。また以前に麻酔を受けた経験がある患者さんでは、「こんなことがつらかった」「これがよかった」などという感想もあると思います。患者さんからの情報に優劣はなく、どんな情報でも役に立たないものはありません。何でも聞いて、どんな希望でも言っていただければ、麻酔科医が判断して対応できると考えます。

また、手術を受ける病気以外に現在いろいろな病気（術前合併症）をもっておられる場合があり、どの病気が麻酔、手術に関係するかを患者さんが判断するのは非常に難しいと思います。当院の術前外来でも、表5-5に示すように、約四〇％の患者さんに麻酔に影響する問題点があります。例として影響がある術前合併症を示します。

①　肺の病気―かぜぎみ、喘息、タバコ

②　心臓の病気―狭心症、心筋梗塞、弁膜症、先天性心疾患

③　高血圧、脳内出血、脳梗塞、糖尿病、肝臓病、腎臓病、肺塞栓の既往、下肢静脈血栓症

④　アレルギーの既往、神経・筋肉の病気など

また術前合併症がある場合に、患者さんが飲んでおられる薬の中には麻酔や手術に影響するものもあり、そのすべてを知らせていただく必要があります。薬を教えていただくには名前が必要なので、わからなければ薬剤情報の紙や薬そのものを持参していただければよいと思います。また術前合併症の正確な診断や現在の状態を教えていただく必要もありますが、これも患者さんには難しいことです。このような場合

表5-5　術前麻酔科外来の現況（1999～2001年）

総受診者数	8995
麻酔管理上問題点のない症例	5466（60.8）
麻酔管理上問題点のある症例	3592（39.2）
術後ICU入室予定症例	146　（1.6）
延期決定症例	65　（0.7）
麻酔経験	
はじめて	5007（55.7）
当院での経験あり	2787（31.0）
他院での経験あり	1201（13.3）
家族受診	
家族と同伴	4985（55.4）
本人のみ	3612（40.2）
家族のみ	398　（4.4）

（　）内は総受診者数に対する割合。
文献（14）より引用。

はかかっておられる医院または病院から資料をもらっておくことは重要であり、より正確な情報となります。

いくら医療が進歩したといっても、手術前の検査だけで患者さんの身体のことを一〇〇％理解することはできません。自身のことをすべて麻酔科医に伝えることは、患者さん自身を守るために重要なことであることを忘れないでください。もちろん手術の主治医に対しても同じことがいえます。

七　麻酔のことを理解したあとに、もう一度手術を考えてみましょう

手術を受けることになったら、「どうして手術が必要なのか」「どのような手術を受けるのか」など、手術が本当に必要なのか、患者さん自身が納得されているのかをもう一度考えてみてください。麻酔と同様に「何もわからないのでお任せします」ではなく、ご自身が受けられる医療行為を理解し、わからない点や不明な点については遠慮することなく聞き、自身のことをすべて伝えることが必要です。日本は主治医制という医療制度をとっている病院が大部分で、主治医には入院中の患者さんに対してすべての管理と責任を果たす義務があり、主治医に聞くことについては何も遠慮した

りためらう必要はありません。患者さんご自身が治療を進める過程で「健康は自分で守り、育てる」という気持ちをもち、納得した医療を受けていただくことは当たり前のことです。

最初に手術の話をされたときには、病気を冷静に受けとめられる心理状態でないのが普通です。日本ではなかなか難しい問題ですが、セカンドオピニオンとしてほかの専門家に相談されることも一つの方法です。例えば、未破裂動脈瘤が人間ドックで見つかった場合、動脈瘤の大きさによっては手術をしなくても予後は変わらないという報告があり[1]、脳神経外科学会でも見直されてきています。このような例では、手術を積極的に勧める医師もいれば、慎重な医師もいます。患者さんにしても手術に消極的な患者さんもいると思います。患者さんが情報を得て手術を受ける受けないを決定することは自由であり当然の権利です。また絶対に手術が必要でかつ治る手術であっても、患者さんが手術を拒否することはできます。手術を決めるのは医師だけではなく、第一に患者さんであるということを忘れてはいけません。

手術を決定する要因の一つとして麻酔もあげられます。麻酔の危険因子として術前の合併症が死亡原因として多くみられ、合併症をもっておられる患者さんは、麻酔の説明を聞いてからもう一度手術を考えてみてはいかがでしょうか。

麻酔の危険性に比べ手術の危険性のほうが高いわけですから、手術を納得して受けることが最も重要なことであると思います。

八　手術前にはどんな注意が必要なのでしょうか

今までお話ししたように、麻酔科のある病院では、麻酔科担当医が手術前日までに必ず説明に行くと思います。そのときに手術前の注意を話されることが多いのですが、一般的に麻酔前にはどのような注意点があるのでしょうか。

1　手術前の合併症

手術の前に合併症についてお聞きしていますが、それらは慢性の病気である場合がほとんどです。しかし手術前に合併症が悪化する場合もあり、麻酔を行う上では大きな問題となります。例えば、喘息（第Ⅳ章参照）、狭心症などが典型的な例です。日頃は症状があまりなくても、発作が急に起こる場合があります。このような時期に手術や麻酔を行うと、小さな手術でも危険性は高くなり、生命に影響を及ぼす場合もあります。また発熱やかぜのような急性の病気も麻酔に影響します。特にかぜなどの呼吸に関する感染症では、全身麻酔は肺の中にチューブを入れて管理するため、喀痰などの分泌物の増加により思わぬ危険が増えたり（例えば分泌物で肺がふくらまなくなるなど）、手術や麻酔によって身体の抵抗力が低下するため重症の肺炎になる場合もあります。

このような場合には、手術の内容によっては延期するほうが安全な場合があり、手術の前に何か異常があった場合は適切な治療を受け、主治医や麻酔科医と相談して手術の延期も含めて話し合う必要があります。特に手術を急がない病気の場合は、せっかく決まった手術であっても安全を重視していくべきだと思います。

2　いつも飲んでいる薬

患者さんがいつも飲んでいる薬の中には、麻酔や手術に影響を与える可能性の薬もあります。そのような薬は中止したり、ほかの薬に変更したりする必要があり、主治医や麻酔科医から術前に指示されていると思われます。また手術当日に飲む薬は、患者さんにとっての必要性や麻酔との関係から麻酔科医により指示されていますので、指示の分のみ決まった時間に服用してください。これらは患者さんの身体を守るため重要であり、しっかり守っていただく必要があります。

患者さんがよく質問されることに睡眠薬に関することがあります。入院した場合に眠れないのは普通で、不安のため手術の前に心配で眠れないことはよくあることです。不安によるストレスは身体に悪い影響を与えるため、睡眠薬を飲むことには何も問題はありませんので、麻酔科医に相談していただければと思います。

3　禁　煙

タバコは呼吸器系ばかりでなく脳や心臓の血管にも影響を与え、麻酔のときには特に大きな問題となります（第Ⅳ章参照）。禁煙期間は長ければ長いほど、手術や麻酔の危険性が下がるといわれています。タバコを吸っている方には、できるだけ長い期間の禁煙をお勧めします。特に肺の機能が落ちている方では、どんな薬よりも効果があります。

4　「絶飲食」

麻酔のときに胃の中に食べ物が残っていると、もどすことがあります。意識がないときには、吐いた食べ物が肺の中に入ることを防ぐことができないため、窒息や重症の肺炎（誤嚥性肺炎）を起こす可能性があります。そのため、手術当日の食事や水分の摂取は制限されます。人間にとって空腹やのどの渇きは非常につらいものですが、麻酔や手術を安全に行うためには必要なことですので、患者さんにはしっかり守っていただきたいと思います。特に小児の場合は注意が必要です（第Ⅳ章参照）。もし間違って食べたり飲んだりした場合も、隠すことなく麻酔科医や主治医に伝えてください。

5　麻酔前投薬

手術前の精神的不安によるストレスは心身ともに悪い影響を与えるため、ストレスを抑える目的で鎮静薬や胃薬を投与したり、また麻酔時に起こる身体の好ましくない反応を抑える薬を投与したりする場合があります。麻酔科医はこれらを麻酔前投薬と呼んでいて、手術室に入る前に病室で内服薬、筋肉内注射、坐薬などの方法で投与されます。この処置のあとはのどが乾いたり、少し眠くなったりしますが、薬が原因ですので心配ありません。しかし、ふらつくことがあるので、立ったり歩いたりするときは充分に注意してください。

九　麻酔を受けたあとはどのような感じなのでしょうか

患者さんの麻酔に対する不安の原因として、麻酔の危険性とともに麻酔後の合併症、後遺症が大きな関心となっている場合が多くみられます。麻酔後にはどんなことが起こり、「どれくらい苦痛なのか」「どれくらいで治るのか」ということを知っておくことにより、術後の不安は軽減されると思われます。当院では、入院時に担当科に依頼して、麻酔パンフレット（A4、七ページ）を渡していています。その後、手術前に外来を受診していただき、麻酔に関する説明ビデオを見てから、個々の患者さんに実際の器具を見せながら説明し、患者さんが麻酔に関する理解を得るように努めています。(14) さらに術後には患者さんが外来を受診ができるようになった時点で、術後麻酔科外来を受診していただき、直接意見をいただいております。その回答から得られた結果を一部紹介させていただきます。

1　全身麻酔後の合併症

当院の術後麻酔科外来では、患者さんから直接、麻酔後合併症の有無とその持続期間を問診しています。問診内容は、術後の患者さんからの訴えの多いものや麻酔科医が重要と考えた要因についてです。以下にその結果を示します。

一般に術後の精神的、心理的回復は術後三〜七日でほぼ回復するとされています。(13) しかし、ここで紹介するデータはすべて患者さんの回答によるものであり、手術後経過時間がかなり長い症例では術直後の記憶が不充分な場合もあり、そのような患者さんの回答も入っている点をご承知おきください。

表5-6に、当院で問診した麻酔後合併症の発生率を示します。(12) 麻酔後合併症の発生率には、性、

表5-6　全身麻酔後の合併症の発生率
（1998.11〜2000.12の期間に5553症例より問診）

	全体	性別		年齢別（歳）			
		男性	女性	〜12	13〜39	40〜69	70〜
術前記憶欠落率	30.5	30.6	30.0	24.2	18.9	30.9	40.0
術中覚醒	0.3	0.4	0.2	0.0	0.7	0.2	0.1
覚醒時の場所							
抜管記憶	7.8	6.3	9.4	5.6	16.9	6.7	2.4
手術室・廊下	23.5	22.0	25.2	34.3	28.7	23.0	15.8
病棟・ICU	67.7	70.6	64.6	56.3	53.7	69.7	80.4
術後せん妄*	5.1	5.9	4.2	2.3	1.9	4.7	10.4
歯牙損傷	2.1	2.3	1.8	2.0	1.4	2.4	2.3
咳・喀痰あり	40.6	38.6	42.8	31.8	39.7	42.2	42.8
内，多かった症例	14.0	14.7	13.3	6.0	12.5	15.1	18.1
咽頭痛	38.3	35.1	41.8	27.5	51.5	39.5	28.3
内，強い症状	10.0	8.4	11.7	6.6	14.0	10.4	6.8
嗄声	37.1	33.5	41.1	38.0	38.6	36.6	36.2
術後嘔気・嘔吐	27.0	15.0	40.0	22.8	34.1	29.1	15.9
嘔気のみ	10.9	6.3	15.9	3.3	16.0	12.1	7.3
嘔吐	16.1	8.7	24.1	19.4	18.1	16.9	8.6
胃チューブ							
留置中不快感	47.4	52.8	40.1	44.8	62.5	44.8	39.5
抜去後不快感	14.3	19.7	8.3	22.9	28.0	11.3	5.4
尿道カテーテル							
留置中不快感	27.6	33.6	21.1	41.8	37.3	24.7	22.4
抜去後不快感	32.3	43.8	19.4	40.5	45.9	30.6	21.7
痛み止めが必要な痛み（術後痛）	37.8	37.0	38.7	36.1	48.6	37.4	28.9

数字はそれぞれの総数に対する発生率（%）
文献(12)より引用。＊は文献(17)より引用。

表 5-7　全身麻酔患者の「周術期の最も苦痛であったこと」の内容と発生率

	全体	性別		年齢別（歳）			
		男性	女性	〜19	20〜39	40〜69	70〜
項目別人数（人）	4146	2150	1996	711	578	2202	655
苦痛があった割合	44.3	41.6	47.1	37.1	53.3	46.5	36.6
麻酔関連	**24.3**	**19.6**	**29.4**	**21.0**	**29.8**	**25.4**	**19.4**
術前	3.3	3.3	3.3	3.8	1.9	3.8	2.3
不安	2.2	2.0	2.4	3.4	1.7	2.3	1.1
術前検査	0.8	0.8	0.8	0.1	0.0	1.1	0.9
術前麻酔説明	0.3	0.4	0.2	0.3	0.2	0.3	0.3
麻酔術前・導入	2.5	2.2	2.8	6.6	2.2	1.4	1.8
点滴	1.8	1.4	2.2	4.2	1.6	1.1	1.5
前投薬	0.4	0.5	0.4	2.4	0.0	0.0	0.0
挿管（意識下など）	0.1	0.1	0.2	0.0	0.2	0.2	0.2
導入（マスクなど）	0.1	0.1	0.2	0.0	0.5	0.1	0.2
意識・記憶	2.2	2.0	2.4	2.1	4.7	2.0	0.9
抜管記憶	1.3	0.8	1.8	1.3	4.0	0.9	0.2
術後せん妄	0.8	1.0	0.5	0.8	0.2	1.0	0.6
術中覚醒	0.1	0.2	0.1	0.0	0.5	0.1	0.2
術後気道症状	5.2	4.5	5.9	2.7	5.2	5.7	6.3
咽頭痛	1.8	1.1	2.6	1.0	2.6	1.9	1.7
嗄声	1.0	1.1	0.9	0.6	0.7	1.2	1.2
咳	0.4	0.3	0.5	0.0	0.3	0.4	0.9
喀痰	1.1	1.1	1.1	0.4	0.3	1.2	2.0
呼吸困難	0.7	0.7	0.7	0.1	1.2	0.8	0.2
酸素マスク	0.2	0.2	0.3	0.6	0.0	0.1	0.3
麻酔に関係した合併症	8.5	4.7	12.7	5.3	10.9	9.8	5.6
嘔気・嘔吐	5.4	2.2	8.9	2.8	9.3	6.3	2.0
全身倦怠	0.9	0.7	1.3	0.1	0.5	1.1	1.7
めまい	0.6	0.2	1.0	0.0	0.2	0.9	0.5
耳症状（耳閉感など）	0.2	0.1	0.3	0.0	0.2	0.4	0.0
掻痒感	0.3	0.2	0.4	0.0	0.2	0.4	0.3
シバリング（ふるえ）	0.1	0.0	0.1	0.0	0.0	0.1	0.0
絶食	0.7	1.0	0.4	2.1	0.5	0.4	0.3
口渇感	0.3	0.2	0.4	0.3	0.0	0.2	0.9
術後皮膚，神経症状	1.3	1.8	0.8	0.3	2.2	1.4	1.4
体位による症状	0.6	0.8	0.4	0.1	0.7	0.6	0.8
挿管による症状	0.4	0.7	0.2	0.0	1.0	0.5	0.3
麻酔手技による症状	0.3	0.3	0.3	0.1	0.5	0.3	0.3

	全体	性別		年齢別（歳）			
		男性	女性	～19	20～39	40～69	70～
術後疼痛関連	**11.7**	**11.3**	**12.1**	**5.8**	**13.8**	**12.8**	**12.4**
術後痛	8.6	8.6	8.7	5.1	10.7	8.9	9.8
頭痛	0.8	0.8	0.8	0.3	0.9	1.0	0.6
腰背部痛	2.1	1.5	2.7	0.4	2.2	2.6	1.8
肩こり	0.2	0.4	0.0	0.0	0.0	0.3	0.2
手術関連	**12.8**	**15.1**	**10.4**	**10.7**	**15.9**	**12.9**	**12.1**
手術合併症	2.1	2.1	2.1	1.3	1.9	2.1	3.2
術後処置	0.4	0.5	0.3	0.7	0.0	0.4	0.5
ドレーン	0.5	0.6	0.3	0.3	0.2	0.6	0.5
術後装具	0.3	0.3	0.4	0.0	0.2	0.5	0.5
術後合併症	0.6	0.4	0.8	0.3	0.7	0.7	0.5
褥創	0.2	0.2	0.2	0.0	0.3	0.2	0.2
便秘・下痢	0.3	0.3	0.3	0.0	0.3	0.3	0.3
不眠	0.3	0.5	0.2	0.1	0.0	0.5	0.3
腹痛	0.2	0.1	0.4	0.0	0.2	0.3	0.5
食欲	0.1	0.0	0.2	0.0	0.0	0.1	0.2
排便	0.2	0.1	0.3	0.0	0.0	0.2	0.3
その他	0.1	0.1	0.1	0.0	0.0	0.1	0.3
発熱	0.6	0.7	0.6	0.7	0.5	0.7	0.5
口内炎	0.1	0.1	0.1	0.0	0.5	0.0	0.0
術後安静	2.6	2.5	2.7	1.0	3.5	3.0	2.3
尿道カテーテル	3.4	5.6	1.0	6.0	7.1	2.0	1.7
胃チューブ	0.9	0.9	0.8	0.3	0.5	1.2	0.6
環境関連，その他	**1.7**	**2.1**	**1.2**	**1.5**	**1.6**	**1.3**	**3.1**
手術室	0.5	0.6	0.4	1.0	0.3	0.4	0.5
ICU	0.2	0.4	0.1	0.0	0.0	0.3	0.5
病棟	0.1	0.2	0.1	0.0	0.2	0.1	0.3
主治医	0.1	0.2	0.1	0.0	0.2	0.1	0.3
病院食	0.2	0.3	0.2	0.3	0.3	0.1	0.6
その他	0.4	0.5	0.4	0.3	0.5	0.3	0.9

数字はそれぞれの総数に対する発生率（%）。
文献(4)より引用。

年齢によって特徴がみられました。

① 男性に多いもの―術後せん妄、胃チューブ不快感、尿道カテーテル不快感
② 女性に多いもの―抜管記憶、咽頭痛、嗄声、術後嘔気・嘔吐
③ 若い人に多いもの―術中覚醒、抜管記憶、咽頭痛、術後嘔気・嘔吐、胃チューブ不快感、尿道カテーテル不快感、術後痛
④ 高齢者に多いもの―術後せん妄、咳・喀痰

これらの結果から、高齢者ほど痛みや不快感に対する感受性が低く、我慢強いような印象を受けます。

では、麻酔や手術を受ける患者さんにとって、どういうことが苦痛になるのでしょうか。医療を一つのサービス業と考えた場合に、麻酔科医は当然消費者の意見を聞き、ニーズにあった方法を極めていく必要があります。当院では、術後に患者さんに「手術や麻酔で患者さんにとって最も苦痛なこと、いやなことはありましたか？　またそれは何でしたか？」という質問を行いました。

その結果を表5-7に示します。(4) 四四・三％の患者さんが苦痛なこと、いやなことがあったと訴えられており、女性や若い人に多くみられました。その内容は、麻酔科医が質問していることが影響していると思われますが、麻酔に関することが二四・三％と半分を占めています。また単独項目としては、術後痛（八・六％）、術後嘔気・嘔吐（五・四％）、尿道カテーテル（三・四％）、術後安

静（二・六％）、術前不安（二・二％）の順に多くなっていますが、患者さんそれぞれの感じ方や価値観の違いにより、五十四項目にも及んでいます。

術後外来の結果より、患者さんからみた全身麻酔の主な問題点を説明します。

(1)　術後痛

術後の痛みは、性や年齢にかかわらず術後の最も大きな問題です。現在一般に使われている全身麻酔の薬は速やかに身体から出るため安全性が高くなっていますが、その反面、術後の痛みは問題になります。図5-3に示すように、痛みは手術の部位によっては数日間続き、身体や傷に対して悪影響を及ぼし、肺炎などの術後合併症を増加させます。また患者さんにとって苦痛なことの第一位になっているように、精神的に大きなストレスになります。欧米の病院では術後疼痛外来という専門の科が当たり前になっており、日本でも術後の痛みに対して麻酔科医は積極的に考え、手術の種類によって下記のような方法を行っています。

① 術中鎮痛麻酔薬の増量や種類を工夫―先行鎮痛（痛くなる前に痛み止めを投与しておくことにより術後に効果がある）という考えもあります。
② 術後硬膜外麻酔による術後痛管理
③ 術後鎮痛薬の持続投与―皮下注射、静脈注射

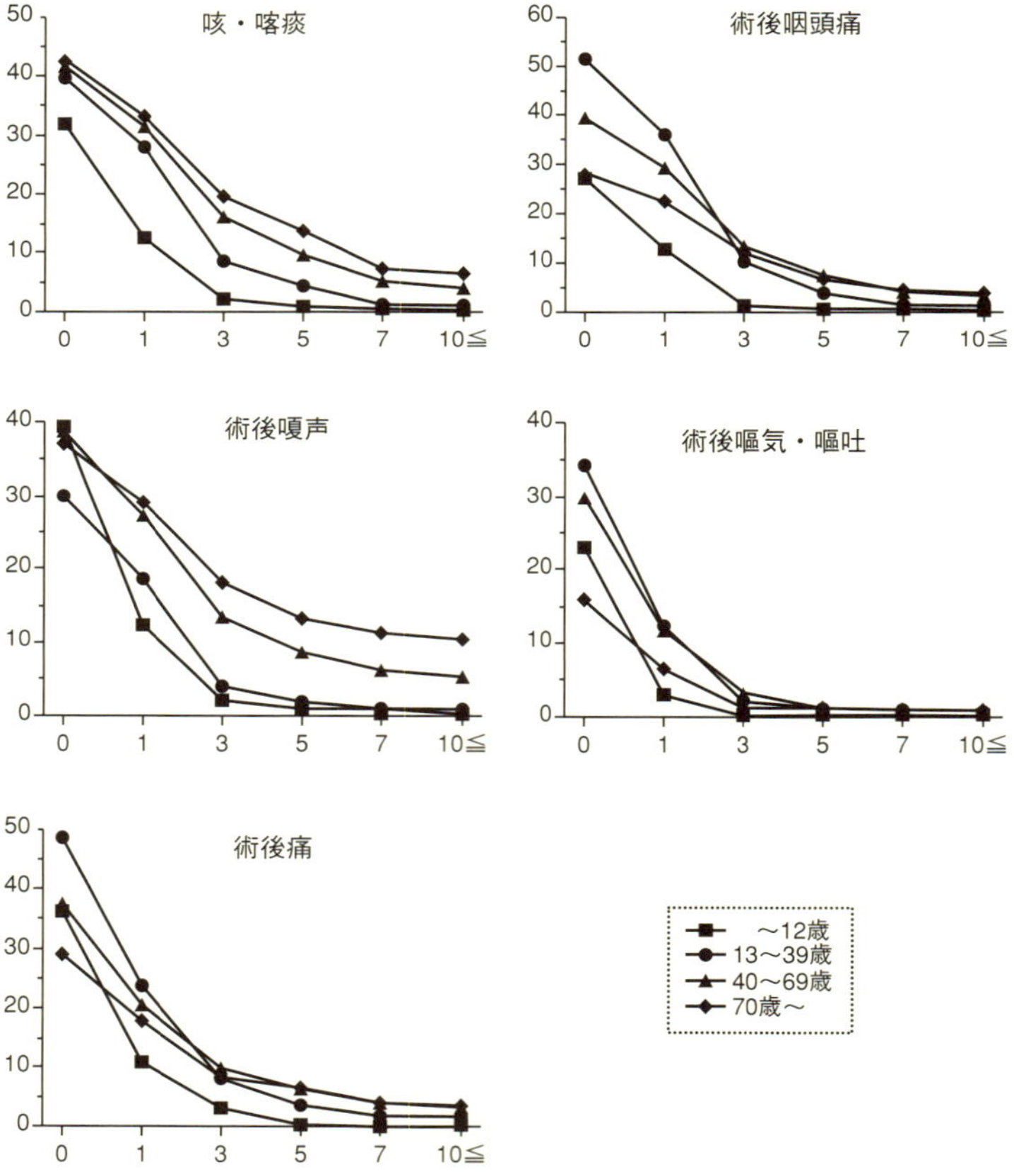

横軸は術後日数（日）を表し、たて軸は術後のそれぞれの時点での合併症が発生している率（%）を表す。

図 5-3　麻酔後合併症の発生率と持続日数

④　患者主導の鎮痛薬投与（patient controlled analgesia：PCA）—患者さんが痛いときに鎮痛薬投与のボタンを押すことができ、薬が入りすぎないような安全機構も付いています。

⑤　手術のところに局所麻酔薬を使用など

しかし、痛みの感じ方は個人差が大きく、鎮痛薬の効果にも個人差があります。人間は意識がある限り何かを感じるため、はじめて手術を受けられる方に前記のような方法を行っても一〇〇%満足していただけるかは残念ながら難しいかもしれません。痛みを我慢しても何の得にもならないことは覚えておいていただき、痛いときは我慢せずに痛み止めをしてもらいましょう。

(2)　術後嘔気・嘔吐

全身麻酔のあとは、「気持ち悪くなったり、もどしたりするので心配である」とよく患者さんに聞かれます。当院の問診では、表5-6に示すように二七%の人に起こり、特に女性や若い人に多くみられます。術後の嘔気・嘔吐は非常に苦しく、特に腹部手術では創部の痛みに影響し、苦痛と訴える患者さんも二番目に多く、大きな問題となっています。要因としては、麻酔薬によるものばかりでなく、女性に多いこと、手術の種類（産婦人科手術、甲状腺、耳、脳の手術）、動揺病（車酔いをしやすい）、術後の点滴（止血剤、輸血、抗癌剤など）なども考えられています。麻酔科医も麻酔薬の種類を工夫し、吐き気止めを予防投与して対応していますが、なかなか難しい問題です。

しかし図5-3に示すように、術後経過では三日以内にほとんどがおさまり、つらい場合は対応策もあることを知っておいてください。

(3) 気管挿管による術後気道症状（喀痰、嗄声[11][15]、咽頭痛[15]）

全身麻酔は呼吸が弱くなってしまうため、のどから肺に行く気管というところにチューブを入れ、器械を使って人工呼吸を行う必要があります。この気管挿管のあとに起こる麻酔後の合併症は、のどが痛かったり（咽頭痛）、声がかすれたり（嗄声）、咳や痰が出ることですが、これは管を入れる操作やチューブの刺激が原因で起こります。当院の問診では、表5-6に示すように四〇%近くの患者さんに起こり、苦痛の訴えも多くみられます。図5-3に示すように、ほとんどが治療なしに数日で改善していきますが、高齢者では長く続く場合もあります。管を入れることが原因ですが、手術の種類（甲状腺、食道癌、心臓、胸部大動脈瘤など）やチューブの種類、太さ、チューブのカフなどさまざまな要因が関係しており、残念ながら熟練した麻酔科医が行っても防ぐことができません。特に嗄声の中でも反回神経麻痺（当院の発生率は〇・〇七五%）は、嚥下障害（水分や食べ物を飲み込みにくくなりむせてしまう）が起こり長期化します。挿管が原因のものは三〜六カ月以内で改善するとされていますが、手術が原因の場合は治らない場合もあります。長く続く場合は麻酔科医や主治医と相談していただき、耳鼻咽喉科と協力して対応します。

(4)　歯牙損傷(16)

全身麻酔のときに、気管挿管するため喉頭鏡という金属製の器械を使い、チューブを入れたあとはゴム製の器具とともにテープで固定します。チューブを入れたり出したりするときに、喉頭鏡やゴム製の器具によって歯がぐらついたり、欠けたり、折れたりすることがあります。当院では、表5-6に示すように二・一%の発生率があります。麻酔科医は細心の注意をして処置していますが、歯がぐらついている場合や管を入れることが困難な場合（挿管困難症）には発生率は高くなります。術後の歯牙損傷は食事摂取、発語、美容などに大きな問題を及ぼし、義歯を支える歯の場合は義歯が使えなくなります。また患者さんの歯に対する価値観もさまざまだと思います。気管挿管という必要な処置によって生じるためご了承いただきたいのですが、絶対に歯を傷つけたくないと考える患者さんは、自費ですが歯を防御する方法もあります。歯科医と相談されることをお勧めします。

(5)　麻酔前後の記憶(21)と術後せん妄(17)

現在の麻酔薬は薬が効いている間だけ効果があり、なおかつ速やかに身体から外に出るため、途中で目が醒めたり、麻酔から醒めないということはなく、薬の副作用も非常に少なくなっています。手術前の患者さんの状態が特に悪い場合や手術の種類によっては意識の回復が遅れることはありますが、通常麻酔のせいだけで目が醒めないことはないといっても過言ではありません。麻酔科医は手術の途中で目が醒めるということには最大の注意を払っており、麻酔中は常に麻酔科医が麻酔を調節しています。

最近は脳波を測定して麻酔の状態がわかる器械も開発されていますが、脳というものは未知の部分がまだまだあり、非常に残念なことですが一〇〇％ではありません。当院の結果でも〇・三％にみられ、原因として麻酔科医自身のヒューマンファクターや器械の不備が考えられますが、原因がわからない場合もあります。術中覚醒をゼロにすることが麻酔科医の最大の使命であると認識し努力していることはご理解ください。

麻酔前後の意識については、患者さんも興味のある問題と思います。麻酔薬は麻酔前後の意識にも影響を与えます。当院の結果では、術前には前投薬を受けていない患者さんの三〇％が、麻酔されるときの記憶がありません。前投薬を投与した場合はさらに多くなり、なかには手術の日のことを覚えてない方もおられます。術後は、麻酔科医が麻酔からの覚醒を確認して管を抜いて帰室しているのですが、表5-6に示すように、六七・七％の方が病室に帰ってからの記憶しかありません。しかし、麻酔薬から醒める早さには個人差があり、七・八％の人がまだ管が入っているときや抜くときを覚えていて苦痛であったと訴えておられます。いろいろと検討してみたのですが予防方法はなく、管を抜くタイミングを早める以外にないと考えていますが、あまり早く抜くことは危険性を伴うため非常に難しい課題と考えています。

患者さんから、「麻酔を受けるとボケませんか」「頭が悪くなりませんか」という質問をされる場合が少なくありません。目覚めてからは八〇％の人がはっきりとしていますが、ボーッとしていたり、覚えていない場合もあります。また表5-6に示すように、五・一％の人で変な行動や言動、幻覚や奇妙な夢をみたりしますが、これはせん妄と呼ばれるもので一過性の精神障害です。一般に認識されているボケは痴呆を意味し、麻酔によって痴呆が起こったり進行したりすることはありませんのでご安心ください。せん妄は内科病棟でも外科病棟でも一〇～二五％の発生率があり、麻酔をしたから起こるわけではありません。男性、高齢者（七十歳以上）、大手術（胸部外科、消化器外科）で発生率が高くなっています。しかし、術後せん妄は長く続くことはほとんどないため積極的な対応が行われることは少ないのが現状ですが、術後せん妄を発症した患者さんの術後の死亡率は高いという報告があり、早期の精神科医による対応が必要とされています。

（6）術後安静、胃チューブ、尿道カテーテル

これらは表5-7に示すように、患者さんの苦痛の原因の上位にあります。術後の安静が苦痛になるのは、術後は少しでも動いてはいけないという患者さんの思い込みである場合がよくみられます。患者さんは、動くと点滴が抜けたり傷が開かないかという不安をもっておられますが、身体を緊張させていては心身ともに悪影響を与えますので、不安は医療スタッフにどんどん聞いて解決してい

く必要があります。

胃チューブや尿道カテーテルの存在は、患者さんにとってあまり気持ちのよいものではありません。術後の管理には必要なものですからしかたありませんが、特に男性の尿道カテーテルは周術期の苦痛の原因としては二番目に多くなっており、医療サイドもしかたがないといわずに手術の種類によっては考えていくべきであると思います。

2　硬膜外麻酔後の合併症

硬膜外麻酔は、単独で行う場合や脊髄くも膜下麻酔と組み合わせて行う場合がありますが、胸部・腹部手術のときに全身麻酔に併用して行う場合が多く、当院では、後者の場合がほとんどです。硬膜外麻酔に関する麻酔後合併症の発生率を表5-8に、苦痛の要因を表5-9に示します。また表5-10では各麻酔方法での合併症の発生率と患者さんの麻酔満足度を示します。全身麻酔と同様に性、年齢による特徴がみられ、若い人に合併症が多く苦痛の原因となっています。

術後外来の結果より、患者さんからみた硬膜外麻酔の主な問題点を説明します。

(1)　穿刺の問題

硬膜外麻酔は、手術室で意識のあるときに背中から痛み止めの注射をしたあとに、太い針を使っ

表 5-8　硬膜外麻酔後合併症の発生率

1998.11 ～ 2000.12 の期間に 1586 症例より問診。

	全体	性別		年齢別（歳）		
		男性	女性	～ 39	40 ～ 69	70 ～
術後嘔気・嘔吐	32.3	11.3	50.1	53.4	34.8	17.1
術後痛（鎮痛薬が必要なほどの痛みの有無）	36.1	40.3	32.5	44.5	37.1	30.5
穿刺時下肢への電撃痛の有無	6.4	6.6	6.3	24.1	4.9	7.8
穿刺時痛	19.2	16.0	21.9	27.7	17.4	20.3
内、痛みが強かったと訴えた症例	6.2	6.8	5.6	5.3	5.7	7.6
刺針部痛	5.3	3.4	6.8	10.0	5.8	2.0
頭痛	3.9	1.9	5.5	6.1	4.5	1.4
内、硬膜穿刺後頭痛	0.4	0.0	0.7	0.0	0.5	0.0
掻痒感	12.5	8.0	16.2	25.0	13.0	6.0
術後下肢神経症状	3.1	3.6	2.6	3.4	3.8	1.4

数字は各々の総症例数に対する割合（%）。

表 5-9　硬膜外麻酔併用全身麻酔患者の「周術期の最も苦痛であったこと」の内容と発生率

	全体	性別		年齢別（歳）		
		男性	女性	20 ～ 39	40 ～ 69	70 ～
総数（人）	1234	578	656	130	781	323
苦痛があった割合（%）	48.9	48.1	49.5	60.0	49.8	42.1
硬膜外麻酔に関する訴え	4.5	4.5	4.4	12.3	4.0	2.5
穿刺	1.1	0.9	1.4	4.6	0.8	0.6
不安	1.1	1.2	0.9	3.8	0.9	0.3
カテーテル、持続注入器	0.7	0.9	0.6	0.8	1.0	0.0
術後効果	0.3	0.5	0.2	0.8	0.3	0.3
硬麻中止後痛	0.4	0.3	0.5	0.8	0.3	0.6
神経損傷	0.2	0.3	0.0	0.0	0.1	0.3
刺針部痛	0.2	0.2	0.3	0.8	0.3	0.0
皮膚かぶれ	0.2	0.0	0.3	0.0	0.3	0.0
硬膜穿刺後頭痛	0.1	0.0	0.2	0.0	0.1	0.0
掻痒感	0.1	0.0	0.2	0.8	0.0	0.0
術後合併症	0.2	0.2	0.2	0.0	0.3	0.0
その他	0.1	0.2	0.0	0.0	0.0	0.3

数字はそれぞれの総数に対する発生率（%）。
文献（4）より引用。

表5-10　予定手術患者の麻酔方法による術後合併症の発生率
（1999～2001年）

	全身麻酔単独	硬膜外麻酔併用全身麻酔	脊髄くも膜下麻酔
総回答数（例）	4583	1791	914
周術期に苦痛なことがあった	42.2	45.8	45.5
脊麻・硬麻関連	-	4.6	19.6
意識異常	13.1	18.9	-
術中覚醒	0.2	0.4	-
覚醒時記憶			
抜管記憶	7.0	5.8	-
手術室，廊下	26.9	21.2	-
病棟、ICU	66.1	73.0	-
咳・喀痰	38.1	49.1	-
咽頭痛	41.8	30.9	-
嗄声	36.4	37.7	-
嘔気・嘔吐	26.1	30.5	26.6
鎮痛薬が必要な術後痛	40.4	36.8	42.5
穿刺時痛	-	20.7	25.8
刺針部痛	-	5.7	9.0
硬膜穿刺後頭痛	-	0.9	4.4
硬麻、脊麻による神経損傷	-	3.0	2.6
麻酔に対する満足度			
満足	61.5	67.5	56.1
普通	35.1	28.6	35.9
不満	3.3	3.9	8.0
術後痛に対する満足度			
満足	56.0	59.9	57.1
普通	38.8	32.9	37.2
不満	5.1	7.2	5.6

数字は各麻酔方法の項目ごとの総回答数に対する発生率（%）。
文献（14）より引用。

て細いカテーテルを入れます。それほど痛い注射ではありませんが、みえないところで行うため患者さんの不安は強く、特にカテーテルが入りにくい患者さんでは強い痛みも感じます。表5-8に示すように一九・二%の患者さんが痛かったと答え、六・二%の患者さんが強い痛みを訴えており、表5-9に示すように、苦痛の原因でも穿刺不安が最も多くなっています。硬膜外麻酔は身体の外からみえないところにカテーテルを入れる手技であるため、すべての患者さんにすぐに入れることができるわけではないことはご理解いただきたいと思います。また硬膜外麻酔は、脊髄という太い神経のそばを針で刺すため、まれに神経に傷がつくことがありますが、足が動かなくなるような大きな合併症が起こることは非常に少ないとされております。しかし、針が神経に触れると必ず何らかのサインが出るため、針を刺している途中で変わったことがあれば、我慢せずに麻酔科医に知らせていただきたいと思います。

(2)　麻酔後の合併症

麻酔後の合併症としては、硬膜外麻酔に使用する痛み止めの薬で吐き気や嘔吐が起こる割合が増えます。表5-8に示すように特に女性や若い人に多くみられ、表5-10に示すように全身麻酔単独と比べて発生率は高くなっています。また硬膜外麻酔を行っている間に、身体のかゆみ（掻痒感）が一二・五%にみられ、苦痛であったと訴える場合もあります。これも硬膜外麻酔の痛み止めの薬が原因となっています。カテーテルが入っている間は、薬が原因で足のしびれや力が少し弱くなることがありますので、歩くときは注意が必要です。これらはカテーテルを抜くことによって改善しますので心配はありません。

しかしカテーテルを抜いたあとでも、足のしびれや力が入りにくいことが持続する場合がまれにあります。その場合は穿刺による神経損傷が考えられますが、手術の体位や手術部位によって起こる場合もあり、主治医と麻酔科医の両方に聞く必要があります。

麻酔後カテーテルは非常に細いため、あまり気にならないと思います。また動いても抜けないようにテープで固定してあります。しかし患者さんにとってははじめての経験であり、カテーテルや持続注入の器械が苦痛の原因になる場合もあるようです。

(3)　効果の問題

硬膜外麻酔は背骨の間から注射するため、骨が変形して硬膜外腔が狭くなっていてカテーテルが入らない場合や、薬が広がらないため効果が充分に出ない場合もあります。また手術後の痛みは個人差もあるため、残念ながら一〇〇%効くとはいいきれません。表5-10に示すように、術後の痛み、術後痛満足度とも、全身麻酔単独と比較してやや良好ですが、せっかく背中の注射を我慢しても効果がなければ意味がないため、不満に思われる患者さんは多くみられます。手術後の鎮痛に関して、硬膜外麻酔は非常に優れた方法ですが、硬膜外麻酔は危険性もあり、痛みなど穿刺の不安もある方法です。硬膜外麻酔を併用しなくても手術の麻酔としては全身麻酔だけで行うことができ、ほかにも術後の鎮痛方法はあるため、硬膜外麻酔を使用するかどうかは患者さんが選択してもよいと思います。

3　脊髄くも膜下麻酔後の合併症(18)

脊髄くも膜下麻酔は下半身麻酔とも呼ばれ、背中からの注射により行う局所麻酔の一つです。意識があるということは一つの利点であり、当院では研修病院ということもあるため積極的な鎮静は行っていません。脊髄くも膜下麻酔に関する麻酔後合併症の発生率を表5-11に、苦痛の要因を表5-12に示します。全身麻酔と同様に性、年齢よる特徴がみられ、若い人に合併症が多くなっています。

術後外来の結果より、患者さんからみた脊髄くも膜下麻酔の主な問題点を説明します。

(1)　脊髄くも膜下麻酔の適応とは

脊髄くも膜下麻酔で知っておいていただきたいことは、全身麻酔と比較して、安全性・危険性、術中・術後の状態に関してはそれぞれ一長一短があり、どちらがよいというわけではないということ

表5-11　脊髄くも膜下麻酔後合併症の発生率
（1998.11～2001.12の期間に898症例より問診）

	全体	性別		年齢別（歳）			手術科別		
		男性	女性	～39	40～69	70～	泌尿器科	産婦人科	整形外科
術後嘔気・嘔吐	25.7	10.9	36.5	31.2	23.4	18.9	13.1	45.2	19.8
術後痛（鎮痛薬が必要なほどの痛みの有無）	42.5	30.6	53.1	52.6	42.7	24.8	24.2	50.0	57.5
穿刺時下肢への電撃痛の有無	7.6	6.1	8.9	11.0	5.2	6.1	4.6	10.7	7.2
穿刺時痛	26.8	25.4	28.1	30.0	24.3	26.0	24.0	29.5	25.3
内，痛みが強かったと訴えた症例	5.8	4.4	6.9	7.7	5.6	3.0	2.5	7.1	7.7
刺針部痛	9.0	8.9	9.1	10.8	8.5	6.8	9.2	6.8	9.9
頭痛	17.1	8.1	24.7	27.9	12.4	8.5	10.8	28.0	14.9
内，硬膜穿刺後頭痛	4.8	2.8	6.4	7.6	2.8	3.9	3.4	6.1	5.4
術後下肢神経症状	2.5	1.9	3.0	2.2	3.1	1.8	2.6	2.5	2.2

数字は各々の総症例数に対する割合（%）。
文献（18）より引用。

表5-12　脊髄くも膜下麻酔患者の「周術期の苦痛であったこと」の内容と発生率

苦痛なことがあった症例の割合	44.5		
脊髄くも膜下麻酔関連	20.4	脊髄くも膜下麻酔以外の要因	24.1
術中効果	7.8	術後痛	4.5
穿刺	2.2	腰背部痛	3.9
術後下肢症状	2.2	術後嘔気・嘔吐	3.6
術中呼吸困難	2.1	尿道カテーテル	2.2
術中不安	1.9	手術不安	1.7
術中嘔気・嘔吐	1.2	術後安静	1.6
硬膜穿刺後頭痛	0.6	頭痛	1.6
その他	2.4	点滴	1.3
		その他	3.7

数字は総症例数に対する割合（%）。
文献（18）より引用。

とです。患者さんの状態によってはどちらかが優れている場合はありますが、一般的には脊髄くも膜下麻酔が全身麻酔より優れていることはないといってよいと思います。大きな違いは手術中に意識が「あるか」「ないか」と考えていただいてもよく、神経質な方は全身麻酔のほうがよいかと思います。脊髄くも膜下麻酔で気管挿管をしないで意識をとる方法もあります。

しかし手術担当科の医師や患者さんの中には、「全身麻酔で行うほどの手術でない」「全身麻酔は脊髄くも膜下麻酔に比べて危険」などという認識がまだまだあり、患者さんの中には手術中に起きているのが怖いと訴える反面、「ほかの人と同じで」、「主治医の言うとおりにします」と答えられる方が多いようです。しかし表5-10に示したように、患者さんの麻酔満足度による麻酔評価は全身麻酔と比べて低く、不満を訴える患者さんが多くみられます。また脊髄くも膜下麻酔のほうが全身麻酔より術後が楽であると思っておられる方もいますが、表5-10、5-11に示すように、術後痛や術後嘔気・嘔吐も全身麻酔後と同程度の発生率があります。

このように、麻酔方法に関しては一般にいわれていることと違う場合もあり、麻酔科医の充分な説明を聞いた上で、患者さんの納得した麻酔方法を選択していただきたいと考えます。

(2) 脊髄くも膜下麻酔の苦痛と不満

表5-12に示すように、脊髄くも膜下麻酔を受けた患者さんの苦痛の原因は麻酔自体（術中効果、

穿刺、麻酔合併症）が半分を占めています。患者さんの意識があるということがこのような結果になっていると考えます。

(3) 硬膜穿刺後頭痛

手術後起きあがるようになってから激しい頭痛（頭を上げると強くなり、横になると楽になるのが特徴）が起こることがあります。非常につらいですが、安静によりほとんどが治ります。まれに治らない場合もありますが、自己血パッチという治療方法があり麻酔科医が行います。脊髄くも膜下麻酔は硬膜を穿刺しますが、その穴から脳脊髄液がもれて低髄圧性の頭痛が起こると考えられています。方法上起こりうる合併症であり、当院では表5-11に示すように四・八％の患者さんにみられています。予防として手技を工夫し、針をできるだけ細くしていますが、ゼロにはできない合併症であることはご理解ください。

(4) 神経損傷

足のしびれは手術後も数時間続きますが、必ずとれていきます。しかし手術のあとで麻酔の効果がなくなってからでも、足がしびれたり、痛みが残ることがあります。これは、足などを支配している神経を針で傷つけたり局所麻酔薬の毒性のために起こることですが、後遺症が残ることはまれで、徐々には改善していきます（長くても一〜二カ月ぐらい）。これも脊髄腔を直接穿刺する手技上起こりうる合併症で、硬膜穿刺後頭痛と同様です。表5-11に示すように、当院でも二・五%の患者さんにみられています。

4　手術科別苦痛の原因

麻酔方法による合併症をお話ししてきましたが、手術によって麻酔管理方法もさまざまなため、麻酔後合併症にも特徴があります。表5-13に、手術科別の「全身麻酔の周術期で最も苦痛であったこと」の発生率を示します。手術の

表5-13　手術科別「全身麻酔の周術期の苦痛であったこと」の発生率の特徴

手術科	消化器外科	脳神経外科	胸部外科	産婦人科	泌尿器科
総数（人）	597	465	449	391	191
有（%）	46.7	40.2	48.6	52.2	37.7
上位項目	術後痛 11.7	術後痛 5.4	術後痛 15.1	嘔気・嘔吐 17.9	術後痛 6.3
	胃チューブ 3.2	嘔気・嘔吐 4.5	嗄声 3.1	術後痛 8.2	尿道カテ 4.7
	硬麻 3.2	手術合併症 4.1	喀痰 2.9	硬麻 4.3	喀痰 2.6
	不安 3.2	不安 2.8	不安 2.9	点滴 2.8	嘔気・嘔吐 2.1
	手術合併症 2.8	咽頭痛 2.8		腰背部痛 2.8	嗄声 2.1
	嘔気・嘔吐 2.5				硬麻 2.1

手術科	整形外科	耳鼻咽喉科	眼　科	口腔外科	皮膚科
総数（人）	751	606	221	226	261
有（%）	44.9	42.7	41.2	46.5	37.2
上位項目	術後痛 9.9	嘔気・嘔吐 6.9	嘔気・嘔吐 8.1	尿道カテ 8.0	尿道カテ 7.7
	術後安静 5.2	術後痛 5.9	尿道カテ 5.9	術後痛 6.6	術後痛 4.6
	嘔気・嘔吐 4.7	尿道カテ 5.3	術後安静 4.1	手術合併症 4.0	点滴 3.8
	尿道カテ 2.8	腰背部痛 4.6	術後痛 4.1	胃チューブ 3.1	術後安静 3.1
	点滴 2.5	術後安静 3.8		嘔気・嘔吐 2.2	前投薬 2.3
	咽頭痛 2.5	不安 2.8		不安 2.2	

数字は各科の総症例数に対する割合（%）。
文献（4）より引用。

大小では苦痛の発生率に差はありませんが、内容は特徴があり、胸腹部や整形外科手術で術後痛が多く、口腔内や身体表手術では嘔気・嘔吐や尿道カテーテルが多くみられました。患者さんの参考にしてください。

5　麻酔中、麻酔後の重大な合併症

患者さんの麻酔に関する訴えを紹介してきましたが、発生率は非常に低いですが、麻酔中、麻酔後の重大な合併症があります。

(1)　麻酔偶発症

麻酔の危険性でお話ししましたが、麻酔中に生命に危険を及ぼしたり、脳の障害により後遺症を残す可能性のある合併症として、心停止、高度低酸素血症、高度低血圧があります。一時的なものは後遺症なしに回復しますが、長く続く場合は危険です。麻酔偶発症の原因はさまざまであるため、麻酔科医は、麻酔前に患者さんの状態を調べて充分な情報を得、麻酔中は生体管理モニターを使用して早期の発見に努め、すばやく対応できるようにしています。

(2)　アレルギー、ショック

麻酔中はいろいろな薬剤を使用するため、時にアレルギー反応を起こしショックになり、生命に危険を及ぼすことがあります。アレルギーの予防に関しては事前のテストがありますが、麻酔中に使用するすべての薬剤を調べることは困難で、テストを行ったからといって確実に予防できるわけではありません。現在使用されている麻酔薬はアレルギー反応を起こしやすい薬ではありませんが、麻酔中は細心の注意を払い、起こった場合はすぐに対応できるように麻酔科医は努めています。

(3) 悪性高熱症

麻酔中に起こる病気で、極めてまれなものですが悪性高熱症というものがあります。この病気は麻酔中に急に体温がどんどん上がり、心臓の負担が大きくなり、その結果心臓が止まることもある死亡率の高い病気です。男性、小児や神経、筋肉の病気のある家系に起こりやすいといわれていますが、発生は非常にまれで、日本では全身麻酔七万四千例に一例（一九八七～一九九一年の統計）です[22]。麻酔科専門医のいる病院では、もしこのようなことが起こった場合に充分対処できるだけの用意（ダントロレンという薬など）をしています。

(4) 術後肺炎

全身麻酔中は口からチューブを入れ人工呼吸をしておりますが、食事を制限しても口や胃の分泌物が肺の中に入って肺炎（誤嚥性肺炎）を起こす危険性がまれにあります。また、かぜやタバコによって痰が多くなったために肺炎を起こす危険性もあります。そもそも手術により抵抗力が落ちて肺炎になりやすい状態であるため、肺の悪い人では危険性が高くなります。

(5) 肺血栓塞栓症

肺血栓塞栓症は死亡率が高く、突然死をきたす疾患で、旅行中の突然死として旅行者血栓症（いわゆるエコノミークラス症候群）がマスコミを賑わわせており、関心も高まっていると思います。

肺血栓塞栓症は深部静脈血栓症がその原因の大部分といわれていますが、臨床症状に乏しいため、その診断は非常に困難とされています。欧米では非常に頻度の高い疾患で、深部静脈血栓症が十万人中一一七人、肺血栓塞栓症が十万人中六九人と報告されています[20]。日本の臨床においての診断症例は欧米の約二十五分の一と報告されていますが[10]、近年、高齢化や食生活の欧米化により、発生頻度は確実に増加しています。特に周術期や長期臥床の患者さんでは発生率が高く、手術や麻酔中の予防が重要な問題となっています。そのためには臨床各科の協力と高度な医療レベルが要求されるため、現在、日本麻酔科学会など八学会が共同で予防ガイドラインを作成しています。

周術期の原因としては、肥満、凝固因子異常、悪性腫瘍などの体質、手術の部位や種類、麻酔方法や時間、術後の安静などが影響し、予防法としては、術後の早期歩行、下肢の運動、弾性ストッキング、下肢の間欠的空気圧迫法、抗凝固療法（ヘパリンなどの薬剤）などが周術期に積極的に行われています。

(6) 局所麻酔後の合併症

脊髄くも膜下麻酔、硬膜外麻酔では、脊髄のそばに注射して薬を入れるため、血が止まりにくい方や血液の流れをよくする薬を飲んでいる方では、脊髄のまわりに血の塊ができ、足が動かなくなる場合があります。また穿刺部よりバイ菌が入り、感染という問題も起こり得ます。脊髄くも膜下麻酔の場合は髄膜炎で生命の危険もあり、硬膜外麻酔の場合は硬膜外膿瘍で足が動かなくなる場合があり、緊急に血や膿の塊を取り除く手術が必要となります。

(7) 麻酔中のほかの合併症

生命に関わるものや後遺症を残すものとしては、脳内出血、くも膜下出血、脳梗塞、心筋梗塞、不整脈などがあります。ほかの病気のある患者さんや高齢者に起こることが多いのですが、全く元気な方でも起こる可能性はあります。

今まで説明した生命に関わるような合併症については、ごくまれにしか起こらないことですが、麻酔科医は充分対処できるだけの知識を備え、術前準備と注意深い観察を行い、もし起こった場合にはすばやい対処を行っています。

十　麻酔後にはどんな注意が必要なのでしょうか。

欧米では保険や入院費の問題などから、日帰り手術（当日入院して当日帰宅する）が積極的に行われており、麻酔もそれに対応しています。現在の麻酔では麻酔後に大きな問題が起こることはまれですが、術後に何か少しでも変わったことが起こった場合には、患者さんの不安は大きく、早く解決したいと考えられると思います。しかし手術・麻酔後の合併症の中には、患者さんの訴えがなければ主治医や麻酔科医が気づかないこともあります。合併症の早期発見は重要なことであり、術後には麻酔科医や主治医にどんなことでも遠慮せずに言っていただければと思います。

術後の不安を解決していくことは患者さんにとって必要なことですが、日本では麻酔科医の数が足りないことや主治医制をとっている関係から、患者さんは麻酔科医と術後に会う機会は少なく、主治医が中心となって術後の管理や経過観察をしている場合が多いと思います。しかし術後の合併症の中には原因がはっきりしないものや麻酔科医にしかわからないこともあり、麻酔中の出来事（挿管困難、循環や呼吸の異常など）や麻酔に関する注意点を患者さんに説明することは麻酔科医の当然の義務です。麻酔科医が術後も患者さんと直接対応していくことが、今後の麻酔科医の課題であると考えています。

十一　麻酔科医を志す学生、研修医の方々へ

患者さんにとって手術を受けることは重大な出来事です。我々が日々の仕事の中で当たり前のように行っている医療行為は患者さんにとってははじめてのことであり、苦痛と感じられる方もいるということを医療行為者は常に考えていく必要があります。例えば、術後の硬膜外麻酔が術中に確実に効いていたとしても、術後に患者さんは全然効いていないという場合があったときに、痛がりの人だから、神経質な人だからといって、効果がない原因を患者さんのせいにしている場合がみられます。また軽い症状の合併症に対しては、大したことがないと重要視せず、真剣に取り合わない場合もあります。しかし医療行為者にとって大したことでなくても、受ける側である患者さんにとっ

てはじめてでありすべてであるということを、忘れてはいけません。

当院では、患者さんの麻酔評価を麻酔満足度（満足、普通、不満の三段階評価）として、術後外来で評価してもらっています。[2][19] 満足度を表5-14に、不満内容を表5-15に示しますが、不満要因は多項目にわたり、意識がある中で行う医療行為や麻酔後合併症が患者評価と関連していました。患者さんが麻酔について何をもって評価するかという基準が必要ですが、大部分の患者さんははじめての麻酔経験であり、麻酔自体を理

表5-14　患者背景と麻酔満足度
（1999～2002年の期間に9974症例より問診）

	症例数（人）	満足（%）	不満（%）
総症例	8843	61.5	3.9
性別			
男性	4575	63.2	3.1
女性	4268	59.6	4.9
年齢別（歳）			
～19	1247	55.6	2.7
20～39	1438	53.0	7.4
40～69	4466	63.6	3.7
70～	1692	67.6	2.4
麻酔方法			
全身麻酔単独	5520	60.9	3.1
硬麻併用全身麻酔	2245	65.3	4.2
脊髄くも膜下麻酔	1068	56.8	7.6
科			
消化器外科	1162	64.6	4.1
脳神経外科	860	63.1	2.1
胸部外科	826	62.8	2.8
産婦人科	997	56.6	7.1
泌尿器科	774	60.6	4.9
整形外科	1782	63.5	3.3
眼科	354	57.1	3.4
耳鼻咽喉科	1025	63.6	3.6
口腔外科	430	59.3	3.0
皮膚科	492	57.9	4.9
その他	141	46.8	4.3

表 5-15　麻酔に対する不満の要因

不満要因	不満症例数	不満総数に対する割合（%）
脊髄くも膜下麻酔	72	18.9
硬膜外麻酔	51	13.4
術後痛	34	8.9
術後嘔気・嘔吐	32	8.4
抜管記憶	26	6.8
嗄声	23	6.0
点滴	12	3.1
不安感	10	2.6
咽頭痛	10	2.6
全身倦怠感など術後状態	10	2.6
前投薬	9	2.4
歯牙・口腔損傷	7	1.8
術中覚醒	6	1.6
意識下挿管	6	1.6
せん妄	6	1.6
皮膚損傷	5	1.3
麻酔科担当医	4	1.0
体位による術後神経症状	3	0.8
尿道カテーテル	3	0.8
術後呼吸困難	3	0.8
手術による術後合併症	3	0.8
顎関節痛，開口障害	3	0.8
耳閉感	2	0.5
ICU	2	0.5
麻酔経験との比較	2	0.5
絶食	1	0.3
術後喘息発作	1	0.3
手術中止	1	0.3
しゃっくり	1	0.3
咳	1	0.3
排便困難	1	0.3
じんましん	1	0.3
めまい	1	0.3
術後酸素マスク	1	0.3

解するための情報を得る機会が日本では少ないように感じられます。海外の報告では、患者の麻酔満足度は非常に高く八〇～一〇〇％となっていますが、今回の結果では六一・五％でした。研修医が麻酔を担当しているという大学病院の性格が影響していると考えますが、普通と答えた中には、評価することができないための回答である場合も多く、日本人の医療に対する「何もわからないのでお任せします」という考えが海外との麻酔評価の違いに影響していると思われます。患者さんによる麻酔の質の評価が麻酔の進歩には必要不可欠な要素であることはいうまでもありません。そのために麻酔科医は、手術室での麻酔ばかりでなく患者さんとの接点をより多くもつ努力をし、麻酔を理解してもらい、評価してもらう必要があります。そしてその評価は当然、麻酔に還元していかなければなりません。

医療の方針は医療者が一方的に決めるものではなく、患者さん本人の意思を尊重するべきですが、患者さんは老若男女さまざまであり、理解力や認識に大きな開きがあることは否定できません。麻酔科医は手術の前にはじめて患者さんと応対せざるを得ませんが、たくさんの機会を作って対応していく必要はあります。術前の麻酔説明文書の使用などは正確な理解が得られますが、文書を渡したからといってその

表 5-16　術後の麻酔担当医評価

年	1999 年	2003 年
回答数（人）	2264	1981
満足	55.3	70.5
普通	36.9	19.7
不満	1.4	0.6
覚えていない	6.4	9.2

数字はそれぞれの年の総数に対する割合（％）。

ままでは充分とはいえません。また麻酔後もさまざまな合併症が起こる可能性があり、各科主治医に任せるのではなく、麻酔科医自身が患者さんと直接対応していかなければなりません。価値観や社会的背景など個人のすべてを理解し対応できるわけではありませんが、この中から患者さんの医師に対する信頼は芽生えていくと思います。

表5-16に示すように、この四年間の術後訪問の強化により、当院の担当麻酔科医に対する満足度は上がってきています。しかし覚えていないという患者さんはまだまだいるということが麻酔科医に対する評価と考え、今後の課題としていかなければならないと思います。

■文献

(1) Bederson, J.B. et al.: Recommendations for the management of patients with unruptured intracranial aneurysms: A statement for healthcare professionals from the Stroke Council of the American Heart Association. Stroke, 31: 2742-2750, 2000.

(2) 古家　仁他「麻酔に対する患者満足度の評価—術前術後麻酔科外来受診患者五〇三四例の検討—」『麻酔』五〇、二四〇—二四五、二〇〇一。

(3) 平松毅幸「急性虫垂炎の診断と治療の最近の動向」『Lisa』九、二七〇—二七四、二〇〇二。

(4) 岩田正人他「麻酔・手術における患者の苦痛に関する検討」『日臨麻誌』二二、八四―九〇、二〇〇二。

(5) 金子榮藏他「消化器内視鏡関連の偶発症に関する第三回全国調査報告―一九九三年より一九九七年迄の五年間」『Gastroenterol Endosc』四二、三〇八―三一三、二〇〇〇。

(6) 川島康男他「わが国の麻酔関連偶発症例―五年間一、三六三、〇三八麻酔症例の解析―」『日本醫事新報』四〇二六、二一―二九、二〇〇一。

(7) 川島康男他「『麻酔関連偶発症例調査一九九九』について：総論―日本麻酔科学会手術室安全対策特別部会報告―」『麻酔』五〇、一二六〇―一二七四、二〇〇一。

(8) 川島康男他「『麻酔関連偶発症例調査二〇〇〇』について：総論―日本麻酔科学会手術室安全対策特別部会報告―」『麻酔』五一、一〇三一―一〇四七、二〇〇二。

(9) 川島康男他「『麻酔関連偶発症例調査二〇〇一』について：総論―日本麻酔科学会手術室安全対策特別部会報告―」『麻酔』五二、六六六―六八二、二〇〇三。

(10) Kumasaka, N. et al.: Incidence of pulmonary thromboembolism in Japan. Jpn. Circ. J., 63; 439-441, 1999.

(11) 栗田直子他「術後嗄声の発生率と持続期間についての検討」『麻酔』五一、七三七―七四二、二〇〇二。

(12) 松成泰典他「術後外来の問診による全身麻酔後の合併症の検討」『臨床麻酔』二六、一六三―一六八、二〇〇二。

⒀ Myles, P.S. et al.: Development and psychometric testing of a quality of recovery score after general anesthesia and surgery in adults. Aneth. Analg., 88; 83-90, 1999.

⒁ 中橋一喜他「奈良県立医科大学術前術後麻酔科外来（麻酔相談外来）の現況」『奈医誌』五三、一五九―一六三、二〇〇二。

⒂ 中橋一喜他「麻酔後の咽頭痛と嗄声・反回神経麻痺」『Anet』七、八―一一、二〇〇三。

⒃ 中橋一喜他「麻酔中の歯牙損傷に対する保護床の有用性」『麻酔』五二、二六―三一、二〇〇三。

⒄ 中橋一喜「術後精神障害の現状」古家　仁編『術後精神障害　せん妄を中心とした対処法』真興交易（株）医書出版部、東京、三三―五六、二〇〇三。

⒅ 中橋一喜他「術後外来から見た脊髄くも膜下麻酔の患者評価」『日臨麻誌』二四、一八二―一八七、二〇〇四。

⒆ 中橋一喜他「麻酔に対する不満要因から見た患者の麻酔の質の評価」『麻酔』五三、一一三六―一一四二、二〇〇四。

⒇ Silverstein, M.D. et al.: Trends in the incidence of deep vein thrombosis and pulmonary embolism. Arch. Intern. Med., 158; 585-593, 1998.

(21) 高橋正裕他「全身麻酔覚醒時の抜管記憶に関する検討」『麻酔』五〇、六一三―六一八、二〇〇一。

(22) 弓削孟文他「悪性高熱症 update（Ⅱ）」『臨床麻酔』一九、九八九―九九七、一九九五。

(23) Yasuda, K. et al.: Thoracic and cardiovascular surgery in Japan during 1998. Annual report by the Japanese Association for Thoracic surgery. The Japanese Journal of Thoracic and Cardiovascular Surgery, 48; 401-415, 2000.

奈良県立医科大学麻酔科学教室　中橋　一喜
古家　仁

第Ⅵ章　ペインクリニックと緩和医療

一　ペインクリニックとは

ペインクリニックとは、一般的に「痛みを治療する診療部門や場所」を示します。

しかし、わが国においては、その発足当初から神経ブロック療法を得意とする麻酔科医が担当してきましたので、諸外国と比べ特有な形態をとって発展してきました。つまり、神経ブロック療法を治療の主軸としてきましたので、神経ブロック療法のもたらす効果が有用と考えられる場合は、疼痛疾患だけではなく非疼痛疾患も対象となります（表6-1）。

もちろん、今日のペインクリニックでは、神経ブロック療法だけではなく薬物療法、漢方などの東洋医学的治療法、理学療法や心身医学的療法も取り入れており、さらに近年、従来施行されていた硬膜外脊髄刺激電極埋め込み術や経皮的椎間板摘出術に加えて、胸腔鏡下交感神経遮断術や硬膜外鏡下癒着剥離術などの手術的治療を取り入れるようにもなっています。

すなわち、わが国のペインクリニックとは「神経ブロック療法と他の治療手段を取り入れて痛みを治療し、神経ブロック療法のもたらす効果を利用して痛み以外の疾患をも治療する診療部門」ということになり[3]、臨床的には重要な部門の一つとして認知されつつあります。

「痛みを治療する診療部門」といっても、「痛み」はいろいろな疾患の全身症状の一つとして認め

表6-1　ペインクリニックでみる主な疾患

I. 疼痛疾患

1) 頭痛・頭部神経痛・顔面痛

片頭痛、群発頭痛、緊張性頭痛、その他の頭痛、三叉神経痛、舌咽神経痛、術後頬部嚢腫、後頭神経痛、顎関節症、非定型顔面痛など

2) 筋・骨格系疾患

a. 頸肩上肢痛

頸椎椎間板ヘルニア、頸部変形性脊椎症、頸髄症、胸郭出口症候群、筋筋膜性疼痛症候群、頸肩腕症候群、外傷性頸部症候群、肩関節周囲炎、上肢絞扼性神経障害など

b. 胸部痛

胸部変形性脊椎症、胸椎圧迫骨折、胸椎椎間板ヘルニア、肋間神経痛など

c. 腰痛・腰下肢痛

腰椎椎間板ヘルニア、腰部脊柱管狭窄症、腰部変形性脊椎症、筋筋膜性疼痛症候群、椎間関節症、骨粗鬆症、腰椎圧迫骨折、Failed back surgery syndromeなど

d. 会陰部痛・肛門部痛

3) 筋・骨格系疾患

4) 神経因性疼痛

Complex regional syndrome(CRPS)、幻肢痛、視床痛、糖尿病性ニューロパチーなど

5) 四肢血行障害

閉塞性動脈硬化症、バージャー病など

6) 心因性疼痛

II. 非疼痛疾患

顔面神経麻痺、顔面痙攣、突発性難聴、鼻アレルギー、網膜動静脈閉塞症など眼科疾患、筋性斜頸など

III. がん性疼痛

IV. 術後痛

られるため、痛みの原因によっては、ペインクリニックでの治療が適応とならない疾患もあります。例えば胆嚢炎や虫垂炎など炎症による腹痛では、抗生物質の投与や手術的療法が必要となるでしょうし、狭心症や心筋梗塞による胸痛などでは、冠動脈の攣縮を解除したり血栓の溶解や梗塞部の貫通などの治療が必要となりますので、ペインクリニックの適応とはならないことはおわかりいただけるでしょう。またペインクリニックでの治療に抵抗する筋・骨格系の痛みなどでは外科的治療の可否を考えることは当然必要ですし、心因的要素の強い痛みには精神心理学的アプローチが必要になります。さらに痛み以外の疾患では、その主症状に関係する科での診察が必要となることも当然起こりうることです。

また、何人かの患者が顔が痛い、腰が痛いなどと訴えても、その痛みは必ずしも同じ機序から生じているものではないことが明らかになってきました。つまり「痛いです」「では、鎮痛薬をどうぞ」というわけにはいかなくなってきたわけです。そのために痛みの客観的な評価が必要となりつつあり、痛みの機序を識別する検査（ＤＣＴ：ドラッグチャレンジテスト）[5]や知覚神経機能を定量的に診断する機器[4]などが普及してきました。痛みの診断・治療に際し、痛みの起こり方や性状をより客観的に評価し、それに見合う治療法を選択することが必要な時代となっています。

1　ペインクリニックの器具・設備

ペインクリニックを施行するにあたり、大学病院などの大きな施設の中の診療部門か、個人診療として施行するのか、施設の規模によって必要な器具・設備には違いがあります。ただし、どの規模の施設においてでも、ペインクリニックの診療機能（神経ブロック療法）を充分に活かすために絶対に必要な器具・設備があります。緊急事態に即座に対応できうるような救急蘇生で必要な薬剤・器具、酸素供給と吸引ができる器具・設備、心電図や血圧計です。神経ブロック療法は熟練が必要である手技が多く、どの医師でも簡単に施行できる治療ではありません。したがって、これらの器具・設備がない場所での神経ブロック療法の施行は禁忌と考えるべきと思います。

(1)　診察する上で

一般的な問診、視診、触診が可能な診察室はどの科でも必要であり、当然、患者のプライバシーが守れるような工夫がなされているべきです。

①　落ち着いた環境で患者と会話ができる（机と椅子）。
②　記録がとれる（診療録の保存）。
③　写真を見る（シャーカステン）。

④ 神経学的所見がとれる（診察器具・ベッド）。

（2） 治療・処置する上で

① 薬剤（局所麻酔薬、神経破壊薬など）―薬剤の種類によっては保管する冷蔵庫が必要。

② 神経ブロック療法を施行する器具―針（神経ブロック針、硬膜外針や注射針など）や注射器など。またそれらを消毒・滅菌する設備。

③ ベッド―神経ブロック療法が主体となるため看護師による筋肉注射などの処置はなく、ほとんどの治療・処置は医師が施行することになります。また治療・処置後に最低二十分〜一時間の安静が必要となり、したがってそれに見合う処置ベッドがなくてはなりません。さらに特殊な体位で施行する神経ブロック療法もあるため、いろいろな体位が保持できるフレキシブルな電動処置ベッドが一台は必要となります。

④ その他―神経ブロック療法を安全・確実に施行するためにレントゲン透視下で施行できうる設備（Cアーム透視装置）があれば、より望ましいと思われます。
また入院施設が確保できれば、充分に施行しうる治療も多くなります。

（3） 当科における外来設備（図6-1）

順天堂大学附属順天堂医院ペインクリニック外来では、一日五十~百十名の患者を医師三~七名、看護師二、三名、事務員一名で診療しています。理想的なペインクリニック[7]とはいえませんが、総じてコンパクトに設備されていると考えています。

患者数のわりには狭く、ベッド数が少ない結果、患者の待ち時間を長くしてしまうこと、診察に関して必要最低限は備えているが患者が落ち着いて話せる診察室ではなく、プライバシーが守れないこと、などが特に理想的なペインクリニックからは不足していると思われます。

2　ペインクリニックで扱う疾患

当科における一年間(二〇〇二年十月~二〇〇三年九月)の初診患者(図6-2)を実際にみてみ

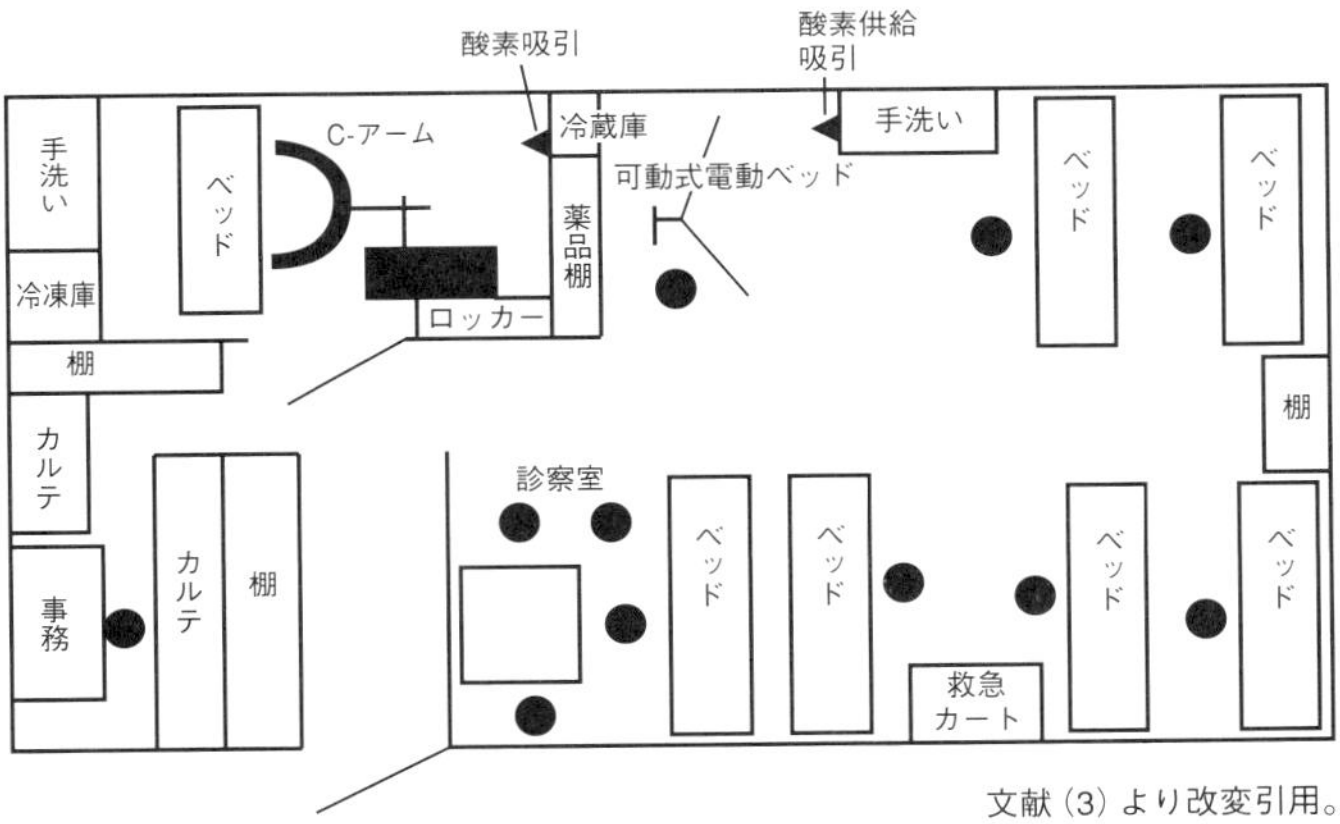

文献(3)より改変引用。

図6-1　当科におけるペインクリニック外来設備

ます。初診患者一三一七名のうち、腰椎疾患（三七％）、頸椎疾患（一〇％）、帯状疱疹・帯状疱疹後神経痛（一〇％）と疼痛疾患が過半数を占めます。そのほかにペインクリニックで特徴的なニューロパシックペインの代表であるＣＲＰＳ（Complex Regional Pain Syndrome）や幻肢痛や癌性疼痛もありますが、突発性難聴、顔面神経麻痺や眼疾患などの非疼痛疾患も含まれています。

3　ペインクリニックの診療

国際疼痛学会（International Association for the Study of Pain: IASP）[(1)]は、「痛みは組織の実質的または潜在的な傷害に関係するものか、このような傷害を表す言葉で述べ

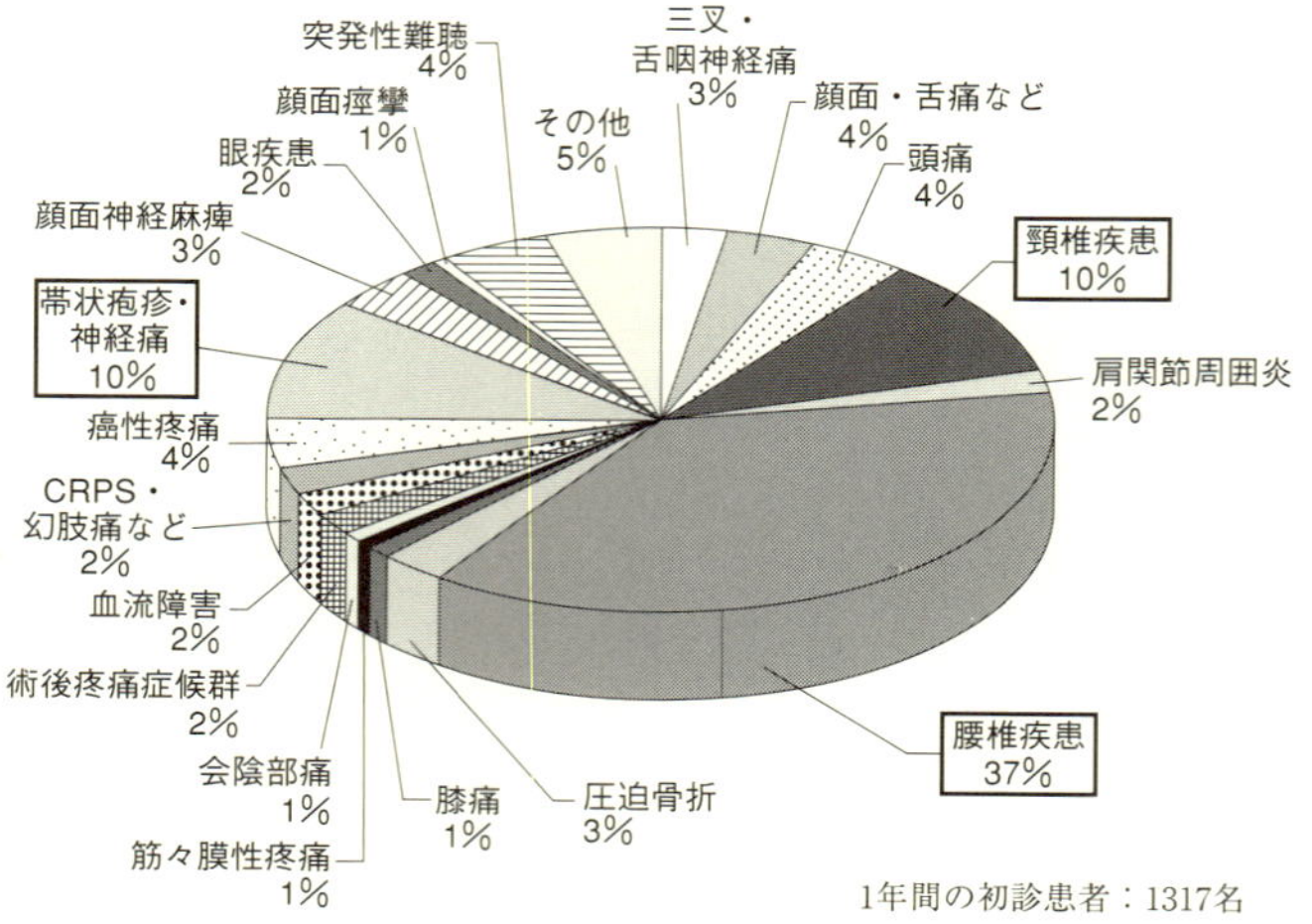

図6-2　当科における初診患者の疾患別割合

られる不快な感覚、情動体験である」としています。

痛みは自己を守るために必要な感覚でもあり、生体に対する警告反応でもありますが、その感覚が持続したり異常な強さであったりすることで日常生活に支障をきたすと、ただ不快な感覚となり、治療の対象となっていきます。

痛みの感じ方は、大変複雑です。個人差もあり、精神状態や環境にも修飾され、時間の経過によっても変化します。そのため、痛みを客観的に測定・評価することは難しくなります。したがって、性別、年齢、職業、既往歴や家族歴を聴取することはもちろんですが、丁寧な細かな問診、患者の話をよく聞くことが非常に大切です。

痛みの治療では、痛みの起こり方、痛みの性状などを充分に理解・評価し、適切な治療法を選択することが大切であり、また痛みを和らげることは、患者のＱＯＬ（quality of life）を向上させるために非常に大切となります。

ペインクリニックで施行している治療法（表6-2）は多数ありますが、先に述べたよう

表6-2　ペインクリニックにおける治療

1）神経ブロック療法
2）薬物療法
3）理学療法
　a　物理療法
　b　運動療法
4）外科的療法
　a　硬膜外脊髄刺激電極埋め込み術
　b　経皮的椎間板摘出術
　c　胸腔鏡下交感神経遮断術
　d　硬膜外鏡下癒着剥離術
5）心理療法
6）その他
　ボツリヌス菌毒素筋肉内投与
　電気痙攣療法
　など

に、神経ブロック療法が中心となり、患者のQOLを向上させるために有用な手段となり得ます。

(1) 神経ブロック療法とは

脳脊髄神経やその節または交感神経節およびそれらの形成する神経叢に向かってブロック針を刺入し、直接またはその近傍に局所麻酔薬または神経破壊薬を注入して、神経の伝達機能を一時的または(半)永久的に遮断する方法と定義されます。

痛みを治療するにあたり、「痛みの悪循環」(図6-3)を考えます。侵害刺激は末梢から脊髄、脳へと伝達されますが、交感神経や運動神経の興奮も引き起こします。そのことにより血管収縮や筋攣縮が起こり、虚血と酸素の欠乏が生じ、発痛物質の生成と遊離を招き、知覚神経の感受性が高まり、痛みを増強します。悪循環が持続すると、やがて肉体的、精神的障害をも引き起こしていくことになります。この

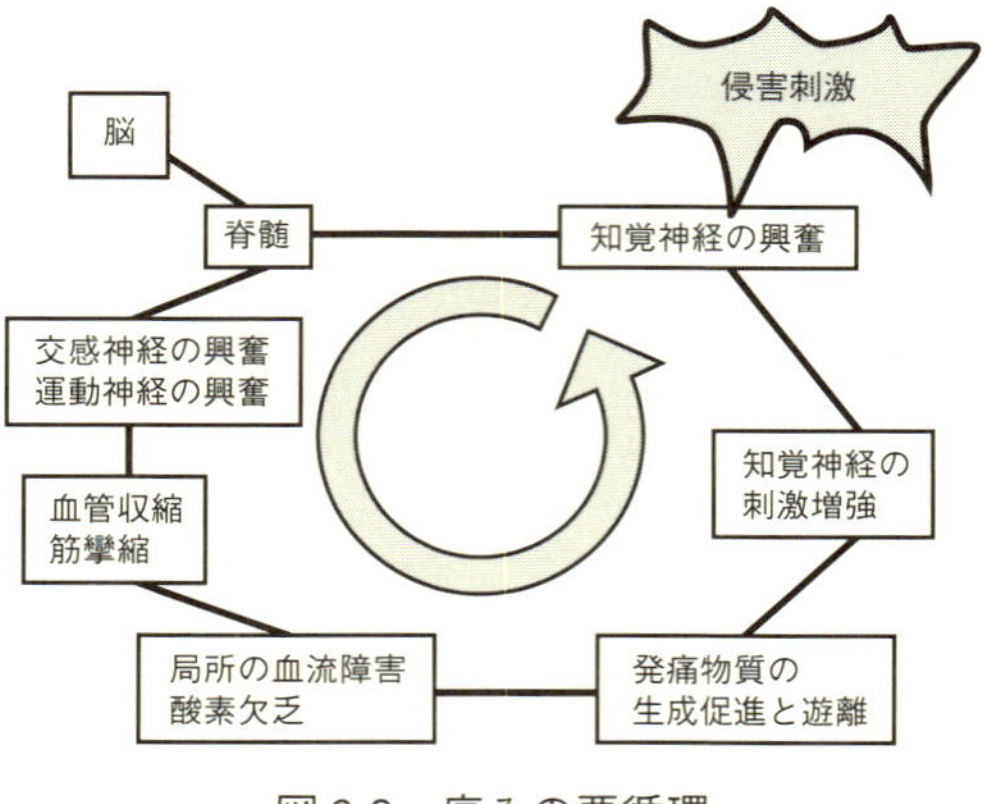

図6-3　痛みの悪循環

「痛みの悪循環」をどのような手段を用いて断ち切るかを考えます。神経ブロック療法は、この悪循環を断ち切るのに最もよい方法となります。

神経ブロック針による神経穿刺圧迫、特殊な装置を用いる熱凝固や冷凍による物理的な方法、椎間板にブロック針を刺入し生理食塩水などを注入する方法、関節腔内に局所麻酔薬を注入する方法や、硬膜外へ麻薬などを注入する方法も、広義な意味合いで神経ブロック療法の範疇で施行しています。

(2) 神経ブロックの種類[2]

脳神経ブロックと脊髄神経ブロックに大別できます。脊髄神経ブロックは、交感神経ブロック、知覚神経ブロック、交感・知覚・運動神経ブロックに分けられます。これらの中で、星状神経節ブロック、硬膜外ブロックが大部分を占め、代表的なブロックとなります（表6-3）。

星状神経節ブロック（図6-4）は頭頸部・上肢の痛みやその領域の非疼痛疾患に用いられ、また自律神経機能、内分泌系や免疫系へのよい影響も指摘[6]されており、一部の全身疾患への効果も期待されています。頸椎第6または7横突起起始部に針を進め局所麻酔薬を注入し効果を得る交感神経ブロックです。

硬膜外ブロックは、腰椎疾患や帯状疱疹痛など頭部以下の疾患に広く用いられ、頸・胸・腰部硬膜外ブロックと仙骨ブロックがあります。硬膜外ブロックは、脊椎棘突起間よりブロック針を進めて生理食塩水を用いた抵抗消失法で硬膜外腔を確認し硬膜外腔に、また仙骨ブロックは、仙骨裂孔から

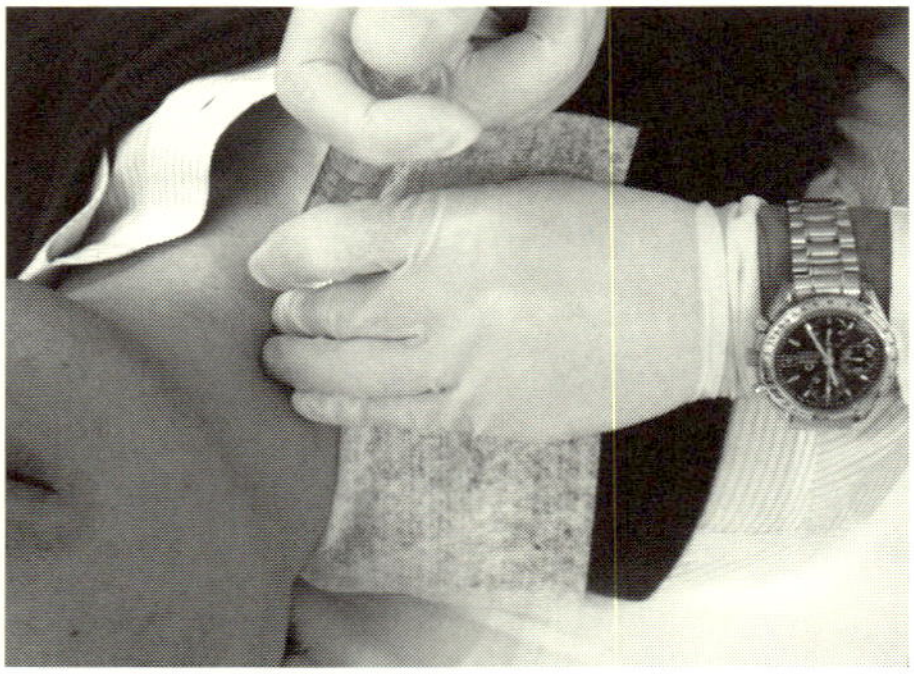

図 6-4　星状神経節ブロック

表 6-3　神経ブロック療法の種類

Ⅰ. 脳神経ブロック
　三叉神経節ブロック、三叉神経末梢枝ブロック、舌咽神経ブロック、顔面神経ブロック、耳介側頭神経ブロックなど
Ⅱ. 脊髄神経ブロック
　1）交感神経ブロック
　　星状神経節ブロック、翼口蓋神経節ブロック、胸・腰部交感神経節ブロック、腹腔神経叢ブロック、下腸間膜動脈神経叢ブロック、上下腹神経叢ブロック、不対神経節ブロック、局所静脈内交感神経ブロックなど
　2）知覚神経ブロック
　　後頭神経ブロック、浅・深頸神経叢ブロック、腕神経叢ブロック、肩甲上神経ブロック、肋間神経ブロック、神経根ブロック、大腰筋筋溝ブロック、トリガーポイント注射など
　3）交感・知覚・運動神経ブロック
　　硬膜外ブロック、**仙骨ブロック**、くも膜下脊髄神経ブロック、トータルスパイナルブロックなど
Ⅲ. その他
　関節腔内注射
　椎間板加圧療法など

刺入し硬膜外腔の最下端に局所麻酔薬を注入します。目的に応じて局所麻酔薬の濃度を変えることで、交感、知覚や運動神経をブロックします。

激烈な疼痛が生じる三叉神経痛は、知覚神経である三叉神経を確実にブロックすることで数年にわたり除痛が得られます。

(3)　当科における神経ブロック療法の種類

二〇〇三年四月から九月までの六カ月間、延べ四八三六回に実際に施行した神経ブロック療法の種類と割合（図6-5）では、星状神経節ブロックが約四二%、硬膜外ブロックが約四二%と、両者で全体の八四%を占めています。

また同時期に透視下で施行した神経ブロッ

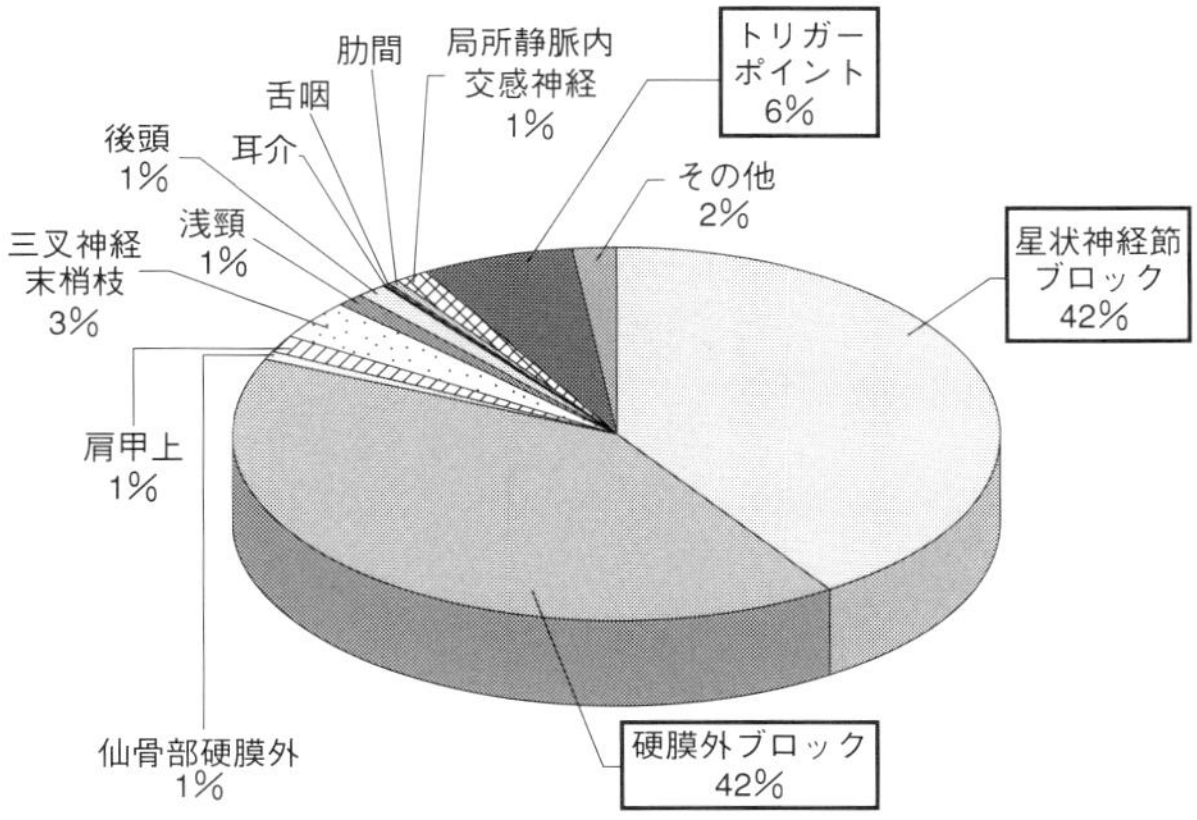

図6-5　当科で施行した神経ブロック療法の割合

ク療法（図6-6）は二百九十回で、その内訳をみると、神経根ブロックが三八%、腰部交感神経ブロックが一六%と半数を占めています。

ペインクリニックの治療において、その中心となる神経ブロック療法を主に述べましたが、今日のペインクリニックでは、神経ブロック療法のみならず、そのほかの治療法も組み合わせ、さらには関連各科と連携をとりながら、患者を多面的・総合的にアプローチし診断・治療をしています。

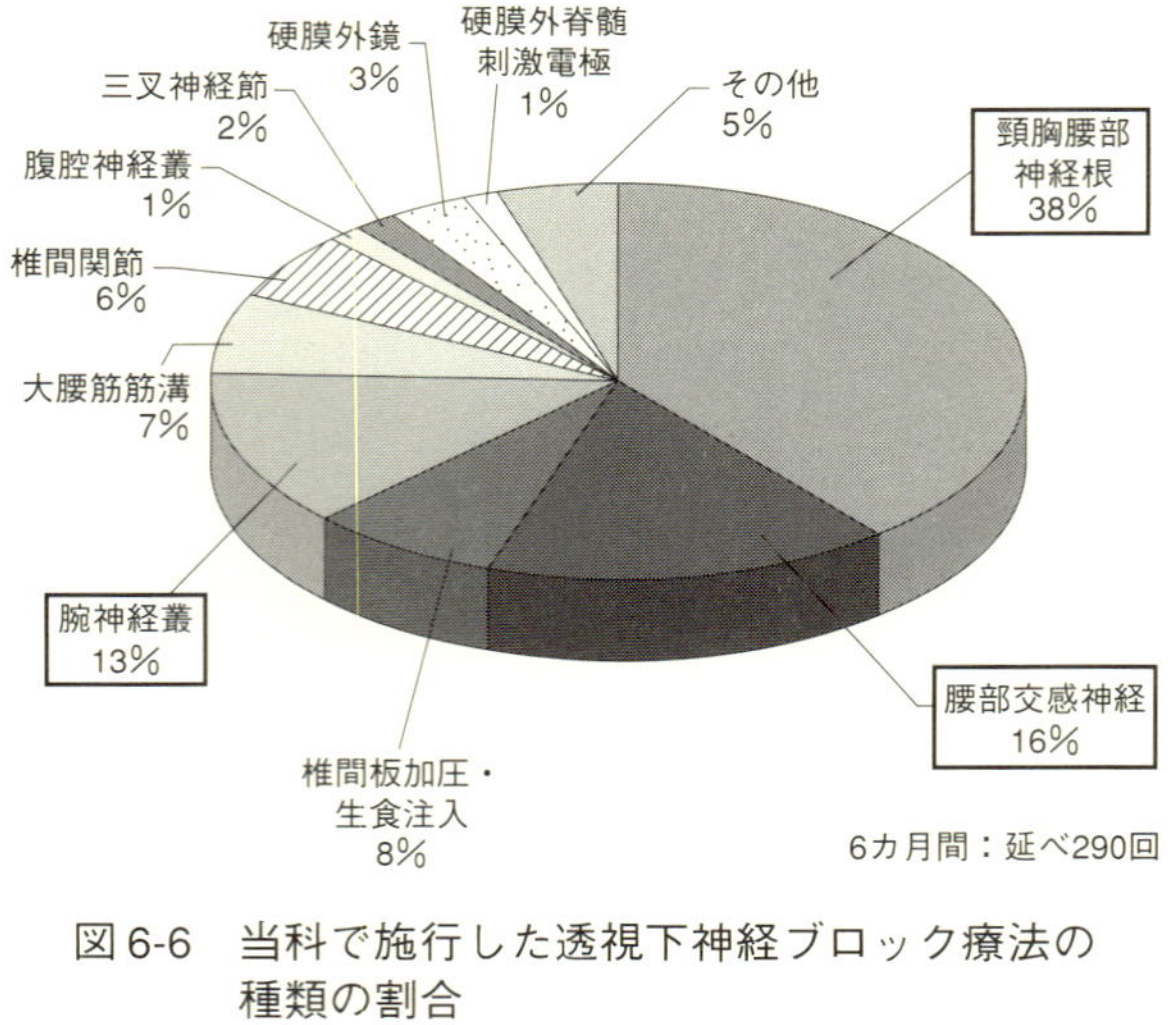

図6-6　当科で施行した透視下神経ブロック療法の種類の割合

■文献

(1) Ad Hoc Subcommittee of the IASP Subcommittee on Classification: A current list with definitions

and notes on usage. Pain, 3; S215, 1986.
(2) 宮崎東洋編著『ペインクリニック入門―ペインクリニシャンを目指して―』真興交易医書出版部、東京、一〇〇―一〇三、一九九六。
(3) 宮崎東洋「神経ブロック概論」宮崎東洋編『ペインクリニック―痛みの理解と治療』克誠堂出版、東京、七―一六、一九九七。
(4) 宮崎東洋他「痛みの診断に関する機器―Current Perception thresholdを中心に」『ペインクリニック』二〇、八一―八六、一九九九。
(5) 小川節郎「ドラッグチャレンジテストの意義と方法」『ペインクリニック』一七、五八七―五九五一九九六。
(6) 小川節郎『星状神経節ブロックの生理的意義』真興交易医書出版部、東京、二〇〇一。
(7) 若杉文吉「ペインクリニック概論」若杉文吉監修『ペインクリニック―神経ブロック法』医学書院、東京、一―五、一九九〇。

順天堂大学医学部麻酔科学・ペインクリニック講座
田邉　豊
宮崎　東洋

二　緩和医療への麻酔科の関与

1　麻酔科が緩和医療に？

麻酔科がなぜ緩和医療に関わるのか漠然と理解できない方も多いでしょう。麻酔薬を使うから？患者を眠らせるから？ということを想像するかもしれません。決してそうではありません。前の「ペインクリニックとは」の項を読まれたらよくわかると思いますが、「痛みを診断」し「痛みを取り除く」ための医療技術に長けているからこそ、緩和医療に麻酔科医、特にペインクリニックに精通した医師が必要になるのです。

では、緩和医療とは何か。欧米に端を発したこの概念は、延命のためだけの苦しみを伴う不必要な治療を避け、生命の終末期を苦しみの伴わないものにすることを目的としています。癌患者の末期で最も患者と家族が恐れるのが「痛み」で、癌患者の七割が経験するといわれています。緩和医療では、この「痛み」を取り除く医療技術が要求されます。

さて、癌の痛みはそんなに怖いのでしょうか。けがをしたことのある人でも想像のつかないのが癌の痛みです。普通は、骨折しても傷を負っても、治癒するにしたがって痛みも消えてしまいます。ところが癌の痛みは放っておけばどんどん痛くなるばかりか、痛みが増すにつれて死の恐怖が重なり、抑うつ状態となり、食欲も低下し全身は衰弱していきます。その結果、癌で死を迎えるより先に衰弱で死亡してしまいます。このような事態になると、本来ならできたかもしれない癌の治療ができないままに、痛みに負けて死を迎えるという事態も起こってきます。

「緩和医療」と聞くと死の間際の医療と勘違いされることが多いのですが、広い意味での緩和医療、特に日本でこれから進めていく緩和医療とは、癌の治療をしている期間中も痛みを取り除き、前述のように痛みで衰弱することなく癌と闘えるようにすることをも取り入れたものにしなくてはなりません。そして癌に敗れたときにも、痛みに苦しむことなく、生来の人格、理性を保ったままにその患者が安らかな死を迎えられるようにするのももちろん緩和医療の大きな目的です。

麻酔科が緩和医療の中で大きな役割を担うことが多いのは、このキーワードである「痛み」をいち早く有効に取り除く術を身につけているからなのです。

では、癌の痛みに対してどういった集学的治療を行うのか、具体的に紹介しましょう。

2　癌性疼痛をどうやって抑える?

癌の痛みを抑えるにはいろいろな方法があります。医療用麻薬の投与、神経ブロックによる神経破壊、放射線治療、手術、心理療法、理学療法など、いろいろあります(図6-7)。患者にとって痛みを抑え、副作用、合併症の少ない治療法を選択するのがよい治療法といえるでしょう。例えば、

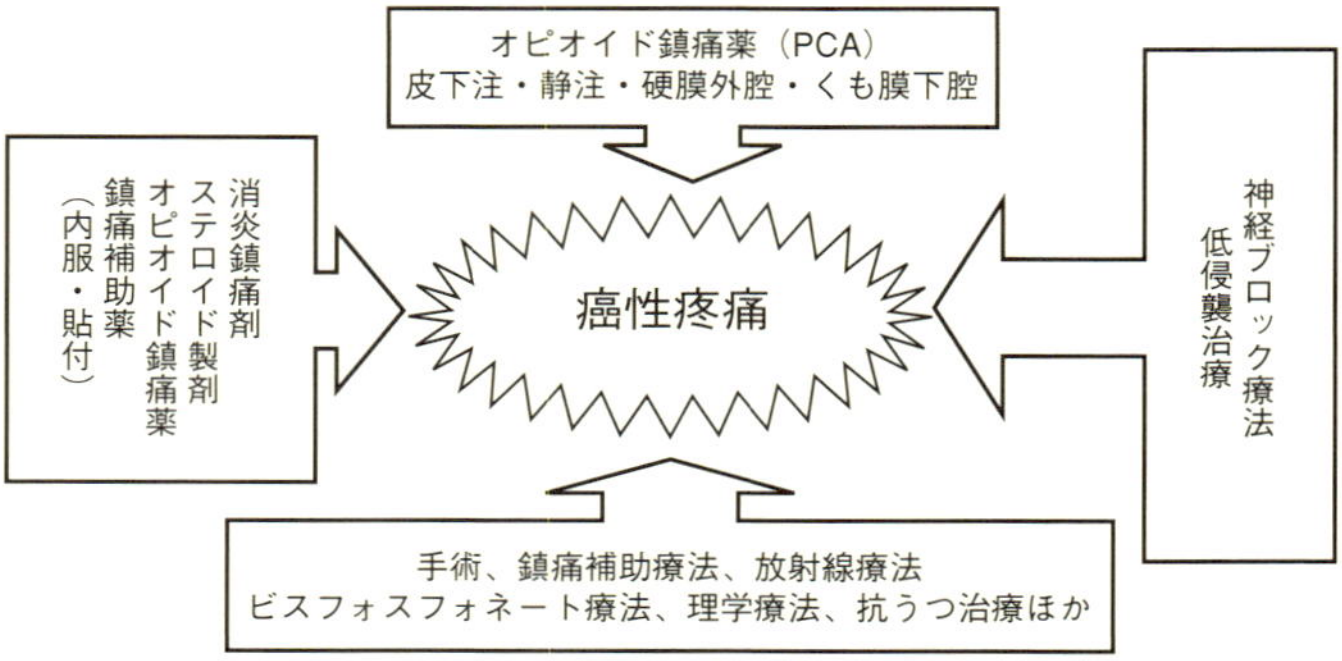

オピオイド：オピオイド受容体に作用する麻薬性鎮痛薬の総称でモルヒネ、オキシコドン、フェンタニルなどがある。
PCA：Patient　Controlled Analgesia（患者が自分で調節する鎮痛薬投与方法）
ビスフォスフォネート療法：抗カルシウム血症治療薬であるが、骨転移の痛みに有効とされる報告がある。

図6-7　癌性疼痛へのアプローチ

でみる主な疾患

塩酸モルヒネ製剤		オキシコドン徐放剤	経皮吸収型フェンタニル貼付剤	塩酸モルヒネ坐剤
塩酸モルヒネ水・末	オプソ内服液	オキシコンチン	デュロテップパッチ	アンペック
自由	5, 10	5, 10, 20, 40	25, 50, 75, 100mcg/hr	10, 20
レスキュー q2hr	レスキュー q2hr	2回/日	3日に1回の貼り替え	レスキュー q4hr 4～6回/日
微量調整が可能。	簡便でかつ水剤である。	初期の癌性疼痛から使用可能。WHOのⅡ～Ⅲ段階まで使用可能。安価。	経皮的投与。経口摂取不可、消化管吸収障害、末期でも安定投与が可能。腎機能低下症例に投与可。便秘出現が軽度。	レスキューとしても接続用としても使用可能。

多量の医療用麻薬を必要とする患者に神経ブロックや放射線治療を行うと、医療用麻薬の量を減量でき、その分、薬剤の副作用を軽減することができることがあります。もちろんそれぞれの治療法には適応があるので、すべての患者にできるわけではなく、有益と思われる効果的な治療法を選択するのも麻酔科緩和ケア医師の仕事です。

癌の痛みを抑えるのに世間で最も知名度が高いのは、いわゆる「麻薬」（表6-4）を使用するというものです。たしかに麻薬を遊戯目的で使用すると精神依存（俗にいう中毒）を起こしたり、幻覚をみたり、罪を犯して麻薬を手に入れるという、どうしても悪いイメージがありますが、オピオイドという分類に属するモルヒネ、オキシコドン、フェンタニルのような「医療用麻薬」は癌性疼痛を段階的に取り除くことが可能な鎮痛薬です。癌の痛みのある患者にこれらの薬剤を

表6-4　ペインクリニック

一般名	硫酸モルヒネ徐放剤				速放性
商品名	MSコンチン	カディアンスティック・カプセル	MSツワイスロン	モルペス細粒	塩酸モルヒネ錠
容量（mg）	10, 30, 60	20, 30, 60, 120	10, 30, 60	10, 30	10
用法	2回/日	1回/日	2回/日	2回/日	レスキューq2hr
特徴	レスキュー・注射剤にモルヒネ製剤がある。	投与回数が1日1回。1.0～1.7mm径の細粒。	カディアンより細粒。	0.4mm径と微粒である。安価。	簡便な投与。

使用し、麻薬中毒になり精神的に欲しくてたまらなくなる人はいません。医師が処方する限り、それは「痛み」の特効薬であり、患者の活動性を保つのに必要な治療薬ともいえるでしょう。実際、日本で癌の痛みをもつ患者に医療用麻薬を処方するとき、医師は副作用である嘔気、便秘を心配しますが、精神依存を心配することはありません。今まで数多くの癌疼痛患者に医療用麻薬を使用していますが、精神依存になった患者は経験していません。

医療用麻薬を使用する上で我々が最も注意するのが、副作用です。薬剤により程度の差こそあるものの嘔気、嘔吐、便秘、皮膚掻痒、眠気などで、患者が必要としている量をはるかに超えた量を投与した場合には、呼吸抑制をきたすこともあります。二〇〇二年に使用可能となったデュロテップ®パッチは、フェンタニルというオピオイドを皮膚から吸収させ七十二時間貼付可能で、他剤と比較して便秘をきたしにくいという大きな利点があります。またオキシコドンは、欧米では古くから関節痛や抜歯後の痛み止めとして広く使われていた複合薬剤（消炎鎮痛剤との合剤として使用）です。二〇〇三年に使用可能となった塩酸オキシコドン徐放剤（複合ではなく単剤）であるオキシコンチン®は、内服から六十分ほどで効果が発現する速放構造に、十二時間近く効果が持続するという徐放構造の二段階構造をもたせた優れものです。従来使われていたモルヒネ徐放剤に加え、これらの医療用麻薬の選択肢が増えたことで、今後は今までよりもっと充実した癌性疼痛患者の管理が可能となります。

医療用麻薬は、使い方によって大きく二種類に分けられると考えてください。癌の痛みには、持続的に起こる痛み「持続痛」と、突然襲ってくる激しい痛み「突出痛」があります。持続痛にはゆっくり長時間効く徐放型医療用麻薬を、突出痛には早く短時間効くレスキュー型医療用麻薬を使用します。図6-8をみると、より理解しやすいことでしょう。医師が処方するとき、患者の痛みのパターンをよく理解して処方しています。

また、患者の状態によって医療用麻薬の剤型を選択するのも、疼痛管理の上では重要になります。例えば、嚥下（呑み込む動作）ができず細い管を鼻から胃に入れている患者では細粒化したモルペス®細粒を、消化管の麻痺が起こり消化管からの吸収ができなくなった患者には経皮吸収型フェンタニル貼付剤であるデュロテップ®パッチを、といったように、適宜対応していかなくてはなりません。

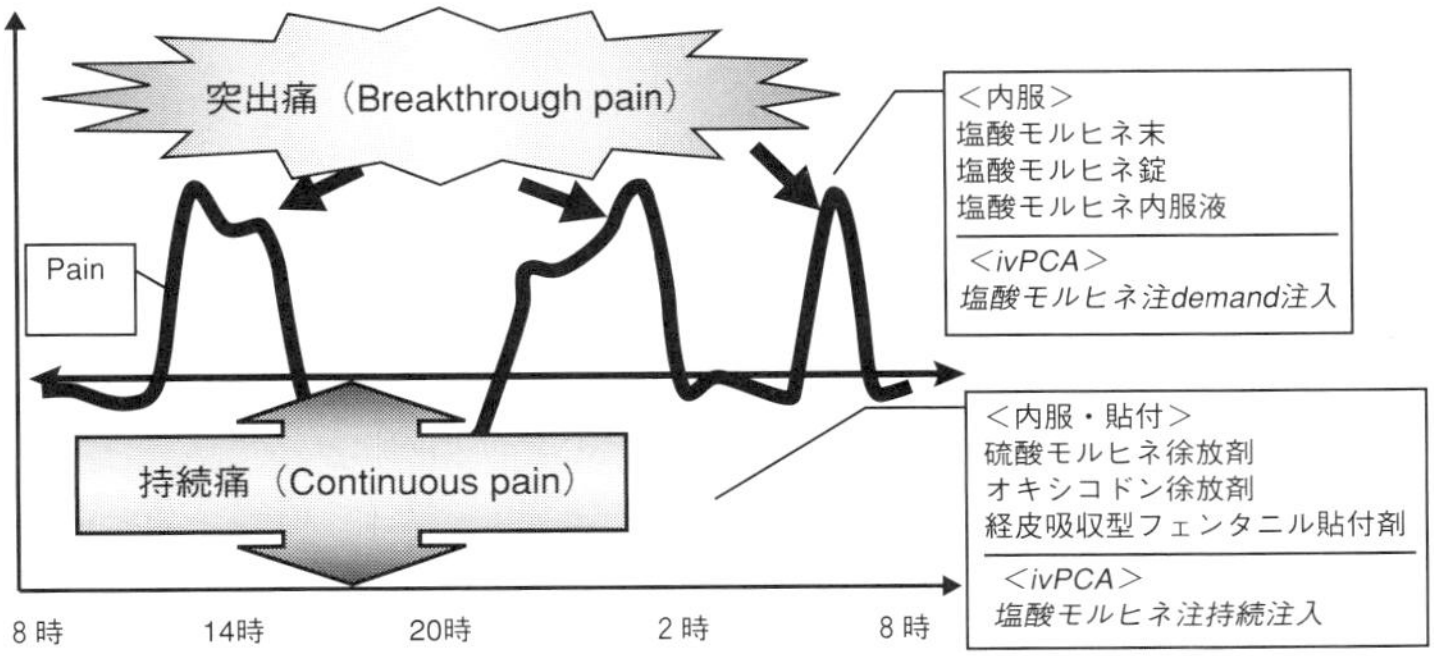

図6-8　持続痛（Continuous pain）と突出痛（Breakthrough pain）

3　患者が調節する鎮痛薬投与

Patient Controlled Analgesia（以下、ＰＣＡ）と呼ぶこの方法は、持続的に医療用麻薬を静脈投与しながら、突出痛が発現したときにボタン一つで患者に適量の医療用麻薬を投与できる方法で、主に塩酸モルヒネ注射薬（緩和ケアではフェンタニルを使用することもある）の静脈投与、硬膜外腔投与で用いられています。基本的な考え方は前述の持続痛と突出痛の管理と同じですが、激しい突出痛に対してより速やかに医療用麻薬を投与できる点で優れています。欠点としては、日本では訪問看護や在宅ケアでは管理できないことが多く、入院が必要になることが多い点にありますが、変動の激しい癌性疼痛には非常に有効です。図6-9にＰＣＡを可能にするポンプのいくつかを紹介します。こういった小さなポンプを携帯

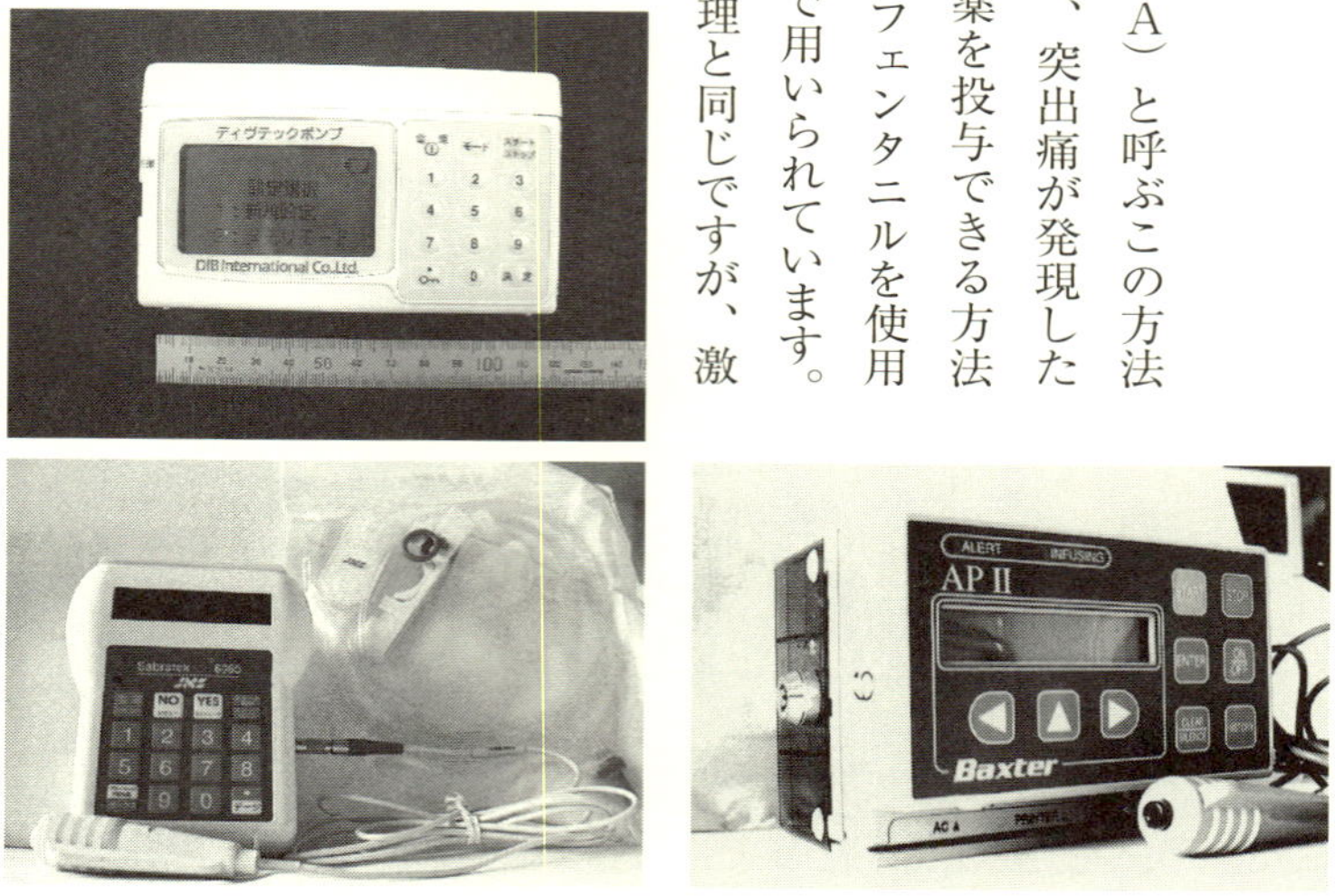

図6-9　患者が医療用麻薬を自分で調節する（Patient Controlled Analgesia）ことを可能にするポンプ

し、歩行しながらも痛くなったときにボタンを押して痛みを取り除くことが可能となります。

また麻酔科で管理するときは、患者が二十四時間でどれくらいの量を使用したか、ボタンを何回押したか、副作用の発現はあるか、有効に除痛できているかなどをポンプの履歴から読み取り、毎日新しい用量設定を行います。そうすることで、患者に最小限の医療用麻薬で最大限の鎮痛効果を与えることが可能になります。この方法は設備の関係からすべての施設で行われているとは限りませんが、これからますます普及することが予想されている方法です。

4　神経ブロックによる鎮痛

癌性疼痛管理に適用される主な神経ブロックを表6-5に示します。神経を破壊する薬剤（アルコール、フェノールグリセリン、高周波熱凝固）を使用するブロックなので、手技に精通した者が行う必要があります。

神経ブロックが可能な場合、患者によく説明した上で積極的に行っていくことで、より有益な鎮痛効果、QOLを与えることができる、と筆

表6-5　癌性疼痛管理に使用される神経ブロック

神経ブロック法	適応となる疾患
腹腔神経叢ブロック	膵臓癌、腹部～上腹部の癌による痛み
胸部脊髄神経根高周波熱凝固術	肺癌、肋骨転移など
ガッセル神経節高周波熱凝固術	上顎癌、下顎腫瘍、舌腫瘍など
くも膜下フェノールブロック	骨盤内腫瘍、会陰部腫瘍、肛門癌など

者は考えています。緩和ケアであれば侵襲的な（身体にストレスを与えるような）神経ブロックのような治療はするべきではないという意見もあります。

どちらが正しいとはいえませんが、筆者は、有効な神経ブロックは除痛のために必要となる鎮痛薬を減量することができる利点があり、適応のある患者にはなるべく施行することを薦めています。なぜか？　どのような薬でも投与量が多くなると、副作用で苦しんだり、消炎鎮痛薬などでは致死的な消化管出血を起こしたりすることがあります。例えば消化管出血をきたした場合、内視鏡的止血術や手術による止血といった、より侵襲の加わる医療行為を行わなくてはならないことがあるので、患者の将来を考えたときに少しの侵襲ですむ神経ブロックは患者に有益なものと考えます。

5　その他の補助療法

緩和ケアに携わる麻酔科医は、神経ブロック、鎮痛薬、医療用麻薬だけで治療するのではなく、除痛が可能と思われる治療法についてはなんでも精通していなくてはなりません。放射線治療、ビスフォスフォネート療法、経皮的椎体形成術、手術に至るまで、その道の専門家に治療を依頼することも大事な役割の一つです。

また、精神の痛みについても気を配る必要があります。癌を宣告された患者は精神的に追い込まれることも多く、社会的にも多くの障害を抱えます。宣告される前の精神・身体状態を保つことは困難となります。その中で「身体的な痛み」を取り除くことはもちろんですが、「精神的な痛み」を取り除くことも非常に重要になってきます。このような精神的な痛みや薬剤の副作用による苦痛に対処するためのアセスメントと治療の緩和ケアチームには、精神科医、薬剤師、栄養士がいます。痛みという事象だけにとらわれず全人的に患者の痛みを診断し、他分野の専門家を動員して痛みを和らげる指示を出すまとめ役も、麻酔科医に要求されることも多く、大変な仕事です。

6　緩和ケアの今後の展望

欧米の緩和ケア、ホスピスケアは、日本のそれとは異なる点が多いようです。文化や国民性の違いもありますが、まだ歴史の浅い日本ではいろいろな意味で体制が整っていません。例えば、米国の「ホスピス」はホスピス病院が主体ではなく、ホスピスプログラムという在宅ケアを中心にした医療です。このプログラムに入る患者の九〇％は在宅治療で、どうしても在宅で治療できない場合に限ってホスピス病院ないしはホスピス病棟に入院することになります。在宅でのケアは訪問看護が主ですが、そのシステムの中に専門看護師のほか専門医師、薬剤師、介護福祉士がおり、在宅でありながら医療用麻薬の処方、注射、点滴、褥創治療など、入院とほぼ同様の医療を受けることができます。入院が決まるのは、身寄りがない場合や、どうしても観察が必要と専門看護師、医師が判断したときに限ります。

日本でなぜできないのか？　残念ながらまだ歴史が浅いため、在宅ケアを補助する社会システムが充実していないことが原因でしょう。これからの取り組みと、患者の疼痛管理の充実、ＱＯＬの回復を考えたとき、必ず日本の緩和ケアも変わっていくものと信じています。多くの医師が緩和ケアに関わり、患者のＱＯＬをより重要視することが大事です。

7　おわりに

「痛み」は身体が発する注意信号ですが、「痛み」を放置すると身体は衰弱していくばかりです。癌性疼痛で苦しむ患者やその家族に、「痛み」を取り除くことの重要性をしっかりと説明し、癌と闘う上でも必要な治療だということを認識させ、治療に協力していただけるようにすることが、麻酔科の緩和ケアでの大きな役割だと考えています。

緩和ケアはここ数年著しく注目されるようになった感があります。しかしながら、どうしても末期の「死のための医療」のように誤解されることが多いのも事実です。たしかに末期に充分な鎮痛と鎮静をかけることもありますが、それが主たる仕事ではありません。緩和ケアでの麻酔科医の仕事は、有効な鎮痛方法を提供し、かつほかの苦痛を軽減することで、患者のＱＯＬの改善に寄与することにあります。

夢のような話と思われるかもしれませんが、医師である私の夢は、癌患者の痛みを取り除きＱＯ

Lを改善することで、抗癌治療を継続することが可能となり、自らの治癒能力と併せて完全治癒できた症例を数多く経験することです。

大分大学医学部麻酔科学教室　服部　政治

三　ペインクリニックと麻酔科の開業医

医学部を卒業した学生は医師となり自分の選択した進路を選び、さまざまな病院に就職します。基礎医学などで研究の道を選ぶ以外は、それぞれ長い時間をかけて研修病院で知識や技術を習得します。しかし医学の場合にほかの社会と決定的に違うのは、医学の知識と技術の習得にエネルギーが集中してしまうことです。医学という専門的な知識を勉強するだけでも膨大な量と時間が必要です。一般の会社で行われるような会社の組織の中で過ごすための社会常識的な研修や対外的な交渉術などを教育されることはあまりありません。そのため、医師はそれぞれがもっている個性を社会人となったあともち続け、協調性のある人、利己的な人など、そのまま持続してしまうことになります。

このように社会人として組織的な教育を受ける機会がなく、個人の個性が持続する世界で教育された医師が開業という社会生活の中に突然飛び込むことは大変なことです。病院研修の時期に大いに医学以外の社会勉強をし、偏った考えのない、広く患者に認められるような人間になることが必要です。最近のように患者が医師を選ぶ時代に、自分の考えについてこない患者や職員は必要ないという考えは通用しません。どのような診療科を標榜したとしても、開業は医学の知識以外の社会常識が必要となることは間違いありません。

1　開業医

(1)　医師側よりみた開業医

開業には、苦労して習得した医学の知識が必ず役に立ちます。特に麻酔科・ペインクリニックを中心として開業しようとする場合には、麻酔・ペインクリニック科時代に経験した幅広い診療科の知識、経験が大いに役立ちます。開業すると、大学などの外来診療のように自分の得意とする患者だけが来院するわけではありません。専門科を標榜していても、時には専門外の患者も訪れます。開業医として、専門以外をすべて断ることはなかなかできません。そんなときに自分が研修時代に経験したことが役に立ちます。研修時代に常に貪欲に経験をつむことがあとからどんなに役に立つか、経験者は口をそろえて言っています。

一方、開業は常に経営を考える必要があります。決して金儲け主義ではなく、診療が経営に結びつかなければなりません。無駄な検査をしたりむやみに薬を処方することは論外ですが、大学病院時代のように考えられる検査をすべて施行したりすることは、経済性を考えるとできません。効率よく時間をとらず診療を進めることが必要です。医師の側からの効率性やサービスを患者さんの立場に立って考えることが大切です。そしてこのことは、開業後も毎日毎日の中で経験し改善していく点でもあります。

(2) 患者側よりみた開業医

一時代前は、診療所の医師は自分の診療所で患者が来るのを待っているのが普通でした。しかし今では待ちの開業はもう通用しません。医者の側で患者に選ばれるための努力が必要となり、患者が自分に合った医師を探す時代になりつつあります。逆にみれば、すべての病気ではありませんが、患者自身が自分の病気に責任をもつ時代が来ているともいえます。それだけ患者も真剣に、自分の病気をどこで診療してもらえばよいかを考え、医者を選ぶようになっています。

以前よりよくいわれる「かかりつけの医者」（最近ではかかりつけ医・家庭医などともいわれますが）が最近見直されつつあり、大学でもここ数年前より、一般医といわれる広く浅く全般の医療が診られる医者を養成し始めています。さらに二〇〇四年度より始まったスーパーローテートと呼ばれる医学部卒業後の研修制度には、地域保健・医療が必修科目となっています。卒業したての医師が地域の病院・診療所、保健施設などで活躍している医師の姿より学ぶことは、次世代の開業医を育てる良い機会となることでしょう。

彼らがいずれ開業する時代を迎えるころには、患者が気軽に何でも相談できる家庭医が増え、大病院志向も軽減してほしいものですが、こうなれば患者と家庭医が相談し、自分に合った医療機関・医師を探すこともできるようになると思います。

最近の「患者側よりみたよい医療機関とは」というアンケートでは、医師が病気の説明から始まり、治療方法とその利点・欠点、病気の予後などについて納得できるまで説明してくれる病院が上位にあげられています。今の時代は気難しくとっつきにくい医師より、やさしくよく説明してくれる話しやすい医師が求められているようです。

2　ペインクリニック科・麻酔科での開業

(1)　ペインクリニックの特殊性

この本が出版される二〇〇五年の時点では、ペインクリニック科単独での開業をはじめから行うことは多くの困難が伴うと思われます。なぜなら、痛みをもった患者が、標榜科として許されている「麻酔科」という看板を見て来院するとは考えられないからです。ペインクリニックという言葉は最近ようやくマスコミにもよく登場し、一般の人に認知されつつありますが、その内容を正しく理解している人は少なく、まして看板に「麻酔科」と表記されているところで痛みの治療をしていることはほとんどわかっていません。

私たちが開業した二十年前に比べれば、患者側の知識は比べようがないほど向上していますし、ペインクリニックという言葉をどこかで聞いたことのある人が増えているのも事実です。しかし現実には、今でも多くの患者に毎日のように、「麻酔薬でしびれさせて治すのではないのですよ」「注射をして一時的に痛みをとるのではないのですよ」「麻酔は手術のときに痛くないようにするために行うことで、ペインクリニックが行う神経ブロックはあくまで治療なのですよ」、と言い続けています。

ペインクリニック科が近い将来標榜科として認められ、痛みを扱う専門医として認知されれば状況は変わると思われますが、今現在のような現実の中では、患者を集めるためにそれまでの経験と照らして整形外科・理学療法科・神経内科・内科などの他科の標榜を併記することが必要でしょう。

もう一つ大事なことは、医療保険機関の届出に際して第一標榜科を必ず「麻酔科」とすることです。これは保険の査定に際して大いに重要なことです。

(2) ペインクリニック開業医の役割

ペインクリニックで開業する医師は、どのような役割を担っているのでしょうか。

第一に、ペインクリニック科は内科や外科と違って、来院する患者がここで何をされるのか理解していません。したがって基礎知識を説明することから始まります。ペインクリニック科ではどんな病気が治療対象になり、どんな治療法があるのかなど説明し、患者を納得させることが必要です。言葉だけでなくイラストや写真を用いた説明も有効です。多くの患者はここにいたるまでに、さまざまな病院を回り、検査や治療を受けていることがほとんどです。それまでの治療がどうして効果がなかったのか、そしてこれから行うペインクリニック科での治療とどこが違い、結果としてどのようなことが期待できるかを詳しく説明することが必要です。今後、医療にはインフォームドコンセントは欠かせません。治療前と治療中、そして結果の出る治療後を通して、意思の疎通と理解がないと先へ進めません。

第二には、目の前に来院する患者以外の人々に向けて、ペインクリニックを行う病院ではこんなことをしているということを説明し、現在の医療法で許されているあらゆる方法を用いて情報を発信することが必要です。最も情報量の多い方法はインターネットです。画像を含め内容量とも事実であれば、いくらでも載せることができます。時間と根気があれば、メールのやりとりやチャットも可能です。また地道ですが反応のよい方法は、地元新聞の折込紙などに投稿し、自分の得意分野や何をやっているかを一年くらい毎月載せることも有効です。新聞の広告には医療法で多くの縛りがあり、説明しようとする内容はごく一部しか載せることができませんが、折込紙では専門的な病気の説明から治療方法まで、医療相談などの形で載せることができます。駅や交通機関の看板広告、新聞やイエローページの広告などはまだまだ規制が厳しく、こちらがどんな診療を得意としているかなど患者側にとっていちばん知りたい情報を充分に載せることができません。しかも、そのわりに宣伝費は高価です。最低限、場所などを知らせるためには必要ですが、宣伝効果対価は低いと考えられます。

第三に、地域の病院や診療所への啓蒙です。ペインクリニック開業医にとって幸いなことは、まだ地域で開業している同業者があまりいないことです。逆にいえば、地域の他科のドクターが痛みをもつ患者に手を焼いたときに、快く引き受けてくれる病院があったなら紹介してくれるということです。しかしこのような間柄になるには、それなりのお付き合いが必要です。医師会や講演会、地域での催しなど、さまざまな場所へ参加し、自分の病院を知ってもらう努力が必要です。他科のドクターでも比較的若手はペインクリニックを大学などで経験しているため、自分の診療状況からみてペインクリニックの医師へ紹介することにあまりためらいはありませんが、ペインクリニックをよくわかっていない年配のドクターはよほど理解を深めない限り紹介しようとはしません。至近な例ですが、私も知っているある五十代の外科のドクターがそこを訪れた患者に「神経ブロックという注射はそのときだけの気休めだ」と言ったそうです。ペインクリニックで行う神経ブロックの項（297ページ）を読んでいただければ、この言葉がいかに理解不足かわかっていただけると思います。

第四に、やや専門的な話になりますが、ペインクリニックが得意とする急性痛の治療よりも、さまざまな施設を回ってきた慢性痛をもつ患者への対応が大切です。急性痛をもつ患者を速やかに治療し慢性痛へ移行することを防ぐことは、ペインクリニックの医師として必ず行う必要がありますが、慢性化した痛みをもつ患者は器質的な疾患（これが血液や画像診断ではっきりと診断がつかないときは特に問題なのですが）のほかに精神的な不安やイライラ、恐怖などが入り混じり、治療にあたっては多角的な戦略が必要となり、医師も患者も腰を据えた経時的な精神肉体両面からの治療が必要となります。ペインクリニシャンには心療内科的な知識も要求されます。

以上のように現段階では、ペインクリニック医はまだ充分に認知されていないペインクリニックの診療全般について、地域住民をはじめとして医師・患者への啓蒙が必要であり、慢性痛をもつ患者をいかに支えていくかがその役割と考えられます。

（3）ペインクリニック・麻酔科医の開業形態

開業する時点で麻酔科以外の経験をもつ医師の場合、例えば整形外科医が開業する場合には、整形外科にペインクリニックを合わせて行うような比較的整形外科の専門を生かした開業形態となります。ここでは、それ以外の麻酔科・ペインクリニック科のみを経験した医師の開業を考えます。この場合の形態には大きく分けて次の三通りがあります。

第一は自分の病院・診療所をもって、そこで神経ブロックを中心としたペインクリニックの診療を行う形、第二は在宅訪問診療や在宅疼痛管理を中心として行う形、そして第三は近隣の病院と契約を結び、出張麻酔を行う形です。

第一の自分の病院をもつケースの中で最も大規模なものは、自分が院長となり入院設備・手術設備などを備え、整形外科医や脳外科医を雇って手術・リハビリ・ペインクリニックまでこなす、いわゆるペインセンター的な形があります。しかし現状で最も多い開業形態は、神経ブロックを中心とした治療をしながらも理学療法や東洋医学（漢方薬や鍼治療）を加えた形態です。重装備の画像診断装置を充実させ、かなり高度な神経ブロックを行う病院から、リスクの高い神経ブロックは行わずレーザー機器などを充実させて、どちらかというと整形内科（整形外科の開業医はほとんど外科手術をしていないので私はこう呼んでいます）的な形態まで、さまざまです。

第二の在宅医療を中心とした形態は、近年始まった介護保険施行の影響が大きいようです。内科領域では在宅専門で開業する先生まで出てきています。麻酔科の場合には専門はまだあまり見かけませんが、午前中診療所で診察して午後から在宅を回るようなケースがあります。最近は環境が許せば自宅での最期を希望する患者が増えているため、特に地方では（東京などの都会では大病院が充実していることや住居が狭いこと、核家族化していることなどより、統計的にも病院での終末を希望する方が多いようです）、外科病院で癌などの手術を終えた患者に自宅に帰ってもらい、術後の全身管理・疼痛管理を行うようになってきました。ここで生きてくるのが麻酔科・ペインクリニック科時代での経験です。先に述べたように、その時代に毎日臨床経験したことが、在宅疼痛管理・在宅酸素療法管理・在宅人工呼吸管理・在宅気管切開管理・在宅中心静脈管理などの高度な知識が必要な領域に対してもほとんど特別な勉強なしにすぐに利用可能なのです。在宅医療ほど過去の経験が役立つ部門はないといっても過言ではありません。しかもこれらはすべて医療保険の中で指導管理料という点数が加算されるのです。

第三の出張麻酔は最近の一つのトレンドです。現在、麻酔科医は慢性的な不足状態が続いており、一般病院の麻酔業務は日本麻酔科学会の調査でも常勤の麻酔科医がかけるケースは三六％で、院外からの麻酔医に三一％が頼っています（それ以外の三〇％以上では、なんと外科医が麻酔を担当しています）。また以前に比べ麻酔科医の業務技術が向上し、手術麻酔以外に術後疼痛管理・救急医療・集中医療（ＩＣＵ）・術中のモニタリングまで幅広くこなせるようになっており、一方で医療訴訟が増加し医療過誤が問題となってきたこともあり、一般の病院での麻酔科医のニーズは高まる一方です。最近この動きを先どりし、開業医レベルでの出張麻酔が増えつつあります。一九九九年に福岡ではじめて出張麻酔が保険診療として許可を受けましたが、自治体によっては保険診療を認めないところもあり、その後自由診療での開業も始まりました（この点では、麻酔科が診療報酬での独立請求権が認められていないことが大きなネックになっています）。自由診療を基本とした開業は日本では難しいとされていますが、事前にしっかりとした出張麻酔の依頼などをかためておけば、行政からの縛りも少なく、すぐに現金収入が見込め、保険診療のように二カ月遅れで振り込まれることもないため、開業時の資金も少なくてすみます。出張麻酔の開業のケースには、診療所をもって行うケースと、診療所をもたずにフリーで行うケースがあります。先のケースは一人の院長が麻酔科医を雇い契約病院との契約にしたがってそこに派遣する形で、雇われた医師は給料をもらうことになります。次のケースではグループを作り組織的に行動しますが、病院との契約は個人個人が行います。術前術後の管理を含め、手術室のメインテナンス、看護師教育まできめ細かく対応するため、麻酔科医としてのやりがいもあり、病院側にとってもリスク管理上よい形です。出張麻酔の開業形態はこれからいろいろな形態に進化すると思われますが、横の連絡などネットワーク作りが欠かせないでしょう。

(4)　ペインクリニック開業の条件

ペインクリニック開業のための立地条件としては、都会では交通手段でのアクセスがポイントです。痛みをもつ患者を歩かせることはそれだけで患者が遠ざかります。これに対して、郊外や田舎の場合には駐車場の完備がポイントです。最近ではほとんど家族が送ってきたり自分で運転して来たりするからです。

次に、開業で最も大事なことの一つに人事があります。よいスタッフに恵まれないと自分の理想とする診療はできません。開業の意志が決まってまず始めることは人探しでしょう。慌てて募集し面接で決めてしまうと、なかなかよい人材が固定しません。自分の片腕となる看護師には特に慎重であるべきです。

資金の調達も重要です。銀行は担保がないと、医者だからといって以前のように資金提供はなかなかしてくれません。地方の場合には、都市銀行よりも信用金庫や地元の銀行のほうが交渉しやすいようです。おおよその資金として、ペインクリニックを都会のビルで始める場合には、診療所の面積を三十坪、坪単価を一・五万円とし、機械はリースとし、内装や当初の運転資金を入れて、最低三千万円程度は必要でしょう。何はともあれ、開業をにらんで勤務医時代から資金をためておくことが必要です。

また、訴訟対策は近年の時代を反映して絶対必要ですが、もともと麻酔科時代よりほとんどの医師が加入している保険の内容をより充実させることで充分でしょう。弁護士が利用できる条件がついていればより確実です。最近では医療過誤だけでなく人間的に問題を多く抱えた患者も受診します。資金的に余裕があれば顧問弁護士を雇うべきですが、少なくとも問題が起こったときにすぐ相談できるような弁護士と知り合いになっておくことは必要です。

次に、医者が不得意な経営学と税務対策も勉強が必要です。院長は社長です。病院すなわち会社経営を担うには、経理の基本を知らなければなりません。難しい専門書を読む必要はありませんが、入門書程度は熟読し、必要なら税理士に教えてもらうことも必要です。経理全般をみてもらう税理士を雇うことができればさらに万全です。会社の成績表たる損益計算書や会社の財務状態を示す貸借対照表を理解することは最低限ですが、実際のお金の動きを示すキャッシュフロー計算書を作り、一カ月から一年間のお金の動きを監視することが経営を助けます。税金対策を含めて、ぜひ勉強してください。

3　ペインクリニック開業医の心構え

ペインクリニックを訪れる患者のほとんどが、なんらかの痛みをもっています。患者との対話の中で信頼関係を作るために最も大切なことは、患者の立場に立ち、彼らの訴える「痛み」を理解し受け入れることです。多くの病院を回り、自分の痛みを理解されないまま訪れる方も大勢います。たとえその病気が現代の医学のレベルで診断がつかず治療法がないとしても、痛みに毎日うなされている患者の立場に立ち、痛みを理解し何らかの癒しを与えることができれば、患者は救われます。

痛みを理解する言葉・態度の積み重ねが信頼関係を作り、痛みの治療に大きく貢献します。薬を与えたり注射をすること以上に、信頼関係に基づく癒しが重要なのです。

さらに、ペインクリニック開業医は神経ブロックや救急蘇生などの高度な技術をもち、万一の場合に備えた救急体制をしき、また設備を備え、患者が安心できる環境を作ることが大切です。そして、痛みをもって来院した患者にこの診療所にかかってよかったと感じてもらえるためには、帰宅するときに痛みが楽になるとともに、気持ちも楽になっていることが必要なのです。信頼関係ときちんとした除痛・癒しが最も望まれているのです。

医療法人社団順仁会　元麻布クリニック　町　俊夫

第Ⅶ章　集中治療

一　はじめに

テレビドラマやメディアによる医療現場の紹介をはじめインターネットの普及により、手術室と同じように集中治療室内の映像を目にする機会も多くなってきています。何やら高度の医療機器が沢山配備されていて、生命の危機に瀕している重症の方が治療を受ける場所であることは容易に理解できます（図7-1）。一方、麻酔科医が手術室で麻酔を担当するのは当然であり、痛みを除くという麻酔科学の基本と神経ブロックという技術を必要とする必然性から、ペインクリニック領域においても麻酔科医が中心的役割を果たしています。

では、重症患者の治療にあたる集中治療室になぜ麻酔科医なのでしょうか。本章では、麻酔科医あるいは麻酔科研修を受けた医師が集中治療室において果たす役割を紹介しながら、集中治療医学の進歩とその対象となる病態などについて概説したいと思います。

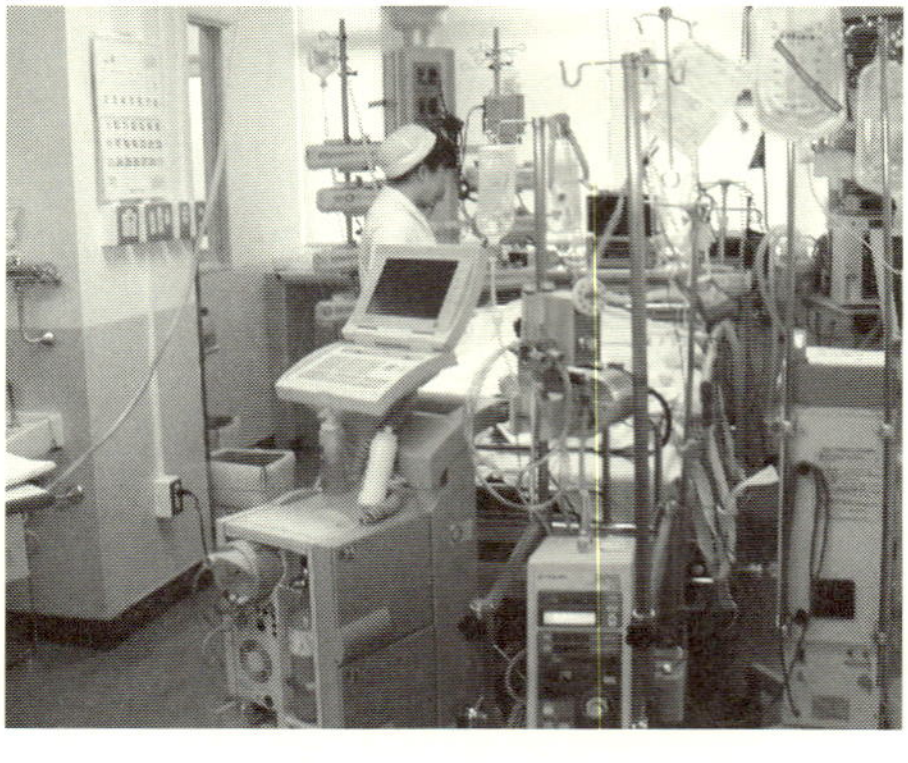

図7-1　集中治療室における一場面

二　集中治療室

集中治療室の歴史は、当時の麻酔科医らが手術室から出て、呼吸不全を主とする重症患者の治療にその知識と技術を駆使したことに端を発しています。

一九五二年、デンマーク、コペンハーゲンでポリオ（小児麻痺）が大流行しました。この病気は脊髄の神経細胞がポリオウイルスに侵され、手足の筋肉はおろか呼吸筋が麻痺して死にいたります。それまでは、ポリオを罹った子どもの首から下を「鉄の肺」という鉄製の箱の中に入れ、この中を周期的に「陰圧」にすることにより呼吸を助ける方法が最も効果的でした。ヒトは、胸郭を囲む横隔膜と肋間筋の動きにより胸腔内に陰圧を作り、それにより酸素を肺内に取り込んでいます。この生理的な呼吸運動に合わせて作成された呼吸補助装置が「鉄の肺」でしたが、その数には限りがありました。そこで、コペンハーゲンのラッセン（Lassen, H. C. A.）小児科教授の招きにより訪れていたイブセン（Ibsen, B.）麻酔科教授は、呼吸障害を主徴とするこの病気の患者に、気管切開といって、喉の部分で気管に小さな穴を開け、その穴を通して肺に酸素を送り込むバッグを手で押すという用手的「陽圧」換気を行うことにより、これまで八七％という高い死亡率を四〇％にまで低下させました。現在と同じようにこの時代においても、全身麻酔中の呼吸の維持として陽圧換気がしばしば用いられていました。その後も大流行が収束するまで、ほぼすべての医学生を駆り出し、交代で用手換気にあたらせたため、医学の講義は延期されたといいます。麻酔科医であるイブセン教授は「重症患者を一カ所に集め、治療にあたる」という考え方を導入し、この施設をIntensive Therapy Unitと称して、現在の集中治療室の基礎を築きました[16]。これと時を同じくして、ヒトの手に代わるさまざまな陽圧人工呼吸器が開発され、その後の集中治療医学発展の一端を担うことになりました。

一方、米国においては、一九二三年、ある大学病院に脳外科手術後専用ベッドが設置され、ヨーロッパとは異なり、術後回復室をその始まりとしています。米国では、その後の数々の戦争経験により重症患者への医療が飛躍的な進歩を遂げ、集中治療室は各地域の大病院にまたたく間に広がっていきました。

わが国においても、集中治療室の重要性の認識と設置気運が高まり、一九六八年に東北大学付属病院に集中治療部が開設されました。その後、一九七三年、日本麻酔科学会がＩＣＵの設置基準を定め、それが今日の日本の集中治療室施設基準の基礎となっています。一九七四年、現在の日本集中治療医学会の前身である第一回ＩＣＵ研究会が開催され、一九九九年には日本医学会の分科会として承認を受けるまでに、その専門性と規模を発展させました。このような歴史的背景のもとに、麻酔科医あるいは麻酔科の訓練を受けた医師が集中治療室の核となり、その運営にあたっている場合が多いのです。

一九九五年、日本集中治療医学会将来検討委員会が行った全国調査の集計結果では、集中治療室の管理責任者は麻酔科医が二九・七%と最も多く、ついで集中治療室専従医が二一・四%、外科系が一七・九%、内科系が一〇・五%と報告されています[17]。国立公的病院に限定すると、麻酔科医が責任者となっているところが全体の三五・七%を占めています。二十一世紀を迎えた現在では、集中治療の専門医資格をもつ医師が専従している施設が確実に増えているものの、専門医資格を取得している医師の背景は麻酔科学、循環器内科学、救急医学などが主体となっています。

日本集中治療医学会は、集中治療専門医認定研修施設の認定にあたり、後述する厚生労働省施設基準に加え、

① 総合集中治療室（General Intensive Care Unit）として病院の中央診療部門の機能を果たしていること。

② 集中治療専門医が集中治療室の責任者であること。

③ 専従医が常勤として勤務していること。

などを条件としてあげています。かつての集中治療室では重症患者の多くが呼吸不全であり、人工呼吸管理ができれば事足りていた時代から大きく変換し、多岐にわたる重症患者の病態や治療に精通した上で、血液浄化法や心肺補助装置などのさまざまな代用臓器を駆使できる能力が求められ

ています。したがって、現在の集中治療専門医は、緊急事態に迅速な対応が可能な麻酔科の訓練を受けた上で、感染などの侵襲に対する生体反応の病態生理とその対応に精通する総合的な内科知識が求められます。さらに中立的な立場からその重症度や集中治療の必要性を判断できる医師として、病院中央診療部門として機能する麻酔科医あるいは麻酔科出身の集中治療専門医にその運営を委ねる施設が多いのです。

では、そもそも集中治療医学とはどんな医学分野なのでしょうか。米国集中治療医学会誌（Critical Care Medicine）編集長パリオ（Parrillo, J. E）教授は、「集中治療医学とは、急性に生命を脅かす臓器障害を有する、あるいはその危険のある患者に対し、迅速かつ持続的な観察と治療を行い、健康を回復させることを目標とする集学的分野」であると定義しています。この定義には、次のようないくつかの重要なポイントが凝縮されています。

①　急性に生命を脅かす、つまり徐々に臓器障害が進行して死にいたる病態が対象ではないこと。
②　臓器障害をきたす危険性が高い場合、つまり今は合併していなくても大手術後や多発外傷後などその危険性が高い場合も対象となること。
③　間歇的ではなく、持続的な観察と治療が集中治療の根幹を成すこと。
④　その手段が単一の医学領域ではなく、関連領域を含め集学的であること。

内科系や外科系あるいは臓器別などには関係なく、横断的な全身管理を実施するとともに、それに必要な人材と機材を配置してある場所、それが集中治療室です。とかく最新のテクノロジーを駆使した高度医療機器などハード面に目が向きがちではありますが、集中治療室においても医療の根幹はやはり「ひと」であり、この領域に精通した人材を配置するソフト面の充実は、提供できる「集中治療の質」を大きく左右しています。

医師のレベルでは、日本集中治療医学会から認定された専門医がその核をなすことはもちろんですが、それに加え、さまざまな医学領域の専門医師が集中治療室での医療に参画し、横断的かつ先進的治療を提供できるシステムの確立がその鍵となります。

また熟練した看護スタッフの配置も重要で、患者数に対する看護師数の比率と、重症患者を看護する特別な訓練を受けた看護師の存在は、「集中治療の要」といっても過言ではありません。最近では、医用工学の進歩により経皮的心肺補助装置、持続血液濾過透析あるいは血漿交換などが臓器不全に陥った重症患者の治療に積極的に導入され、目覚しい治療効果をあげつつあります。これらの高度医療機器の機能を遺憾なく発揮させるには、専門的な知識と技術を具えた臨床工学技士の参加が必須なものとなってきています。また、集中治療室では多岐にわたる注射薬を扱うため、配合禁忌に留意した調剤業務の煩雑化や誤投薬を防止する危機管理を強化する上で、薬剤師の参入も重要です。

したがって、集中治療室は、医療に携るあらゆる分野の専門家が集まり、その知識と技術を合わせて重症患者の治療にあたる場であるともいえます。

三　集中治療と保険診療

厚生労働省による特定集中治療室管理の設置基準（表7-1）では、集中治療室には救急蘇生装置（気管挿管セット、人工呼吸装置など）、除細動器、ペースメーカー、心電計、ポータブルエックス線撮影装置、呼吸循環監視装置などが配備されている必要があります。さらに日本集中治療医学会研修施設の認定基準では、CT撮影装置、血液浄化装置を当該病院内に有することとなっています。これ以外にも、現実的に質の高い集中治療を提供するには、人工心肺などの循環補助装置、循環機能測定装置、脳波測定装置、気管支ファイバースコープ、輸液ポンプなどを常備する必要があります。

以上のハード面での設置に加え、表7-1に示すような諸条件を満たすと特定集中治療室と認定され、健康保険上その治療室での診療に対し、特定集中治療室管理料加算が認められます。二〇〇三年四月現在、その保険点数は最初の一週間で一日当たり八八九〇点、次の一週間では一日当たり

表 7-1　厚生労働省による特定集中治療室管理料に関する施設基準
（2002 年 4 月）

（1）通則
1. 病院の治療室を単位として行うものであること。
2. 集中治療を行うにつき必要な医師等が常時配置されていること。
3. 当該治療室における看護師の数は、常時、当該治療室の入院患者の数が 2 又はその端数を増すごとに 1 以上であること。
4. 集中治療を行うにつき十分な専用施設を有していること。

（2）特定集中治療室管理料の係る減算の施設基準
1. 専任の医師が常時、特定集中治療室内に勤務していること。
2. 特定集中治療室管理を行うにふさわしい専用の特定集中治療室を有していて、当該特定集中治療室の広さは 1 床当たり 15 平方メートル以上であること。ただし新生児用の特定集中治療室にあっては、1 床当たり 9 平方メートル以上であること。
3. 当該管理を行うために必要な次に掲げる装置および器具を特定集中治療室内に常時備えていること。
   A）救急蘇生装置（気管挿管セット、人工呼吸装置等）
   B）除細動器
   C）ペースメーカー
   D）心電計
   E）ポータブルエックス線撮影装置
   F）呼吸循環監視装置
4. 新生児用の特定集中治療室にあっては、3 に掲げる装置及び器具のほか、次に掲げる装置及び器具を特定集中治療室内に常時備えていること。
   A）経皮的酸素分圧監視装置または経皮的動脈血酸素飽和度測定装置
   B）酸素濃度測定装置
   C）光線治療器
5. 自家発電装置を有している病院であって、当該病院において電解質定量検査、血液ガス分析を含む必要な検査が常時実施できること。
6. 原則として、当該治療室内はバイオクリーンルームであること。
7. 当該治療室勤務の医師および看護師は、治療室以外での当直勤務を併せて行わないものとすること。
8. 当該治療室に入院している患者の状態を重症度に係る評価表を用いて測定し、その結果、基準を満たす患者が 9 割以上いること。

七六九〇点の保険上の対応が受けられます。一点十円で計算されるので最初の一週間は一日当たり九万円弱の管理料が加算されることになりますが、この管理料加算には十数項目に及ぶ診療検査料が含まれ、また最長二週間までとなっています。

保険上特定集中治療室管理の対象となる疾患は、

①　意識障害または昏睡
②　急性呼吸不全または慢性呼吸不全の急性増悪
③　急性心不全（心筋梗塞を含む）
④　急性薬物中毒
⑤　ショック
⑥　重篤な代謝傷害（肝不全、腎不全、重症糖尿病など）
⑦　大手術後
⑧　救急蘇生後
⑨　その他外傷、破傷風などで重篤なもので、医師が特定集中治療室管理を必要と認めたもの

となっています。国民皆保険制度は、現在でもその功罪にさまざまな議論があるものの、日本国民が公平に医療を受けることができるよう先人たちが確立した優れた制度です。しかし、生命の危機に陥った患者を救うべく医学の粋を集めて治療する集中治療とは、その理念を必ずしも相容れず、

回数が限定された治療を継続する必要性や薬剤の適応外使用など保険上認められない治療がしばしば発生しているのが現状です。あるデータでは、集中治療は対象患者の一・二％という少ない患者数に対し、総額八・六％の医療費を費やしています。医療サイドは、初期治療において重症化の防止とコスト意識の徹底化を図る必要があるものの、保険診療や医療経済は集中治療室を運営する上で今後さらに重要な問題となってきています。

四　集中治療室の入退室

一九九九年、米国集中治療医学会が集中治療室への入退室ガイドラインを呈示しています(8)。それによると、判断の基本は「集中治療管理が入室患者のためになるか」であり、除外の基本は「集中治療の利点を得るにはあまりに状態が良いか、あるいはあまりに悪い場合（Too well or too sick to benefits)」となっています。急性の病状あるいはそれに対する治療にはレベルがあり、熟練したマンパワーと高度医療装置は有限の資源であることから、集中治療室の入室には自ずと優先順位が生じています。

その第一優先と位置づけられているのは、「重症かつ不安定な患者で、人工呼吸や持続的血管作動薬投与などの集中的治療が一般病棟では提供できない場合で、例えば、受ける治療に制限がなく、大手術後、人工呼吸を必要とする呼吸不全、ショックあるいは血行動態が不安定で集中的監視と血管作動薬を必要とする場合」などです。ここで大切なことは、受ける治療に制限がないということです。「できる限りの治療はしてほしいが、人工呼吸器や人工透析は拒否」という条件がついた場合、集中治療室に収容する優先順位は下がり、治療に制限のない他の重症患者を優先することになります。

それに次いで、第二優先として位置づけられているのは「集中的な監視を必要とし、潜在的に可及的治療を必要とする可能性が高い場合、例えば、複数の慢性的疾患により急性重症化の可能性がある」状況である。つまり、現在は必ずしも重症とはいえないものの、重症化の危険性が高い場合があてはまります。

第三優先では、不安定な重症患者ではあるが、回復の可能性が低い場合。例えば、急性疾患治療を受けるものの、気管挿管、心肺蘇生等に制限のあるもの。

第四優先は、ＩＣＵに不適当な患者を指し、例えば、too well to benefitsとなる末梢血管手術、血行動態上安定した糖尿病性ケトアシドーシス、軽度のうっ血性心不全、意識下薬物中毒などで、too sick to benefitsとなるのは、重症の不可逆的脳損傷、不可逆的多臓器不全、化学療法放射線療法に反応しない転移性腫瘍、患者本人が決定能力をもち集中治療を拒否、脳死非臓器提供者、植物状態、永久的昏睡などがあげられています。

集中治療室への入室経路は何通りかあります（図7-2）。その一つが、災害や事故による多発外傷や広範囲の熱傷、あるいは肺炎などの急性呼吸不全や急性心筋梗塞などによる心不全など、救急部経由あるいは救急車で来院された重症患者です。ほかには心臓手術や食道癌手術後、あるいは虚血性心疾患や腎不全などの重度臓器不全の合併例で、しばらくの間は厳重な呼吸・循環ならびに体液管理を必要とする術後患者です。さらに、一般病棟で肺炎や意識障害、血栓塞栓症などを併発して転入する場合もしばしばあります。また、病院が地域医療の中核的存在であると、他院での病状悪化や医師と患者関係が崩れた場合など、社会的要因により入室となる場合もあります。

また、退室に際しては「患者の状態が安定し、集中的な監視と治療が必要のない場合」、あるいは「患者の状態が最重症化し、積極的な監視と治療が考えられない場合」がその判断基準となっています。状態が安定し一般病棟への転床が可

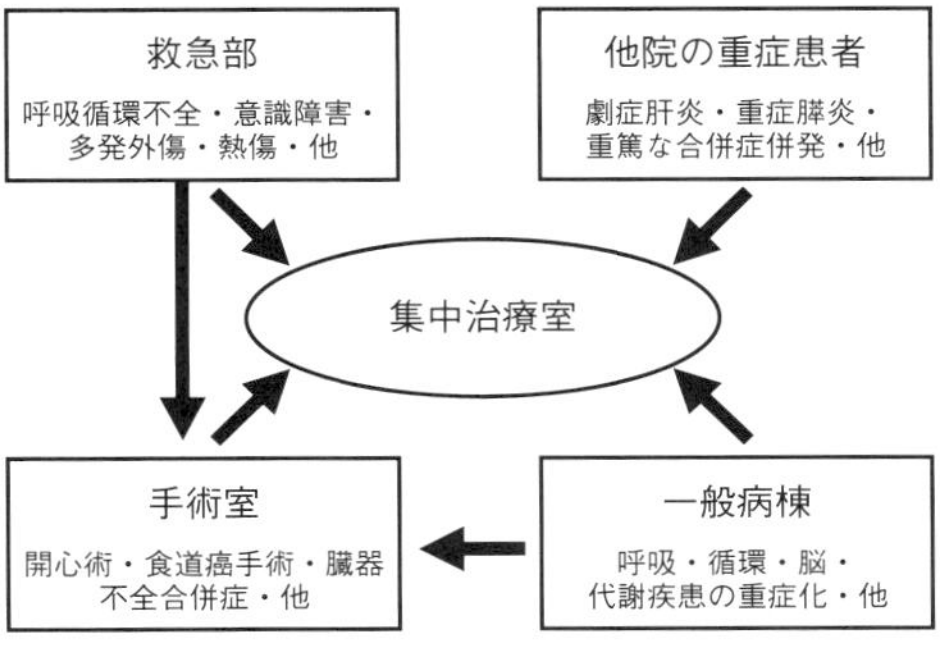

図7-2　集中治療室入室への流れ

能な状態となっても、主治医あるいはご家族の希望により集中治療室に在室することになれば、ベッド数に限りがあるため、次に集中治療室で治療すれば救命できる重症患者を収容できなくなることを、医療従事者はもちろん、広く社会に啓蒙していく必要があります。

五　急性期重症患者と酸素代謝

ここで少し急性期重症患者に共通する酸素代謝の変化について概説しましょう。生命の最も小さな単位である細胞は、その機能を維持するため酸素が必要で、細胞や組織に酸素負債が起きると代償機転が働く仕組みをもっています。例えば心拍出量を増加し全身性の酸素運搬能を高めるが、重症患者では心収縮力が充分ではなく、循環血液量低下、肺高血圧あるいは潜在する虚血性心疾患などによりその代償機転が働きにくいのです。また、臓器間で血流を融通し合うことにより心臓や脳などの重要臓器により多くの血液と酸素が供給されるものの、重症患者では侵襲により血液中に放出されるメディエーターの影響により、血管の反応性が変化して重要臓器への血流シフトが充分ではなくなります。健康な状態においては、酸素運搬は組織の酸素需要に見合う充分な量を全身レベルで提供していますが、ひとたび病的状態となると、酸素消費量は運搬量に比例する「病的酸素運搬依存」という状態に陥ります[15]（図7-3）。これはある意味では、組織レベルにおいて増加した酸素消費量に酸素供給が間に合わないことを示しています。

細菌などに感染した敗血症患者では、供給された酸素を組織微小循環レベルで血液中から充分に摂取できない、あるいは摂取しても利用できない状態となります。重症患者の微小循環が修飾される理由はさまざまです。血管透過性は亢進し、必要ではあるものの大量投与した輸液により組織はむくみ、酸素が血管内から組織に拡散する距離は開き、組織低酸素の一因となります。また赤血球の直径は七〜八ミクロンで、毛細血管内径の五ミクロンより大きいために、赤血球が毛細血管を通過する際には自らを変形して通過する必要があります。この変形する能力が重症患者ではさまざまな理由により低下し、組織への酸素運搬に支障をきたす要因となっています。さらに白血球や血小板が活性化されて微小循環血管内皮細胞と接着し、酸素運搬の要となる微小血管血流を阻害します。以前より、赤血球が変形する鎌状赤血球症あるいはマラリア感染など特異な病

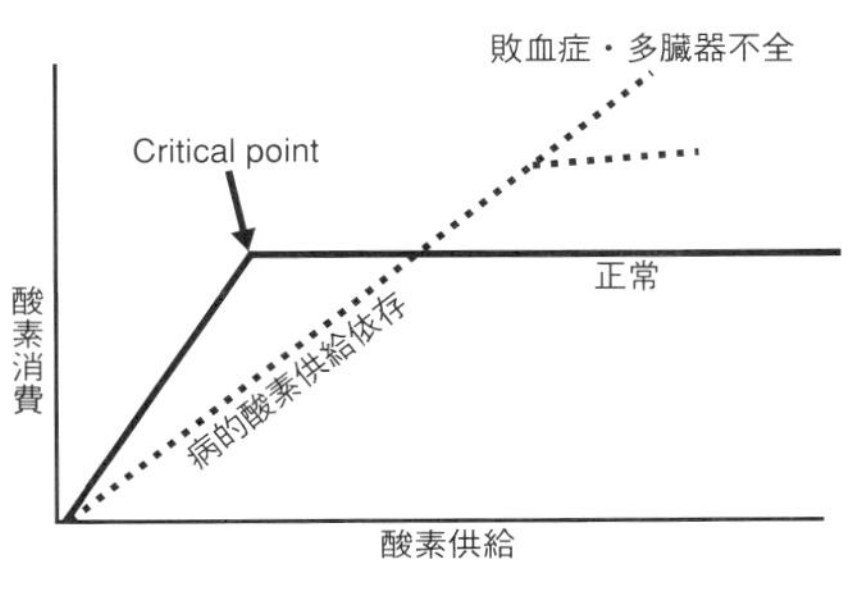

図7-3　酸素供給と消費の関係

態において、赤血球が微小血管の内皮細胞表面に接着することは明らかとなっていましたが、最近になって、菌より放出される毒素に暴露した血管内皮細胞上において血液中の細胞成分の中で最も多い赤血球が接着することが見出されています[7]。赤血球が接着するということは血が流れなくなることを意味しています。敗血症の微小循環レベルでは毛細血管密度が約三割減少しますが、白血球や血小板の接着や塞栓をその原因とするには不充分で、この赤血球接着が注目されています。

組織での酸素利用を促進できるか否かは別として、組織低酸素を防ぐ目的でさまざまな臨床的手段があります。輸血によりヘモグロビン濃度を上げるか、酸素投与あるいは人工呼吸などによりヘモグロビンに結合する酸素の飽和度を上げる、あるいは向心薬により心拍出量増加を図ることができます（図7-4）。これらの手段により全身性の酸素運搬量を増加すれば、組織低酸素が治療できるはずですが、現実は必ずしも理論に

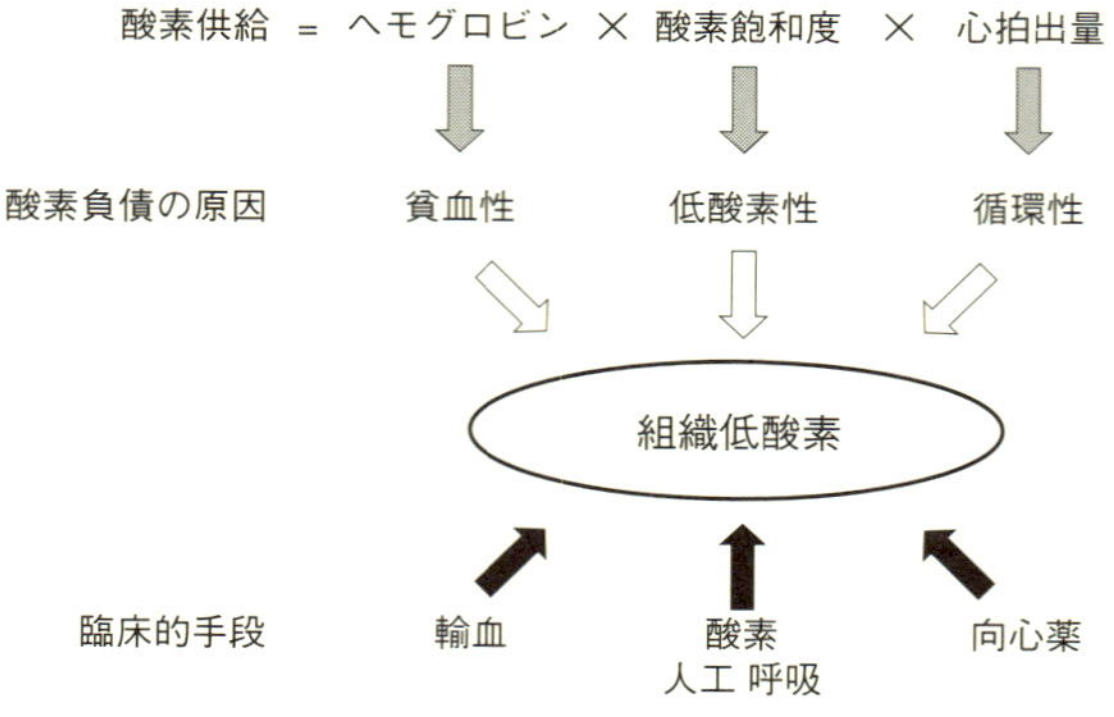

図 7-4　酸素供給の主因子と組織低酸素に対する臨床的手段

合わないことも多く、いずれも効果と副作用のバランスを見極めた対応が必要となります。

六　代表的な病態

ここで、集中治療室で治療対象となる代表的な病態を紹介してみましょう。

1　敗血症と多臓器不全

集中治療室の医療は細菌感染との戦いであるといっても過言ではないほど、感染症は集中治療が対峙する大きな病態の一つです。元来は無菌であるべき身体の一部あるいは全身を流れる血液に細菌が侵入しさまざまな障害を起こしている病態を、以前は敗血症あるいは菌血症と称していました。しかしこの病態の重症度には大きな幅があり、この病名そのものが必ずしも病状の深刻さを示していないことも認識されていました。一九八〇年代になって敗血症という病態の定義をめぐりさまざまな議論が繰り返され、時を同じくして、敗血症に強く関連する各種の炎症性メディエーターの抗体を用い、悪循環に陥った炎症機転を断ち切り予後を改善しようとした数多くの臨床試験がことごく期待はずれの結果に終わっていました。基礎的研究レベルでは確実に効果のある新薬が、臨床ではその効果を発揮しないことはよくあるものの、一連の臨床試験結果の主因として敗血症の定義が曖昧で、使用したその病期もすでに手遅れの状態を対象としていた可能性が指摘されました。そこで、一九九一年に米国集中治療医学会と米国胸部疾患学会が合同のコンセンサスカンファレンスを開き、新たに全身性炎症反応症候群（Systemic Inflammatory Response Syndrome: SIRS）という概念を提唱しました[14]（図7-5）。このＳＩＲＳはさまざまな侵襲に対する全身性炎症反応をさし、表7-2の①〜④の四条件のうち二つ以上を満たすものをＳＩＲＳと定義しました。さらに、敗血症を「菌血症の有無にかかわらず、感染症を合併するＳＩＲＳ」と

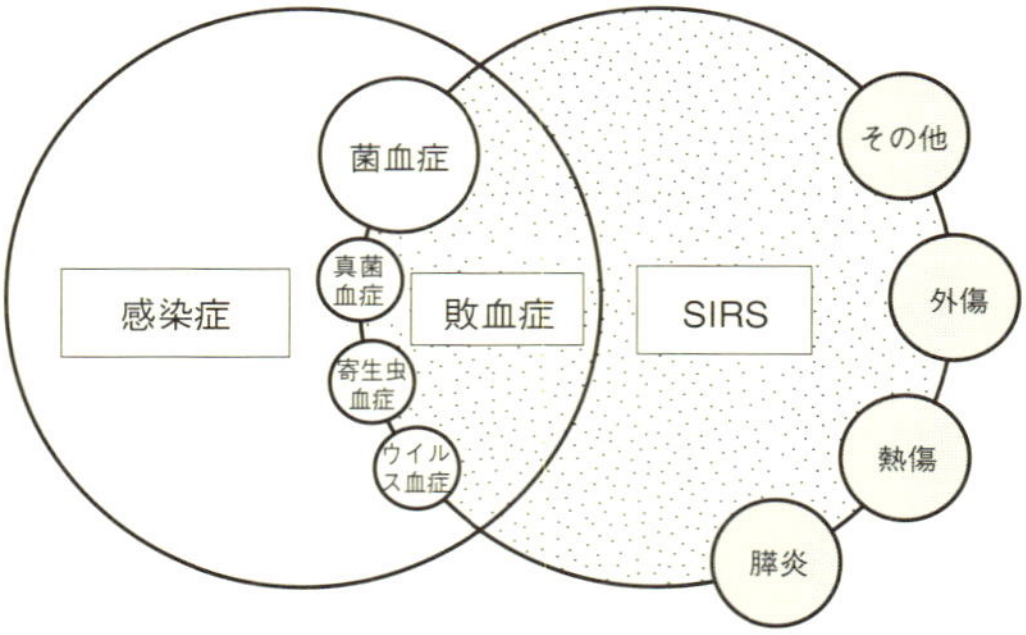

図7-5　敗血症、全身性炎症反応症候群（SIRS）、感染症の関係模式図

表7-2　SIRSの定義

①	体温＞38℃あるいは＜36℃
②	心拍数＞90/分
③	呼吸数＞20回／分あるいは $PaCO_2$ ＜32mmHg
④	白血球数＞12,000/mm^3、＜4,000/mm^3、あるいは＞10％桿状好中球

定義し、臓器障害、低灌流（乳酸血症、乏尿、精神状態の変化）あるいは低血圧を伴う敗血症を重度敗血症、また適切な輸液治療に反応しない持続する低血圧と臓器の灌流異常を伴う敗血症を敗血症性ショックと定義しています。当初、その診断基準の緩やかさとすべてのＳＩＲＳが集中治療はおろか入院治療の対象となるわけではないことから、特に欧州の集中治療専門家からは受け入れられませんでした。しかし一九九五年、ＳＩＲＳ条件を二項目満たすものから四項目満たすもの、さらに敗血症、重度敗血症、敗血症性ショックとなるにしたがい、急性呼吸不全、腎不全あるいは播種性血管内凝固（Disseminated Intravascular Coagulation: DIC）などの合併症併発率が増加し、予後が悪化することなどが示され[18]、ＳＩＲＳは敗血症から多臓器不全へと重症化していく前段階にあるという認識で現在は一致しています。

一方、一九七〇年代より急性腎不全や急性呼吸不全などの臓器障害が起きると、複数の臓器障害が連続的に起きることが指摘されました。集中治療の進歩とともにその病態が解明され、現在では生体が侵襲を受けたあとに、心・肺・肝・腎あるいは血液凝固系など二つ以上の重要臓器や系が同時、あるいは短時間のうちに連続的に機能不全に陥る病態を多臓器不全と称しています。この症候群は発症機序により一次性と二次性に分類され、一次性は直接的侵襲が同時に多臓器に加わった結果発症するものであり、多発外傷などが原因となります。一方、二次性は侵襲がＳＩＲＳを惹起し、そのＳＩＲＳの遷延化、重症化の結果、多臓器不全にいたるもので、この二次性によるものが実は大多数です。では、感染あるいは病態の原発部位ではなく遠隔臓器までもが、なぜ機能不全に陥るのでしょうか。その機序として、炎症反応を増幅していくメディエーターの存在が指摘されているものの、その順序や対応などを含めて充分に解明されたとはいえず、集中治療の粋を集めても多臓器不全の治療は困難となっています。

2　腸管壁防御機構の破綻

以前は、生命の維持の根幹をなす脳や心臓あるいは肝臓、腎臓といった重要臓器機能の維持に注目が集まっていましたが、最近、重要臓器の範疇には入らない腸管機能の重要性が再認識されています。ご承知のように、腸管は口から肛門にいたる一つの管であり、その中には常在細菌が10^{12}個という途方もないレベルで存在しています。そのうち10^{9}個レベルが病原性グラム陰性菌で、宿主を何度も死にいたらしめる量の毒素を含んでいます。その細菌と常に接している腸管粘膜は、栄養源となる食物や水分を消化

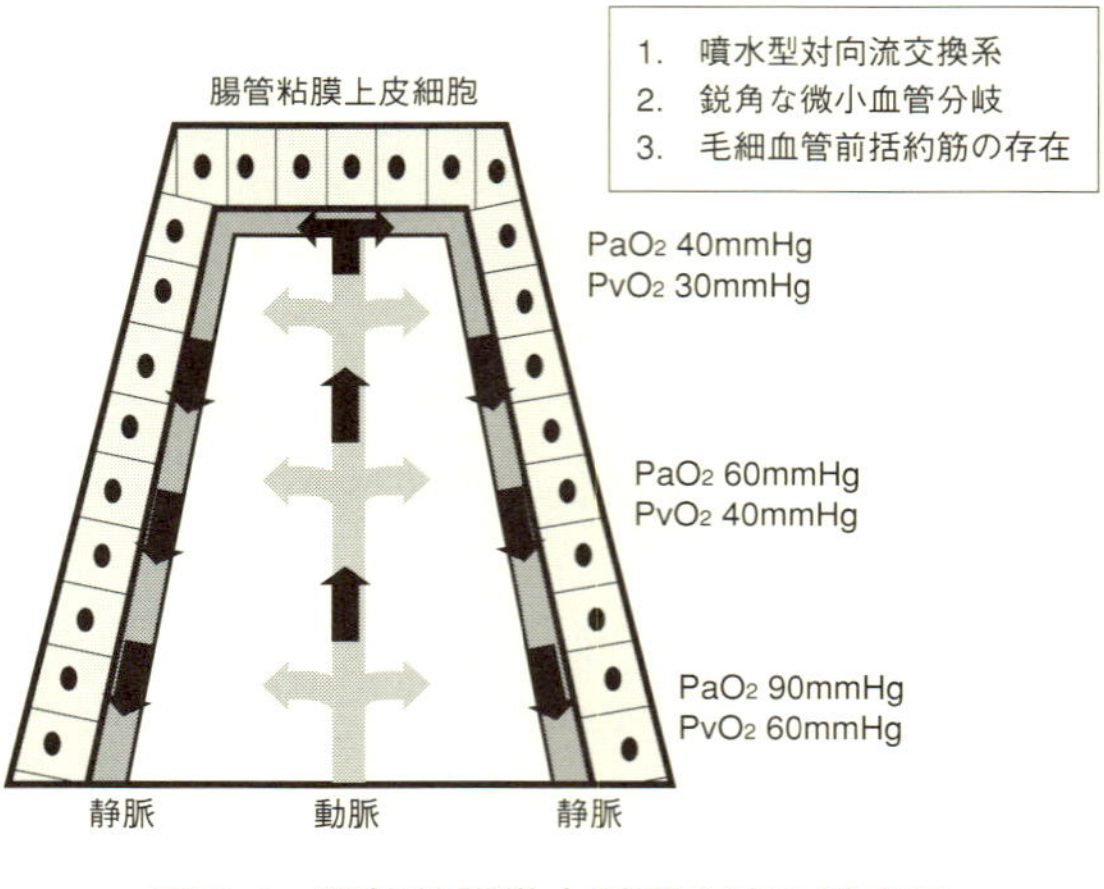

図 7-6　腸管粘膜微小循環血流の模式図

吸収する大切な機能をもつ一方、これらの腸管内腔に常在する細菌や毒素が全身循環へ侵入するのを防ぐ機能を有しています。しかし、腸管粘膜絨毛先端はその微小循環の解剖学的特徴から酸素供給の低下に対し極めて脆弱な状態におかれています（図7-6）。粘膜絨毛内の細動脈は噴水型の血液供給を行うため、粘膜先端にいたるほど、供給される酸素分圧は低下します、また微小血管系は鋭角な角度で折れ曲がることから、赤血球が通過せずに酸素運搬には関与しない血漿成分のみが通過する血流を生じやすく、さらに毛細血管にいたる前に括約筋という筋肉が存在するために侵襲により交感神経系が優位となると、括約筋が収縮し容易にその血流が途絶されるなどの特徴があります[4]。生体が侵襲を受け腸管への酸素供給が障

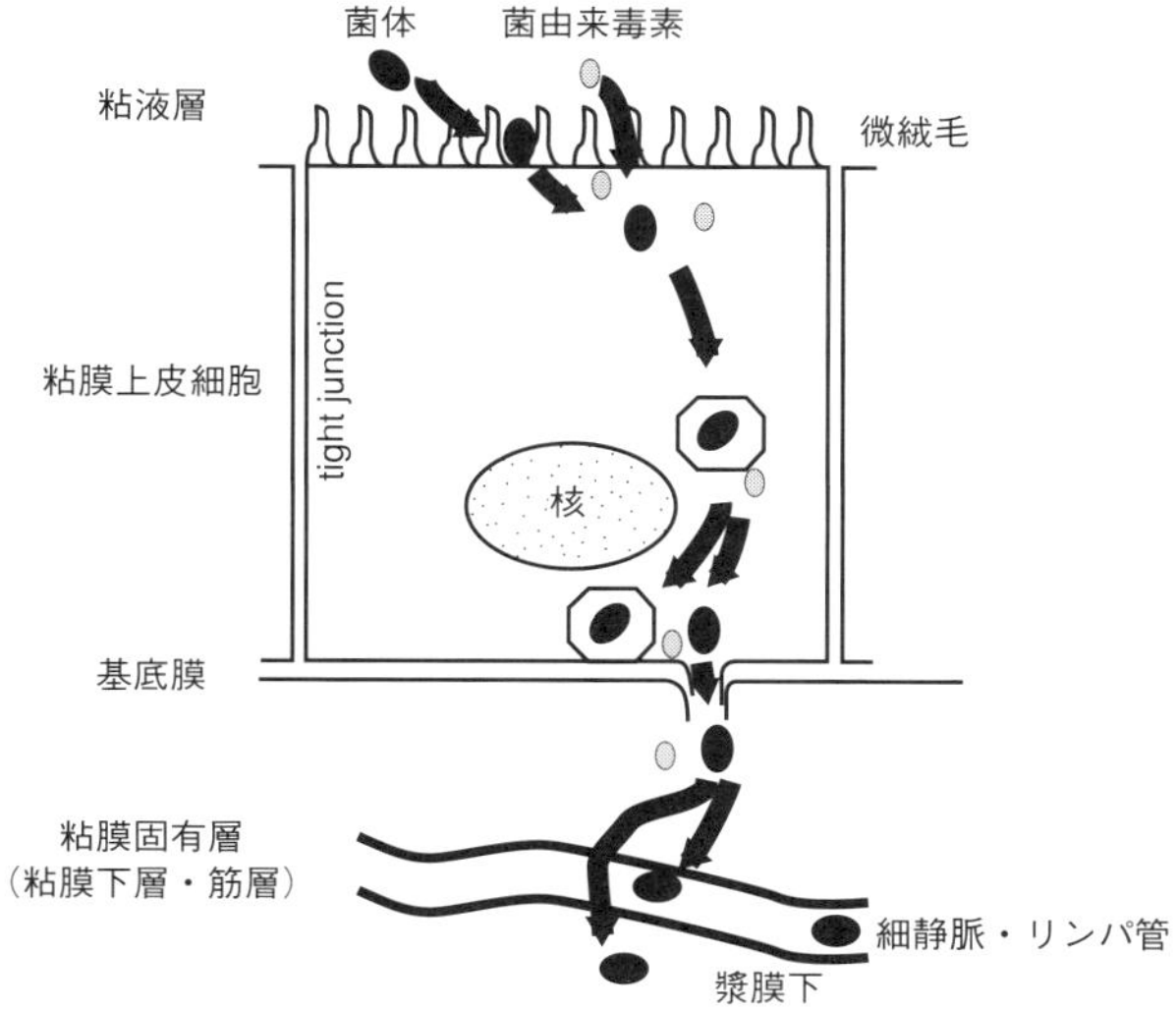

図7-7　腸管粘膜上皮細胞を介する bacterial translocation の経路

害されると、この腸管粘膜防御機構は破綻し、腸管内腔に常在する菌あるいは菌由来毒素が全身の循環系に進入する現象（bacterial translocation）が起きます[13]（図7-7）。多臓器不全や臨床的な敗血症で死亡する方の三割以上は、剖検により明らかな感染源が証明できていません。また、肝硬変やネフローゼ症候群など腹水が貯留する疾患では、原因不明の腹膜炎を併発しやすく、この原因として腸管壁防御機構の破綻とbacterial translocationが有力視されています。これを惹起しやすい因子として、腸内常在細菌叢の異常増殖や腸管粘膜バリアー機構の障害、さらに全身的な感染防御機構の障害などがあげられ、可能な限り腸管を使った栄養管理がこの現象を予防します。重症患者における栄養補給は、より生理的な経路が腸管粘膜機能の維持という点でもまさり、非重要臓器である腸管機能の維持が生命予後を左右するといっても過言ではありません。

3　急性呼吸不全

その詳細な理由は明らかではないものの、集中治療を必要とする重症患者は経過の中で肺傷害をきたすことが多く、特に敗血症などの感染を基礎とする疾患では、急性肺傷害（acute lung injury: ALI）あるいは急性呼吸窮迫症候群（acute respiratory distress syndrome: ARDS）を合併しやすくなります。これらの病態は、①胸部レントゲン写真上両側彌慢性浸潤影を呈する非心原性肺水腫の臨床像（図7-8）を呈し、②急速に進行する著明な低酸素血症が特徴で、③酸素化指標である動脈血酸素分圧と吸入酸素濃度比 PaO_2/FIO_2 が三〇〇以下をＡＬＩ、二〇〇以下をＡＲＤＳ（健康状態では肺の酸素化指標 PaO_2/FIO_2 は四〇〇以上）と定義しています[2]。この急性呼吸不全に対する救命率は集中治療医学の発展と共に年々改善されてきているものの、これまでにこれが有効という薬や治療法はなく、人工呼吸管理の向上と集中治療室での看護ケアのレベルが向上していることが主因とされています。一方、急性呼吸不全による肺酸素化能改善に必須の人工呼吸は、その使用法によっては傷んだ肺をさらに傷害することが明らかとなっています[6]。人工呼吸に伴う過剰な気道内圧は肺胞壁の破綻し、気胸、気縦隔あるいは皮下気腫など空気が肺以外の部分に漏れる合併症をきたす上、低い気道内圧であっても肺胞上皮および肺血管内皮の透過性亢進や白血球集積を伴う炎症反応をきたすことが判明しています。さらに、最近では肺胞が虚脱・再膨張を繰り返すに伴い、炎症反応が全身循環へ播種し全身性炎症反応を誘発することが見出されました。二

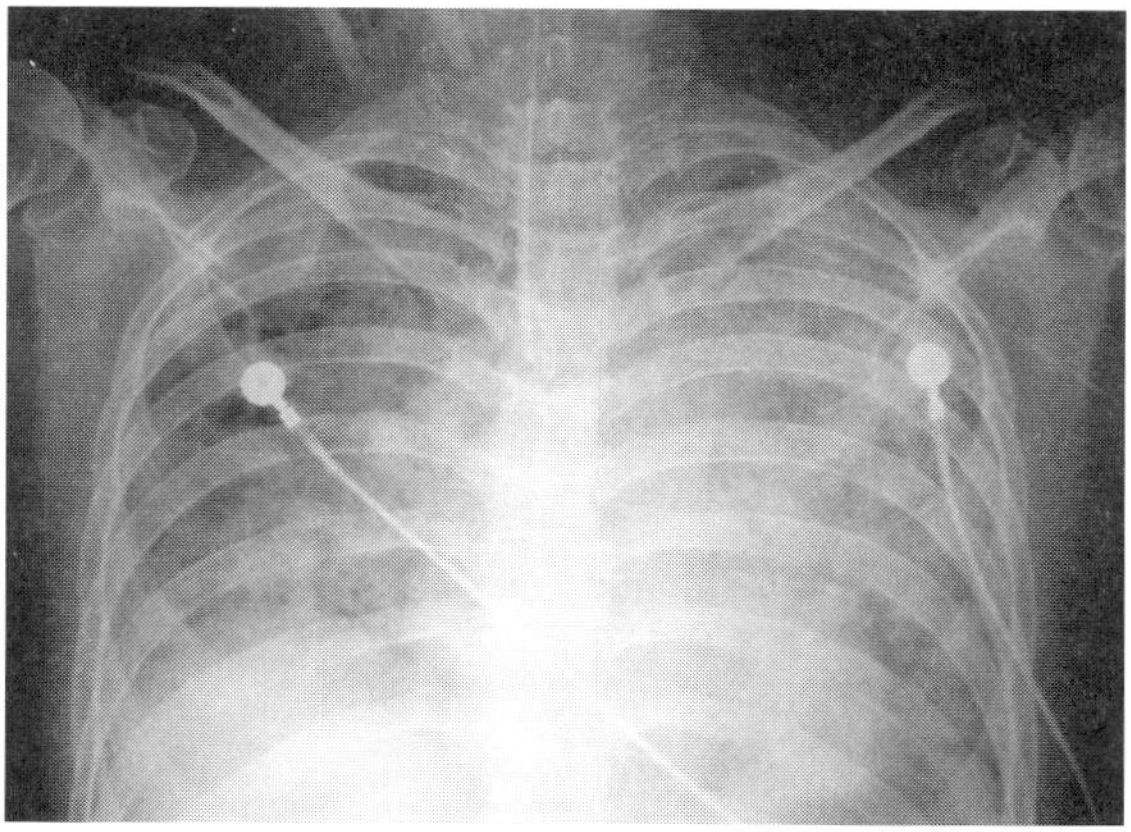

図 7-8　代表的な急性肺傷害の胸部レントゲン写真

〇〇〇年、大規模な無作為多施設臨床試験により一回換気量を少なく抑えた換気条件がＡＲＤＳ患者の死亡率を有意に改善することが示されました。[20]これは、人工呼吸という手段が換気条件を調節することにより治療的な手段となり、予後を改善することを示しています。

肺炎が重症化すると、血液の酸素化と炭酸ガスの排出という機能が充分に果たせなくなり、人工呼吸器の装着を余儀なくされます。一方、別の理由から人工呼吸を受けた重症患者の中に、数日間の後に肺炎を発症することがわかり、後者を人工呼吸関連肺炎と称しています。気管挿管により気道と消化管を分離しても、口腔内分泌物などが気道内に流入することが主因で、免疫能低下、口腔内清浄度低下、上部消化管内細菌繁殖などが気道内への菌の持ち込みを増悪させています。その発生率は人工呼吸を四十八時間以上継続している患者の二〜三割に起き、死亡率は五〇％を超える場合があります。ひとたび発症すると治療に難渋し、人工呼吸を必要とする重症患者の予後、抗生物質への耐性菌増加や入院日数延長による医療経済への影響などの面で問題となっています。特に人工呼吸開始七十二時間以上経過した後に発症する肺炎はブドウ球菌、緑膿菌など抗生物質耐性菌が起炎菌となる場合が多く、死亡率を増加させるため、その予防が重要となっています。最近の二重盲検臨床試験の結果では、口腔内に予防的抗生物質局所塗布した群での発生頻度が一〇％であったのに対し、偽薬塗布群では三一％、無処置群で二三％と、口腔内細菌の除去を図るだけでも人工呼吸関連肺炎を予防する効果があることを示し、基本的な口腔内の清潔の維持が難治性の合併症予防に有効である一端を示しています[1]。

また、気管挿管を伴わず顔や鼻マスクによる陽圧人工呼吸が、集中治療室においても盛んに導入され始めています。発声できなくなる気管挿管を必要としないことから「非侵襲的人工呼吸」と呼ばれますが、ある列車事故の原因として広くその病名を知られた睡眠時無呼吸症候群をはじめ、神経筋疾患、慢性閉塞性肺疾患などにはその有用性が確立され、集中治療の対象となる疾患である心不全から肺に水がたまる心原性肺水腫や術後低酸素血症あるいは人工呼吸からの早期離脱などの対策として現在検討されています[10]。この利点は、前述した人工呼吸関連性肺炎をはじめとする気管挿管に伴う合併症を回避するとともに、会話が可能で、気管挿管時に比べ苦しくはないために鎮静剤が不要となる、また着脱が容易で必要な場合にすぐ適用可能などの点があります。一方では、唾液や胃内容物を誤嚥する危険性や気道にたまった分泌物の吸引が行えない、患者の協力が必要、また換気条件に限界があるなどの欠点があります。

七　最近の話題

1　重症敗血症と活性型プロテインC

集中治療の重要課題の一つである感染症を起こす細菌に対しては抗生物質があるものの、それに起因した全身性炎症反応症候群である敗血症に対する特効薬は存在しませんでした。二〇〇一年、重症敗血症患者の生存率を改善する薬としてははじめて、活性型プロテインCという薬剤の有効性が示されました[3]。プロテインCとは主に肝細胞で合成される蛋白で、活性型となると血液が凝固していく過程の中で活性化第V因子ならびに第Ⅷ因子を分解し、血管内皮細胞上で展開される血液凝固反応を強く抑制し、抗凝固活性を発揮します。また間接的に凝固した血液を溶かす線溶系を促進する作用を有しています。敗血症が進行すると、播種性血管内凝固（DIC）と呼ばれる病態を併発することが多く、血小板や血液凝固因子の減少と二次線溶の過剰亢進による出血傾向と微小循環系に血栓が多発します。凝固異常が主体となるか線溶異常が主体となるかは基礎疾患により異なるものの、敗血症では非活性型プロテインCから活性型への変換が障害されるため、血液中の活性型プロテインC濃度は重症敗血症で低下し、その程度が予後とよく相関しています。二〇〇一年に報告された二重盲目無作為多施設臨床試験は、敗血症患者を対象にした臨床試験でははじめて、遺伝子組み換えヒト活性型プロテインCの治療の有効性を証明しました。対象は一六九〇名の敗血症患者で、非治療群の死亡率三〇・八％に対し、治療群二四・七％で、死亡率の相対的危険性を一九・四％、絶対的危険性を六・一％と有意に低下させました。このように敗血症に有効な薬として承認されても、残念ながら実際は使用しなかった場合で三割であった死亡率を二割五分に減少させたに過ぎず、画期的な特効薬と呼べる状況ではありません。また重度出血の頻度は、治療群で三・五％と、二・〇％の非治療群に比べ増加傾向にあり、副作用の問題点も多く、米国ですでに市販されているものの、現在、日本での導入が検討されている段階にあります。

2　重症患者の血糖値制御

糖尿病は心臓や腎臓をはじめ重要臓器障害の基礎疾患となり、血糖を制御することの重要性はあえてここで説明する必要もありません。集中治療を必要とする重症患者は血糖をコントロールするホルモンであるインシュリンに対する抵抗性が生じ、糖尿病が基礎疾患になくても高血糖をきたしやすくなります。同時に重症患者では栄養管理も重要で、経腸的な栄養が難しい状況では、早期より濃度の高い糖を含む高カロリー輸液が用いられることが多くなります。一方、高血糖状態がいつまでも遷延するとさまざまな重篤な合併症を併発しやすく、積極的に血糖の制御を行うことは予後を改善する上でも重要なポイントとなっています。

二〇〇一年、外科系集中治療室で人工呼吸中の重症患者一五四八名を対象に、血糖値を八〇～一一〇mg／dℓの範囲に積極的に制御した群と血糖値二一五mg／dℓ以上となった際にインシュリンを使用するこれまでの治療群（結果的に血糖値一八〇～二〇〇mg／dℓ）に無作為に分け、その併発する合併症や予後を検討した報告があります[21]。それによると、死亡率八％であった通常の血糖制御群に比べ、厳しく制御した群では四・六％と有意に低下し、特に五日間以上集中治療室に在室した場合には二〇・二％の死亡率が約半分の一〇・六％に低下しています。

この血糖値の制御は、敗血症由来の多臓器不全、血液培養陽性となる感染、血液透析を必要とする急性腎不全や赤血球輸血量を明らかに減少させています。これは原疾患などに関係なく、血糖値という医療上最も基本的かつ簡便に測定が可能な検査値の一つを厳重に制御するだけで、重篤な合併症を抑えて予後を改善できる可能性を示している点で大変興味深いものです。

3　重症患者と輸血

敗血症や多臓器不全を合併する重症患者のうち約七五％は、さまざまな理由により貧血が進行します。敗血症の有無にかかわらず、組織酸素需要の増加に加え酸素供給障害が重なって組織での酸素需給バランスが崩れるため、図7-4にも示したように、輸血という手段により高いヘモグロビン値を維持することが推奨されてきました。しかし、一九九九年、カナダで行われた多施設無作為臨床試験では、むしろ輸血を制限しヘモグロビン値を低めに維持（七〜九g／dℓ）したほうが、年齢や重症度などを限定した患者群でその死亡率を有意に低下することが明らかとなりました[9]。その中でも、急性心筋梗塞などの虚血性心疾患を合併している場合には輸血を制限すると予後を悪くする点、また比較的重症度の低い患者群が対象であり、最重症などすべての重症患者にこの結果を適応できない点などの問題があるものの、それまで続いていた「貧血＝輸血」という図式が崩れてきているのは事実です。

そうはいっても、消化管出血や明らかな出血傾向により酸素運搬を担う赤血球が著しく減少、あるいは血圧の維持が難しくなると輸血を行っています。最近、予定手術に際して自己の血液をあらかじめ採取し保存しておき、手術中に出血した際にその血液を使用する自己血輸血が普及してきました。しかし集中治療室などで重症化する前にあらかじめ自己の血液を保存しておくことはほぼ不可能なので、通常、血液型が合致した他人からの保存血液である同種血輸血が行われます。その保存期間は保存液の進歩によりかなり延びてきていますが、保存期間の長い血液中の赤血球が重症患者の血管内に入って、実際に酸素不足となっている組織に到達し酸素を供給しているか、疑問視され始めています。貯蔵された輸血製剤の中にある赤血球は、2,3-DPGという物質の欠落により酸素をヘモグロビンから離しにくくなるとともに赤血球が変形する能力が低下し、毛細血管への到達を阻む可能性が指摘されています。これまでにも重症患者を対象にした臨床研究で、胃粘膜内pHの変化を指標に新しい血液を輸血した群と保存期間内ではあるが古い血液を輸血した群では、新しい血液を輸血した群で胃粘膜内pHが正常値に近くまで回復したのに対し、古い血液を輸血した場合には胃粘膜内pHが低い値のままで、変化しなかったとの報告があります[12]。胃粘膜内pHは組織細胞内の酸素負債を鋭敏に反映する指標と考えられており、血液の保存期間内であってもその期間が長い場合には、輸血された赤血球が組織での酸素利用効率を「直ちには回復しない」ことを示しています。

4　重症患者と遺伝子解析

二〇〇一年初頭、約十万個に及ぶ遺伝子ヒトゲノムの全塩基配列が報告されました。この塩基配列の違いが個人の差を作るのみならず、遺伝性疾患はじめ高血圧や糖尿病の罹患性、あるいは薬剤感受性を決定しています。この領域の学問がさらに進歩すれば、ある疾患に特異的に発現する遺伝子やその調節機構の解析が進み、遺伝子の多様性は明らかな異常ではないが病気に罹患しやすかったり、薬が効きにくかったりする臨床上経験する不可思議な事象を説明できます。これらの遺伝子多型には何種類かあり、単一塩基が欠落あるいは挿入されているものを一塩基多型（single nucleotide polymorphorism: SNP）といい、遺伝子多型性の約九割を占め、判定が比較的容易で高頻度に存在することから集中的に研究が進められています[11]。同じ病態であるにもかかわらず、一方で最重症化し、一方で軽快していく患者の存在は、集中治療に携わる医師であれば誰でも感じているところです。このような疑問に遺伝子解析の進歩が回答を示す可能性が高いのです。すでに、侵襲に対し過剰な反応を示し敗血症や臓器不全に陥りやすい患者は、もともと腫瘍壊死因子（tumor necrosis factor-α：TNF-α）と呼ばれる一種の炎症性メディエーター産生に関連する遺伝子多型があり、それを調査すれば当該患者が重症化するか否かを予知可能となる時代が確実に近づいてきています。

5　肺動脈カテーテル

一九七〇年、バルーンを先端に付けた二腔のカテーテルを用いて経静脈的に右心室にカテーテルを留置し、肺動脈楔入圧という左心室前負荷の代用となる指標を測定可能であることが報告されました。(19) 技術の進歩により、このカテーテルを応用して熱希釈法による心拍出量測定がベッドサイドで可能となりました。爾来、肺動脈カテーテル（報告者二名の名前から、スワン・ガンツ（Swan-Ganz）カテーテルとも呼ばれます）は集中治療の発展と共にさらに改良され、血圧低下を伴う循環不全であるショックの診断や治療の方向性の決定に重要な役割を果たしてきました。例えば、血圧が低下しているといっても、心機能が悪いのか、心機能はよくても全身性の血管抵抗が低下しているのか、あるいは血管内にある循環血液量が不足しているのかの判断を客観的に評価し、治療の方向性を決めることが、この肺動脈カテーテルの導入により容易となりました。現在では持続的に心拍出量の測定が可能で、動脈という血管の緊張度を示す血管抵抗なども瞬時に計算できるようになっています。

一方、この心臓内に留置する侵襲的なカテーテルをどの程度の重症患者に適応すべきか、あるいは圧波形の解釈や呼吸による影響などの問題点が指摘される中、一九九六年、米国医師会雑誌に「重症患者でこのカテーテルを用いて治療を受けた患者群の死亡率が高い」と報告され、肺動脈カテーテルの使用は有益でないばかりか、有害である可能性が指摘されました。[5] 四半世紀にわたり、侵襲的ではあるものの有用なモニターと認知されてきた肺動脈カテーテルがむしろ有害であるという報告は、その後、関連する学会を巻き込み、さまざまな議論が繰り返されました。たしかに、これまでにこの肺動脈カテーテルが実際に患者の予後を改善することを示す多施設無作為臨床試験は皆無である一方、このカテーテルがあまりに普及した現在ではその実現も難しくなっています。肺動脈カテーテルは重症患者の病態を理解する上で重要な役割を果たしましたが、得られるデータに不確実な部分もあり、これに代わる低侵襲、低コストで正確な病態を反映する新たな技術開発が待望されています。

八　倫理上の問題点

最新の知識と技術、あるいは重要臓器機能を代行する医療機器導入をもってしても、現実的には重症患者のすべてが健康を回復するわけではなく、むしろ集中治療室において生命の終焉を迎えられる方々も数多いのが現実です。その過程において、どの段階で救命が困難と判断するか、また救命が困難と判断しても、どこまで高度医療を継続するかなどは、死に直結する問題であるだけに、その判断に苦慮する場面も多いものです。例えば、癌の場合、これまでに蓄積されたデータから癌の進行度を示す病期が設定され、治療法の選択や予後を含め、本人ならびに家族に説明が可能となっています。集中治療対象となる急性期重症患者においても、その病期が認定でき予後を推測できれば、治療する上でも医師からの説明を受ける上でもわかりやすくなります。現在では、アパッチスコアを代表とするさまざまな重症度評価が作成され、患者の予後を数値で予測することは可能です。しかし、集中治療室においてその予測された結果が患者の治療法の選択を左右するかというと、癌とは異なり必ずしもそうではありません。例えば、救命率五〇%となった場合、家族に現時点での状況は五分五分という説明はできても、治療法を選択することにはなりません。さらに救命率一〇%という結果は、十名中九名が死亡する一方、一名は救命可能であることをさすため、治療の選択は経過の中で判断されるべきで、その時点のみでの予測死亡率が判断の根拠とはならず、その都度の対応が求められるのです。

急激に致命的な重症となった場合、その家族は「できる限りの治療を尽くす」ことを当然望むものです。では、できる限りの治療とは一体どの範囲を示すのでしょうか。現在の集中治療室では、経皮的人工心肺補助装置を導入すれば、たとえ心停止状態であっても「見かけ上の延命が可能」な時代になっています。見かけ上の延命と生命の尊厳は次元の異なる問題であり、したがって病状の進行が著しい場合には、例えば急性腎不全となり尿が出なくなっても血液透析を導入しない、あるいは血圧が低下してきても新たな昇圧剤を投与しないなど、家族の同意のもとにこれ以上の治療を追加しない対応（withhold）を選択する場合が発生しています。最重症化してから間もない場合、家族がその事態を受容するまでには時間が必要であることも理解すべきであるものの、回復見込みのない意識障害あるいは多臓器不全患者に導入するか、集中治療専門医としての判断が問われています。一方、ひとたび導入した高度医療機器から離脱など治療を撤退する（withdrawal）ことは、死亡に直結する人工呼吸器離脱や昇圧薬中止など日本では法的解釈が定まっていないため、たとえ家族が強く要望した場合であっても、慎重な対応が求められています。また、重症化にいたった背景や治療経過の中で救命不可能と判断した場合には、家族の同意のもとに心肺停止状態となっても積極的な蘇生処置を行わない場合（Do Not Resuscitate: DNR）があります。蘇生措置によっても心拍再開あるいは脳機能の回復が見込めない場合に選択される指示ですが、家族の到着前に死亡確認するかなどを含め、その解釈には大きな幅があり、生命の危機に瀕している重症患者が対象となる集中治療に倫理の問題は尽きません。

九　おわりに

医療技術はもちろん、情報処理あるいは伝達システムの目覚しい発展に伴い、集中治療を取り巻く環境は大きく変革を遂げつつあります。二十一世紀において、集中治療医学はどのような発展を遂げるでしょうか。人口構成の変化により、集中治療室入室患者の平均年齢は自ずと上昇し、集中治療室を退室した後の中期的予後も見据えた治療と判断が求められるようになるでしょう。さらに、高齢化に伴い、脳、心臓、肺などの重要臓器合併症をもつ率がますます増加するため、短期的に集中的に治療効率を上げ、最重症化にいたる前に一般病棟に転床可能とできるか、集中治療室が担う役割はますます増えてきます。また非侵襲的で連続的なモニタリングのもとに、合併症の少ない人工臓器を一時的に導入し、再生医学が活躍することが集中治療領域でも可能な時代となるでしょう。

急性心筋梗塞後に対する心筋再生や広範囲熱傷に対する植皮術などは様変わりし、情報ネットワークを通じた遠隔地への画像転送や解析、さらには医療行為の導入そのものを含め、集中治療室も大きく変革していく可能性が高くなっています。これらの臓器機能不全の病態の解明と治療を図り、先進的治療手段として臨床医学の一分野に立つ横断的・総合的な全身管理を推進するため、麻酔科医あるいは麻酔科を背景とした集中治療専門医が果たす役割は大きいといえます。

■文献

(1) Bergmans, D.C., Bonten, M.J., Gaillard, C.A., Paling, J.C., van der Geest, S., van Tiel, F.H., Beysens, A.J., de Leeuw, P.W., Stobberingh, E.E.: Prevention of ventilator-associated pneumonia by oral decontamination: a prospective, randomized, double-blind, placebo-controlled study. Am. J. Respir. Crit. Care Med., 164: 382-388, 2001.

(2) Bernard, G.R., Artigas, A., Brigham, K.L., Carlet, J., Falke, K., Hudson, L., Lamy, M., LeGall, J.R., Morris, A., Spragg, R., the Consensus Committee: The American-European consensus conference on ARDS: definitions, mechanisms, relevant outcomes, and clinical trial coordination. Am. J. Respir. Crit. Care Med., 149: 818-824, 1994.

(3) Bernard, G.R., Vincent J.L., Laterre, P.F., LaRosa, P.S., Dhainaut, J.F., Lopez-Rodriguez, A., Steingrub, J.S., Garber, G.E., Helterbrand, J.D., Ely, E.W., Fisher, C.J. Jr., Recombinant Human Protein C Worldwide Evaluation in Severe Sepsis (PROWESS) study group: Efficacy and safety of recombinant human activated protein C for severe sepsis. N. Engl. J. Med., 344; 699-709, 2001.

(4) Casley-Smith, R., Gannon, B.J.: Intestinal microcirculation: Spatial organization and fine structure. In: (ed.), Shepherd, A.P., Granger, D.N. Physiology of the Intestinal Circulation. Raven Press, New York, pp9-31, 1984.

(5) Connors, A.F. Jr., Speroff, T., Dawson, N.V., Thomas, C., Harrell, F.E. Jr., Wagner, D., Desbiens, N., Goldman, L., Wu, A.W., Califf, R.M., Fulkerson, W.J. Jr., Vidaillet, H., Broste, S., Bellamy, P., Lynn, J., Knaus, W.A.: The effectiveness of right heart catheterization in the initial care of critically ill patients. JAMA, 276; 889-897, 1996.

(6) Dreyfuss, D., Saumon, G.: Ventilator-induced lung injury-lessons from experimental studies. Am. J. Respir. Crit. Care Med., 157; 294-323, 1998.

(7) Eichelbönner, O., Sielenkämper, A., Cepinskas, G., Sibbald, W.J., Chin-Yee, I.H.: Endotoxin promotes adhesion of human erythrocytes to human vascular endothelial cells under conditions of flow. Crit. Care Med., 28; 1865-1870, 2000.

(8) Guidelines for intensive care unit admission, discharge, and triage.: Task Force of the American

College of Critical Care Medicine, Society of Critical Care Medicine. Crit. Care Med., 27; 633-638, 1999.

(9) Hébert, P.C., Wells, G., Blajchman, M., Marshall, J., Martin, C., Pagliarello, G., Tweeddale, M., Schweitzer, I., Yetisir, E.: A muticenter, randomized controlled clinical trial of transfusion requirements in critical care. N. Engl. J. Med., 340; 409-417, 1999.

(10) Hillberg, R.E., Johnson, D.C.: Noninvasive ventilation. N. Engl. J. Med., 337; 1746-1752, 1997.

(11) 日野田裕治「集中治療医学と遺伝子多型」『日本集中治療医学会誌』八、一五九―一六四、二〇〇一。

(12) Marik, P., Sibbald, W.J.: Effect of stored-blood transfusion on oxygen delivery in patients with sepsis. JAMA, 269; 3024-3029, 1993.

(13) Marshall, J.C., Nathens, A.B.: The gut in critical illness: Evidence from human studies. Shock, 6; S10-S16, 1996.

(14) Members of the American College of Chest Physicians / Society of Critical Care Medicine Consensus Conference Committee: Definitions for sepsis and organ failure and guideline for the use of innovative therapies in sepsis. Crit. Care Med., 20; 864-874, 1992.

(15) Nelson, D.P., Samsel, R.W., Wood, L.D.H., Schumacker, P.T.: Pathological supply dependence of systemic and intestinal O_2 uptake during endotoxemia. J. Appl. Physiol., 64; 2410-2419, 1988.

(16) 日本集中治療医学会編集『集中治療医学』秀潤社、東京、二〇〇一。

(17) 日本集中治療医学会将来計画委員会「'95日本における集中治療棟の実態」『日本集中治療医学会誌』

四、二二五—二七〇、一九九六。

(18) Rangel-Frausto, M.S., Pittet, D., Costigan, M., Hwang, T., Davis, C.S., Wenzel, R.P.: The natural history of the systemic inflammatory response syndrome (SIRS). A prospective study. JAMA, 273; 117-123, 1995.

(19) Swan, H.J., Ganz, W., Forrester, J., Marcus, H., Diamond, G., Chonette, D.: Catheterization of the heart in man with use of a flow-directed balloon-tipped catheter. N. Engl. J. Med., 283; 447-451, 1970.

(20) The Acute Respiratory Distress Syndrome Network.: Ventilation with lower tidal volumes as compared with traditional tidal volumes for acute lung injury and the acute respiratory distress syndrome. N. Engl. J. Med., 342; 1301-1308, 2000.

(21) van den Berghe, G., Wouters, P., Weekers, F., Verwaest, C., Bruyninckx, F., Schetz, M., Vlasselaers, D., Ferdinande, P., Lauwers, P., Bouillon, R.: Intensive insulin therapy in critically ill patients. N. Engl. J. Med., 345; 1359-1367, 2001.

慶應義塾大学医学部麻酔学教室・一般集中治療室　森崎　浩
武田　純三

や

ら

わ

ま

た

な

は

さ

索　引

執筆者一覧

岩崎　　寛	旭川医科大学麻酔蘇生科
川股　知之	札幌医科大学医学部麻酔科
並木　昭義	札幌医科大学医学部麻酔科
中山　雅康	札幌医科大学医学部麻酔科
久保田直人	日本大学医学部麻酔科
佐伯　　茂	日本大学医学部麻酔科学教室（駿河台日本大学病院）
石川　久史	日本大学医学部麻酔科
平島　潤子	日本大学医学部麻酔科
柏崎　美保	日本大学医学部麻酔科
勝又　徳一	日本大学医学部麻酔科
加藤　　実	日本大学医学部麻酔科
小川　　龍	日本医科大学大学院疼痛制御麻酔科学分野
中橋　一喜	奈良県立医科大学麻酔科学教室
古家　　仁	奈良県立医科大学麻酔科学教室
田邉　　豊	順天堂大学医学部麻酔科学・ペインクリニック講座
宮崎　東洋	順天堂大学医学部麻酔科学・ペインクリニック講座
服部　政治	大分大学医学部麻酔科学教室
町　　俊夫	医療法人社団順仁会　元麻布クリニック
森崎　　浩	慶應義塾大学医学部麻酔学教室・一般集中治療室
武田　純三	慶應義塾大学医学部麻酔学教室・一般集中治療室

（掲載順）

編　者

小川　節郎（おがわ せつろう）

昭和 47 年　日本大学医学部卒業
　　　　　　日本大学医学部循環器内科学教室入局
　　 49 年　日本大学医学部麻酔科学教室入局
　　 57 年　米国ワシントン州立大学麻酔科教室に留学
　　 58 年　日本大学医学部講師、ペインクリニック室長
平成 3 年　日本大学医学部助教授
　　 8 年　日本大学医学部教授
　　 14 年　駿河台日本大学病院病院長

❑専門分野

麻酔薬と交感神経機能、痛みの制御に関する基礎的・臨床的研究

❑主な所属学会

日本麻酔科学会（常任理事）／日本疼痛学会（理事）／日本慢性疼痛学会（理事）／日本ペインクリニック学会（理事）／日本レーザー治療学会（理事）／日本麻酔薬理学会（理事）／世界ペインクリニック学会（WSPC）他

クルズス　麻酔科

2005年11月21日　初版第1刷発行

編　　者　小　川　節　郎
発 行 者　石　澤　雄　司
発 行 所　株式会社星　和　書　店
東京都杉並区上高井戸1-2-5　〒168-0074
電話　03(3329)0031(営業部)／03(3329)0033(編集部)
FAX　03(5374)7186

　Printed in Japan　ISBN4-7911-0588-5